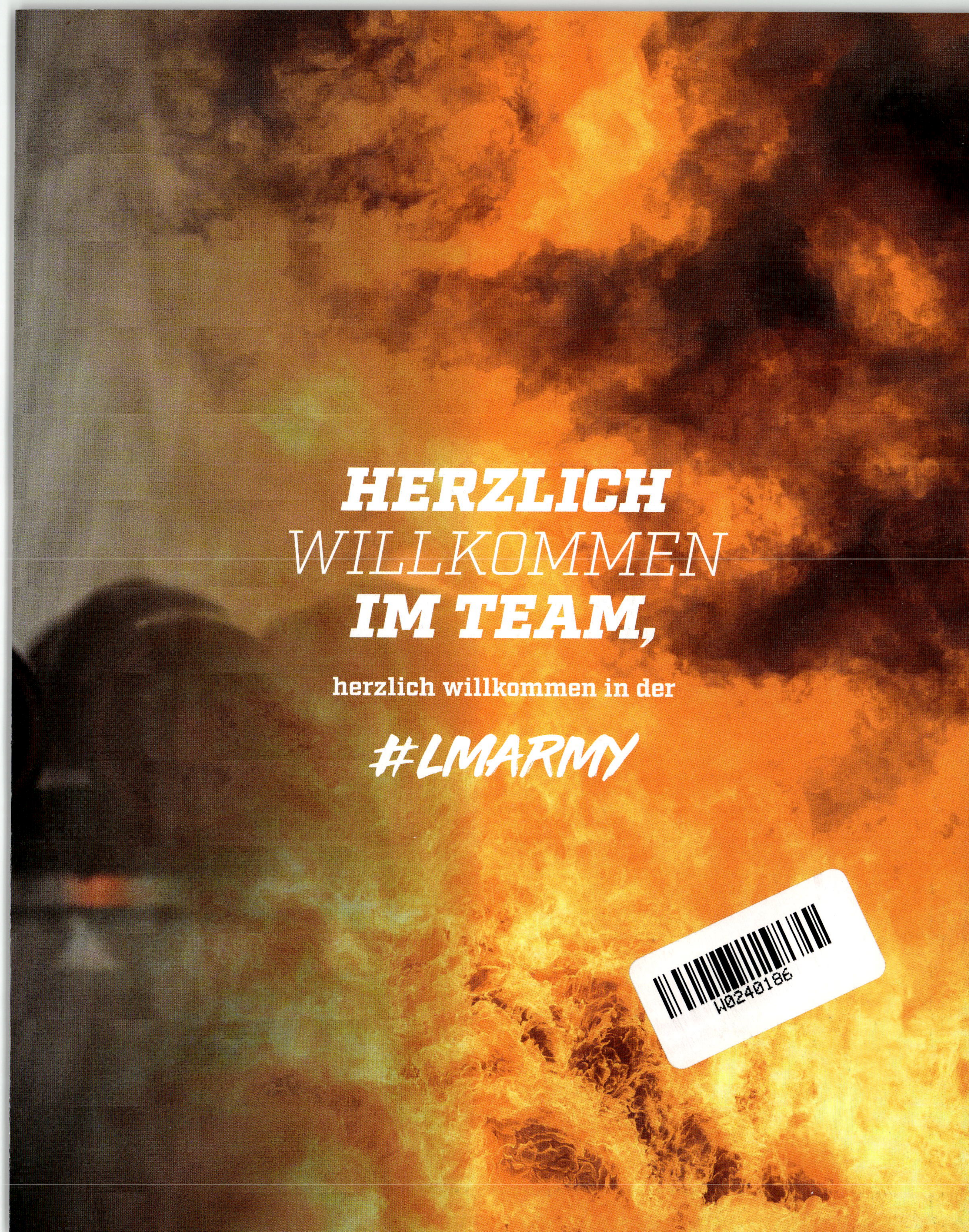
HERZLICH
WILLKOMMEN
IM TEAM,
herzlich willkommen in der
#LMARMY

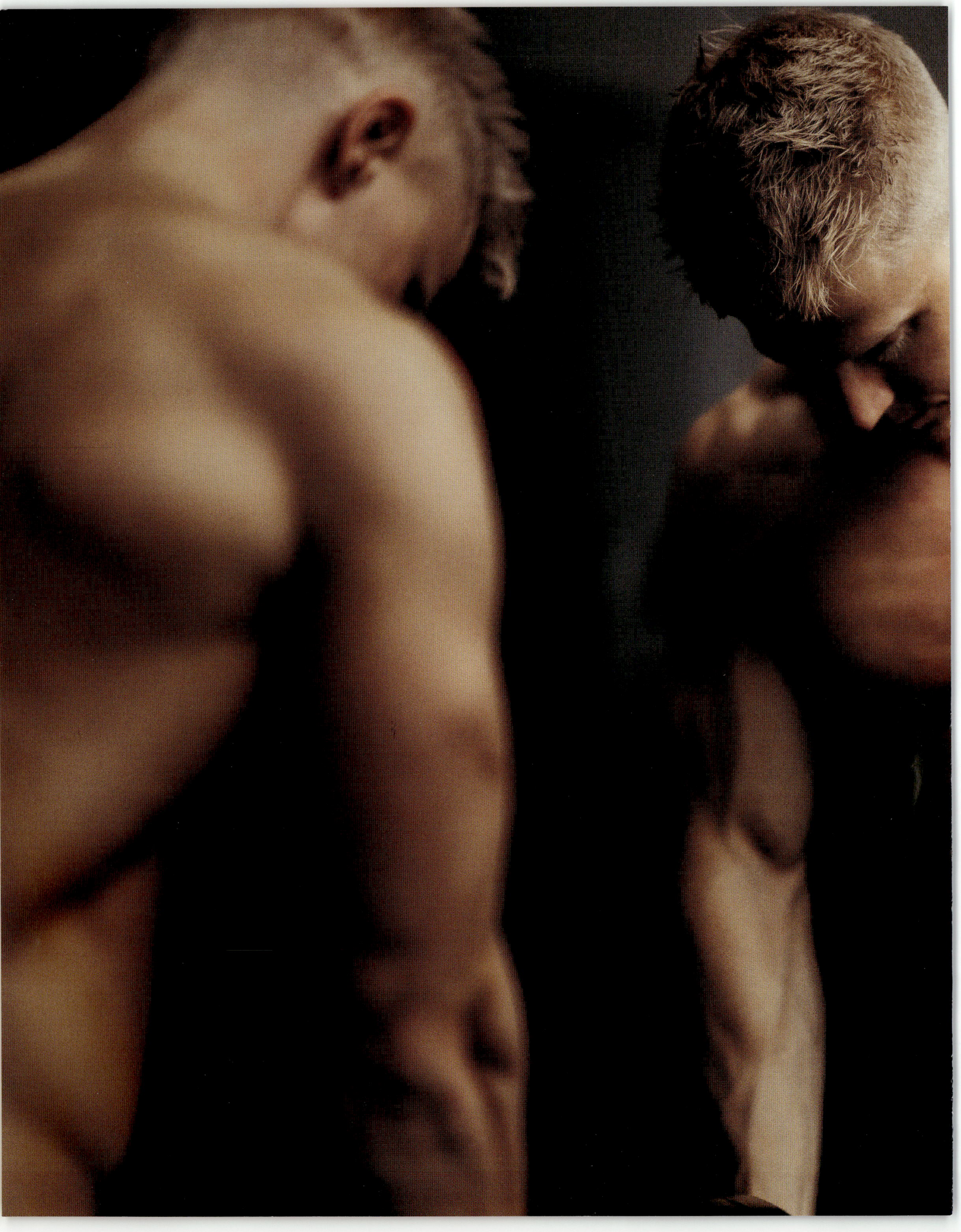

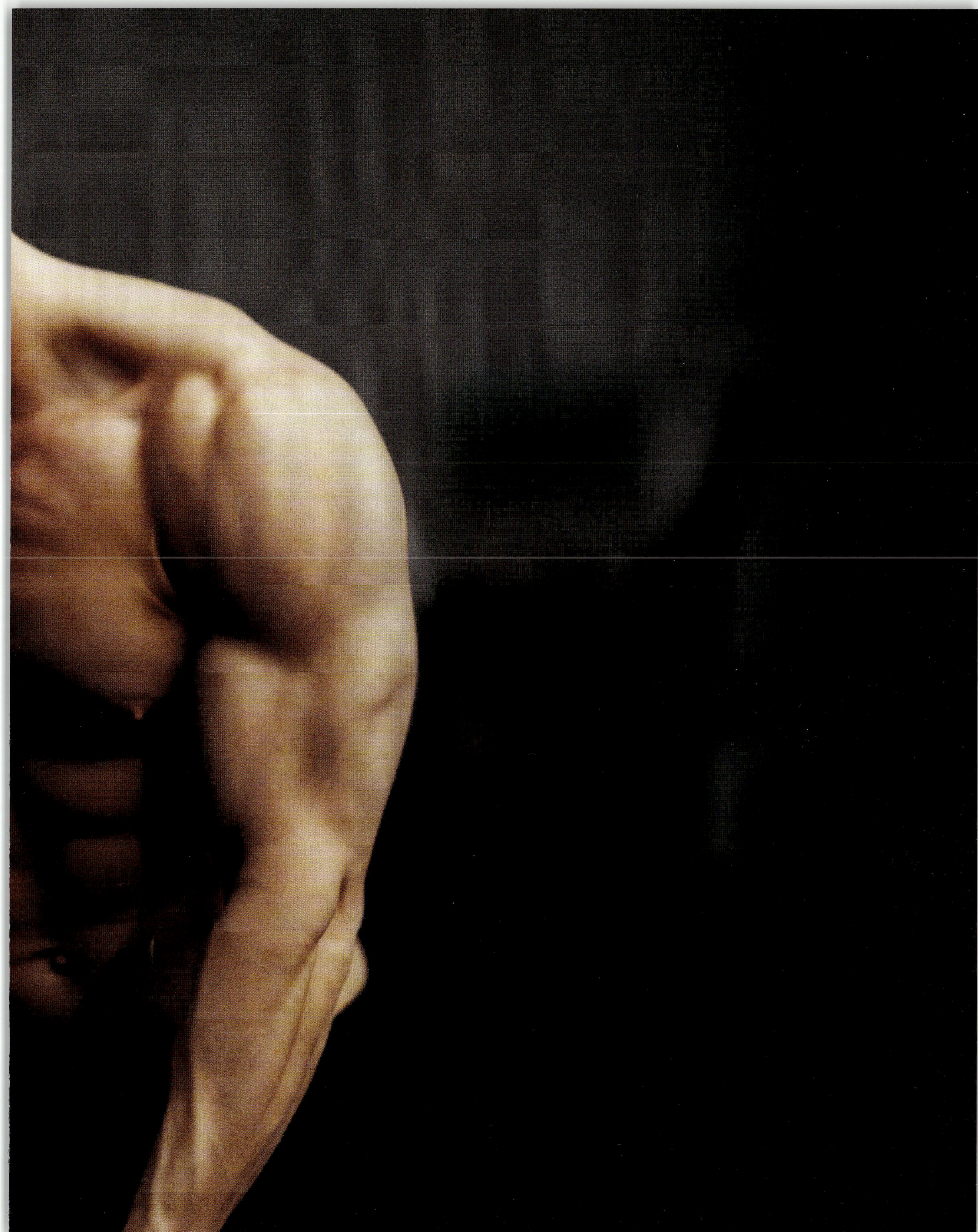

BEVOR DU STARTEST

Zunächst möchte ich dich herzlich im Team und bei LEAN&MASSIVE begrüßen. Es freut mich sehr, dass du diesen Schritt gemacht hast und mit diesem Programm sowie unserem Team deine Aufbauphase startest. Mein absolutes Ziel ist, dass du damit maximale Erfolge im Bereich Muskelaufbau erzielst, die du in dieser Form bisher noch nie hattest.

Seit es das Definitionsprogramm FIT&SHREDDED gibt, ist einiges passiert. Unser Team ist von 900 Mitgliedern auf über 2000 gewachsen, und das in nur 12 Wochen. Das Feedback zu FIT&SHREDDED sowie SHREDDED KITCHEN hat all meine Erwartungen übertroffen, es hat sich definitiv gelohnt, dass mein Team und ich ein halbes Jahr so viel Arbeit und Liebe darin investiert haben.

Die Erfolge mit FIT&SHREDDED sind eine absolute Motivation für viele andere, die Rückmeldungen zu den Rezepten sind kaum zu übertreffen und der Zusammenhalt im Team ist einzigartig. Ich erhalte Nachrichten von euch wie „Ich hätte nie geglaubt, dass man durch Social Media so ein Teamgefühl aufbauen kann, so etwas gibt es im gesamten deutschsprachigen Raum nicht." Der Grund dafür ist: Bei uns geht es wirklich um das TEAM. Und du bist ab sofort Mitglied und somit ein Teil davon.

Das alles hat mir noch einmal eine unglaubliche Motivation gegeben, ALLES für unser Team zu geben und euch weiter zu helfen. Deshalb habe ich mir für LEAN&MASSIVE etwas Besonderes vorgenommen:

Ich wollte, wie schon bei FIT&SHREDDED, ein Programm entwickeln, das es in dieser Qualität noch nicht gibt, diesmal jedoch für den maximalen Muskelaufbau. Ich habe mich dafür mit mehreren Experten zusammengetan und mit ihnen gemeinsam sehr lange daran gearbeitet. Es hat länger gedauert als gedacht, denn für mich war klar: Ich veröffentliche LEAN&MASSIVE erst, wenn es absolut perfekt ist und ich mit vollster Überzeugung weiß, dass es jeden Einzelnen, der es besitzt und absolviert, aufs nächste Level bringt.

Es musste das Beste sein, was ich meiner Community in Bezug auf Muskelaufbau bieten kann. Selbst ich habe in manchen Bereichen noch nie auf so einem Niveau trainiert, wie es in diesem Programm der Fall ist.

Nebenbei wollte ich unbedingt eurem Wunsch bezüglich eines Kochbuchs für den Muskelaufbau nachkommen und habe neben den Arbeiten von LEAN&MASSIVE mit meinem Team MUSCLE KITCHEN erstellt, damit es ein Kochbuch gibt, das zur Ernährung von LEAN&MASSIVE dazu passt. Ich bin sehr stolz auf diese beiden neuen Bücher und kann es kaum erwarten, eine Nachricht von dir oder ein Posting in der Teamgruppe zu erhalten, wie du sie findest. Das Feedback der Teammitglieder ist die wichtigste Bestätigung für mich und trägt dazu bei, mich immer weiter zu verbessern.

Nun zu dir:

Es gibt viele, die darüber reden, was sie im Leben nicht alles tun und erreichen wollen. Sie wollen einen guten Körper haben, diszipliniert sein, ihre Ernährung optimal umsetzen, etc. Doch die meisten reden nur davon.

Es ist sehr wichtig, dass du auch wirklich handelst. Setze dir Ziele, wie beispielsweise einen top Körper aufzubauen, und mach das, was dafür nötig ist. Du musst Arbeit an den Tag legen und viel dafür machen, wenn du deine Ziele erreichen willst. Du musst dein Training nach Plan umsetzen, deine Kalorien zählen, deine Fortschritte dokumentieren, und vieles mehr. Doch wenn du alles mit Disziplin umsetzt und auch wirklich handelst, anstatt nur davon zu träumen und zu reden, wirst du deine Ziele definitiv erreichen. In allen Bereichen des Lebens.

Hilf auch anderen Menschen, etwas zu schaffen. Trage diese Message nach außen, zeige den Menschen, wer wir sind, was dieses Team erreicht, welche Erfolge wir haben und wie sehr wir zusammenhalten. Ich glaub' an dich!

#ONETEAM

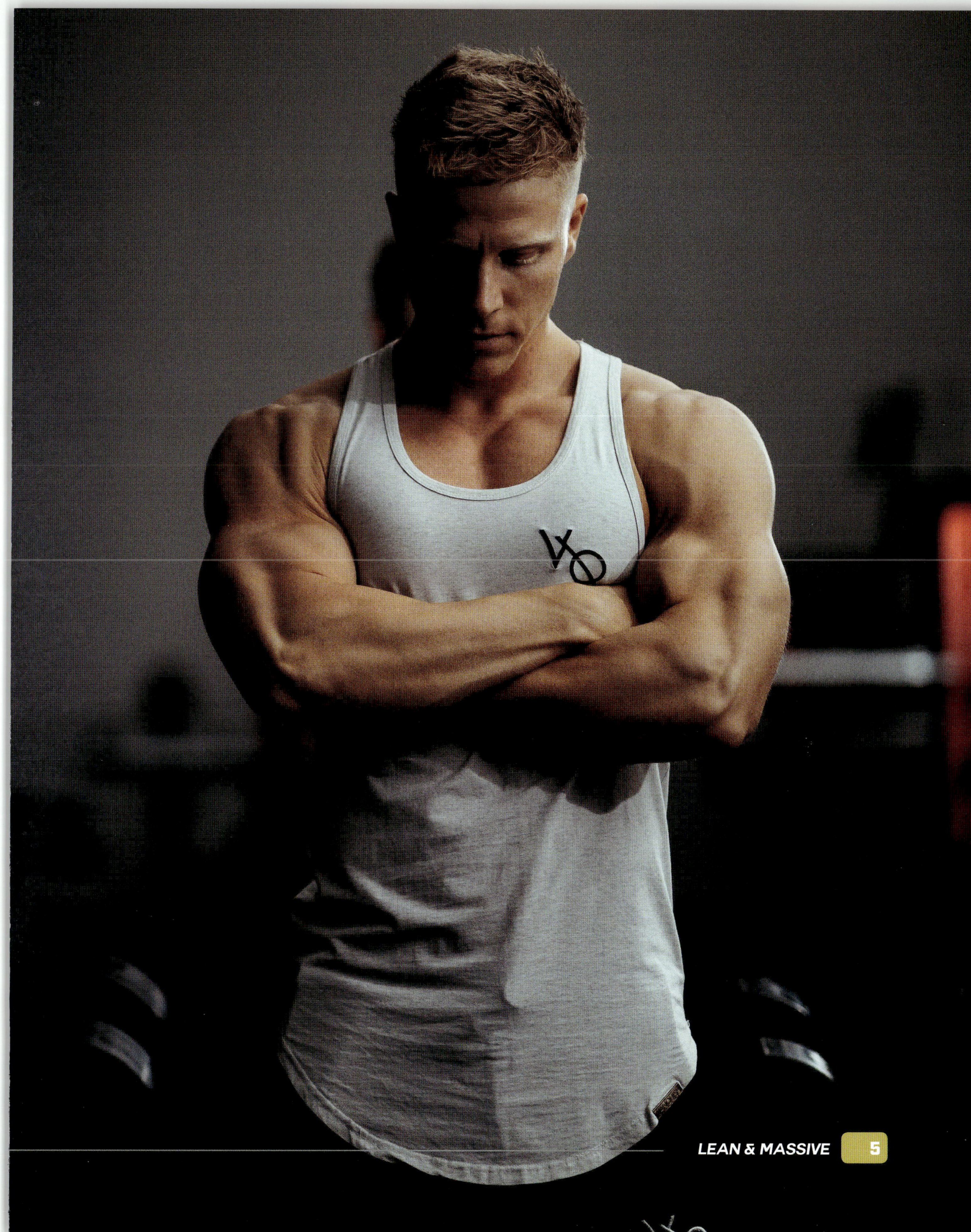

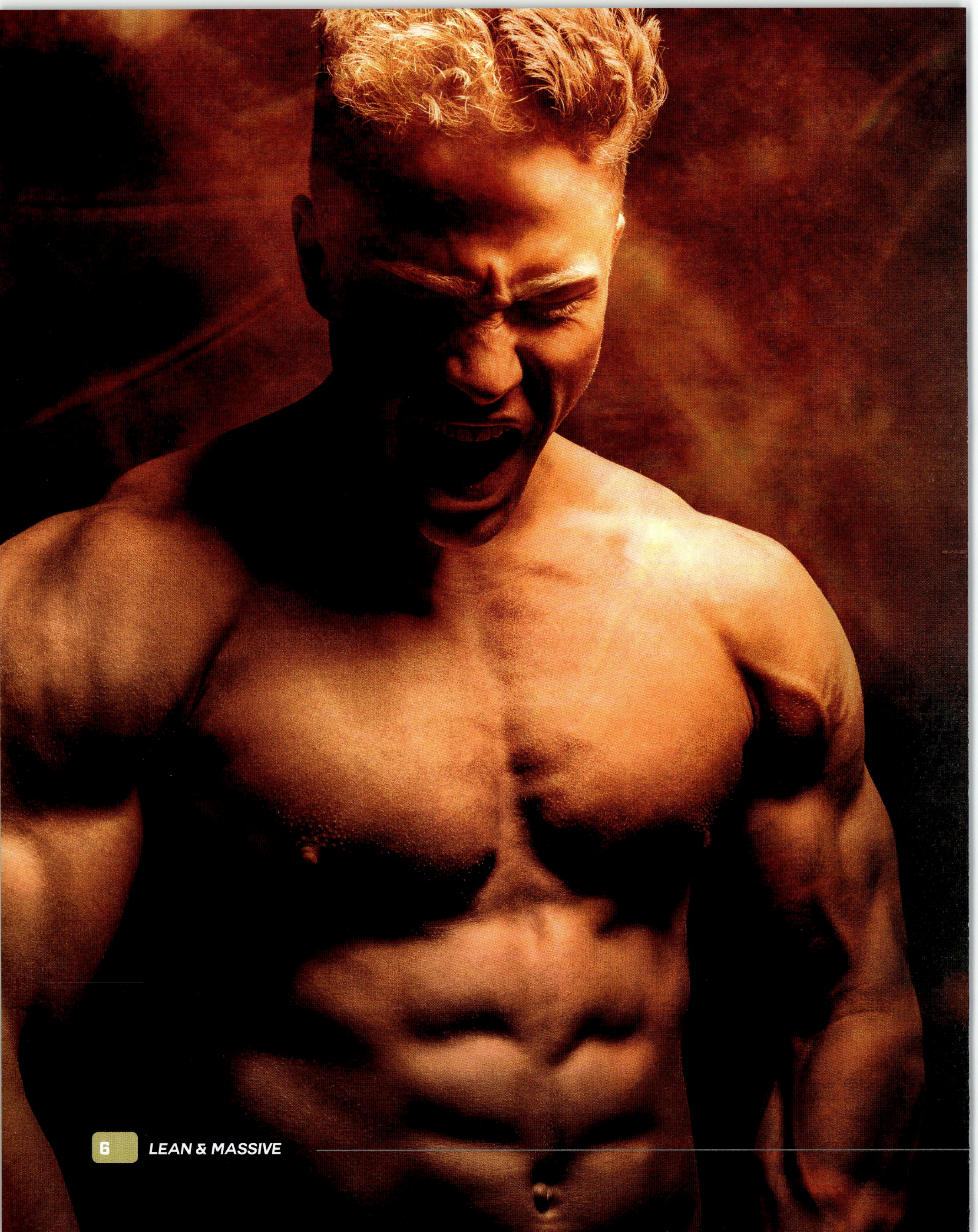

MEINE WORTE ZU LEAN&MASSIVE

Ich habe LEAN&MASSIVE entwickelt, um so vielen Menschen wie möglich zu zeigen, was mit einem perfekten Aufbauprogramm zu schaffen ist. Jeder kann auf optimalem Weg Muskeln aufbauen, egal welchen Körperbau man hat oder ob man ein Mann oder eine Frau ist. Wenn wir im Leben etwas Neues erreichen wollen, müssen wir auch Dinge tun, die wir bisher noch nie getan haben. Wir müssen einen neuen Schritt wagen und uns absolut dafür entscheiden, diesen mit vollster Überzeugung zu gehen. Du bist nun ein Teil des Teams, und wirst dies selbstverständlich auch bleiben. Du hast Teammitglieder, die genauso wie du mit LEAN&MASSIVE arbeiten. Du bist somit nicht alleine und kannst dir jederzeit Hilfe und Tipps holen.

Du wirst bemerken, dass einige Kapitel, bei denen es um allgemeine Informationen geht, teilweise nahezu identisch wie bei FIT&SHREDDED sind, wie beispielsweise unser genereller Ernährungsguide, der dir helfen soll, mehr über gesunde Ernährung zu erfahren, um somit noch bessere Ergebnisse zu erzielen. Dieser ist in all unseren Büchern wie FIT&SHREDDED, SHREDDED KITCHEN sowie MUSCLE KITCHEN enthalten und bleibt immer derselbe.

Denn egal, ob du Fett verlierst, oder Muskeln aufbaust: Flüssigkeitszufuhr bleibt Flüssigkeitszufuhr, Makronährstoffe sind noch immer Makronährstoffe und auch Vitamine bleiben Vitamine. Genauso bleiben Kohlenhydrate Kohlenhydrate, auch wenn wir natürlich viel mehr davon konsumieren, als in einer Diät. Dieses grundlegende Wissen ändert sich nicht und es war mein absolutes Ziel, dies in alle Bücher zu integrieren und somit den Mehrwert für jeden Leser zu erhöhen.

Auch im Programm selbst gibt es Bereiche, die sich nicht ändern dürfen. Viele Supplemente, wie beispielsweise Kreatin oder Omega 3, bleiben gleich und du sollst diese natürlich auch in der Aufbauphase zu dir nehmen. Kalorien zählen oder Übungen austauschen, funktioniert noch immer gleich wie bei FIT&SHREDDED, jedoch natürlich mit anderen Vorgaben. Die grundlegenden Informationen zu Ernährung, Supplementen, Regeneration, etc. sind logischerweise dieselben – egal, ob du dich in einer Aufbauphase mit LEAN&MASSIVE oder in einer Definitionsphase mit FIT&SHREDDED befindest. Dies ändert sich nicht.

Das Programm LEAN&MASSIVE selbst ist natürlich komplett anders als FIT&SHREDDED. Wir trainieren nach einem neuen und speziellen Trainingssystem, optimiert für den Muskel- und Kraftaufbau. Wir arbeiten mit Intensitätstechniken, Periodisierung, ernähren uns anders und passen unsere Kalorien noch genauer an.

So startest du mit LEAN&MASSIVE:

Lies dir das Programm wirklich von vorne bis hinten gut durch bevor du damit startest und setze anschließend alles Schritt für Schritt um. Nur wenn du das tust, wirst du auch alles verstehen und maximale Ergebnisse erzielen.

Zusätzlich gibt es für dich als Hilfestellung nach dem Ernährungs- sowie Trainingskapitel eine „Schritt für Schritt Zusammenfassung", damit du ganz sicher nichts vergisst und jeden Schritt noch einfacher umsetzen kannst. Falls du Fragen hast, poste diese einfach in unsere Teamgruppe, der du ab sofort beitreten kannst. Das Team hilft dir dann weiter.

Ich freue mich sehr, dass du mit LEAN&MASSIVE deine Aufbauphase startest und somit ab sofort ein Teil des Teams bist. Lass uns gemeinsam durchstarten und so viel saubere Muskulatur aufbauen, wie es möglich ist. Los geht's!

INHALT

Bevor du startest 4
Meine Worte zu LEAN&MASSIVE 7
Mein Weg 10
Das Team 14
Dokumentiere deine Fortschritte 16

1. Das Programm

Das LEAN&MASSIVE Programm 24
Der Muskelaufbau 28
Die typische Massephase 30
Fragen zum Programm 32

2. Ernährung

ERNÄHRUNGSGUIDE 36
Warum gesunde Ernährung wichtig ist 38
Die richtige Flüssigkeitszufuhr 40
Energie 42
Makronährstoffe 44
Mikronährstoffe 46

ERNÄHRUNG BEI LEAN&MASSIVE 48
Deine individuelle Ernährung 53
Kalorien ausrechnen 54

ERNÄHRUNGSPLÄNE 58
Beispiel Ernährungsplan für Männer 60
Beispiel Ernährungsplan für Frauen 62
Beispiel Ernährungsplan für Vegetarier 64
Beispiel Ernährungsplan für Veganer 66

ERNÄHRUNG IN DER PRAXIS 68
Kalorien zählen mit IIFYM 70
Kalorien anpassen 72
Fragen zu deiner Ernährung 76
Zusammenfassung Ernährung Schritt für Schritt 78
Cheatdays 80
Zucker und Süßes 83
Weitere empfehlenswerte Lebensmittel 84

SPEZIAL ERNÄHRUNGSTIPPS FÜR DEN MUSKELAUFBAU 86
Endlich Muskeln aufbauen 88
Energiereiche Lebensmittel 90

Mealprep 92
Essen im Restaurant 94
REZEPTE 96
SHREDDED KITCHEN 98
MUSCLE KITCHEN 107
Mache Fotos von deinen Rezepten 115

3. Training

Das LEAN&MASSIVE Trainingssystem 118
Ziel 1: Hypertrophie TAG B 120
Ziel 2: Kraftaufbau TAG A 122
Trainingssystem im Detail 125
Trainingsfrequenz 128
Wiederholungsbereiche 130
TRAININGSPLÄNE 132
Trainingsplan OK/UK 134
Trainingsplan P/P/B 140
TRAININGSTHEORIE 148
Trainingsvorbereitung 150
Sätze und Wiederholungen 151
Satzpausen 153
Progression 154
Periodisierung 158
Deload 162
Trainingsbuch 164
Intensität & Muskelversagen 166
Zusammenfassung Training Schritt für Schritt 168
Übungserklärung 170
Übungen austauschen 192
Warm Up 206
Cardio-Training 209
Regeneration 210
SUPPLEMENTE 212
Supplementratgeber 215
Supplemente speziell für den Muskelaufbau 219
Motivation 222
Unsere Mission 224
Zusatz: HOME-Trainingsplan 226

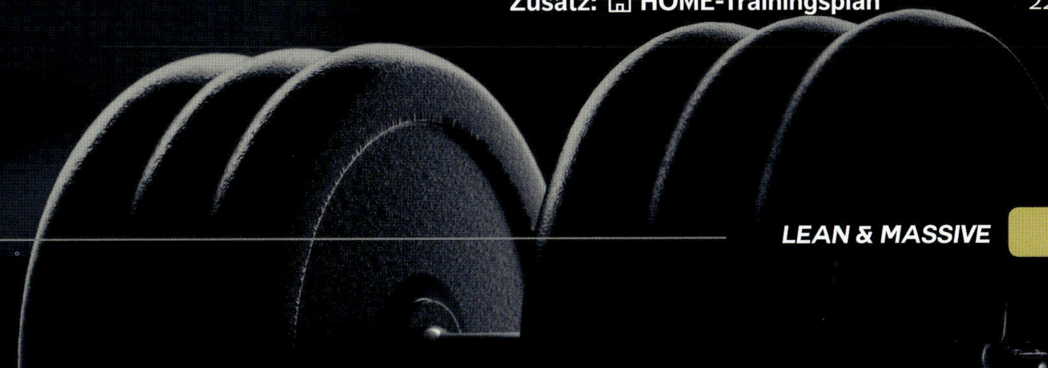

MEIN **WEG**

Ich war nicht immer so selbstbewusst wie heute. Als Kind war ich viel kleiner und dünner als die anderen. Mit 14 Jahren habe ich teilweise starke Akne bekommen, was mein Selbstbewusstsein ziemlich beeinträchtigt hat. Ich wurde trotz Fußballspielens teilweise etwas dicker und habe mich ungesund ernährt. Das alles zusammen hat sich ziemlich negativ auf mein Selbstwertgefühl ausgewirkt.

Irgendwann hat mein Bruder - der nun selbst Ernährungswissenschaftler ist - sich dazu entschlossen abzunehmen und wir haben uns deshalb eine Hantelbank für zu Hause gekauft. Das war der Start. Ich habe mich richtig in diesen Sport und Lifestyle verliebt - doch die Ergebnisse blieben aus. Warum? Weil ich einfach keine Ahnung von Ernährung und Training hatte.

Das musste ich ändern: Ich wollte genau wissen, wie ich den besten Körper bekomme. Ich wollte muskulös, selbstbewusst und einfach der Beste werden. Ich habe mir über Jahre jegliches Wissen angeeignet, in Foren gelesen, recherchiert, alles selbst ausprobiert und dabei auch viele Fehler gemacht. Nebenbei habe ich zu boxen begonnen, wodurch ich enorme Disziplin gelernt habe.

Mit 19 Jahren habe ich angefangen ebenfalls Ernährungswissenschaften zu studieren und die darauffolgenden sechs Jahre mir so ziemlich alles über Ernährung und Training angeeignet, was ich brauchte, um Erfolg zu haben. Ich habe gelernt, was ich mit den richtigen Plänen, dem nötigen Wissen und Disziplin erreichen kann - sowohl körperlich als auch mental. Vor allem ist mir bewusst geworden, dass der Verzicht auf leckeres Essen einer der Hauptgründe ist, wieso viele aufgeben. Meiner Meinung nach liegt genau hier der Fehler, denn Verzicht ist auf keinen Fall notwendig.

Heute habe ich einen top Körper aufgebaut, bin sehr selbstbewusst geworden und weiß ganz genau, wie dies funktioniert. Es ist absolut möglich, auf höchster Stufe zu genießen, extrem lecker zu essen und sich trotzdem optimal zu ernähren sowie seine Ziele zu erreichen.

Aus diesem Grund habe ich gemeinsam mit meinem Team über lange Zeit die Kochbücher SHREDDED KITCHEN und MUSCLE KITCHEN entwickelt. Zusätzlich haben wir mit FIT&SHREDDED und LEAN&MASSIVE optimale Trainings- und Ernährungsprogramme auf den Markt gebracht, diese immer weiter verbessert und dadurch mittlerweile sehr vielen Menschen ermöglicht, ihre Ziele auch wirklich zu erreichen.

Ich möchte jedem zeigen, dass alles zu schaffen ist, was er oder sie sich zum Ziel setzt. Deshalb habe ich unser Team gegründet, mit dessen Hilfe das definitiv möglich ist. Wir sind EINE Community, die zusammenhält, sich gegenseitig unterstützt und motiviert, einander stärkt und füreinander da ist. Ich nenne sie „Fitness Familie", mit der es uns gelingt, viel stärker und erfolgreicher zu sein, als alleine diesen Weg zu gehen. Gemeinsam macht es zudem einfach unglaublich Spaß.

Ich sehe es als meine Aufgabe, einer Vielzahl von Menschen zu helfen, ein gesundes, fittes und glückliches Leben zu führen. Irgendwann sollen möglichst viele die Erfolge aus unserem Team kennen und mithelfen, andere zu motivieren und etwas in ihrem Leben zu ändern.

Und DU kannst das auch!

David Lengauer

2012

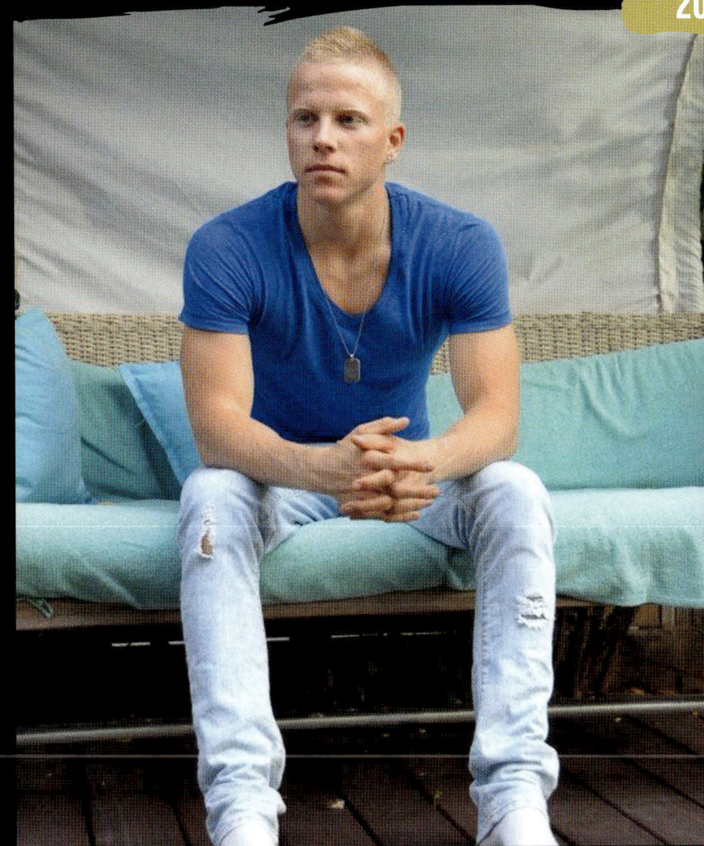

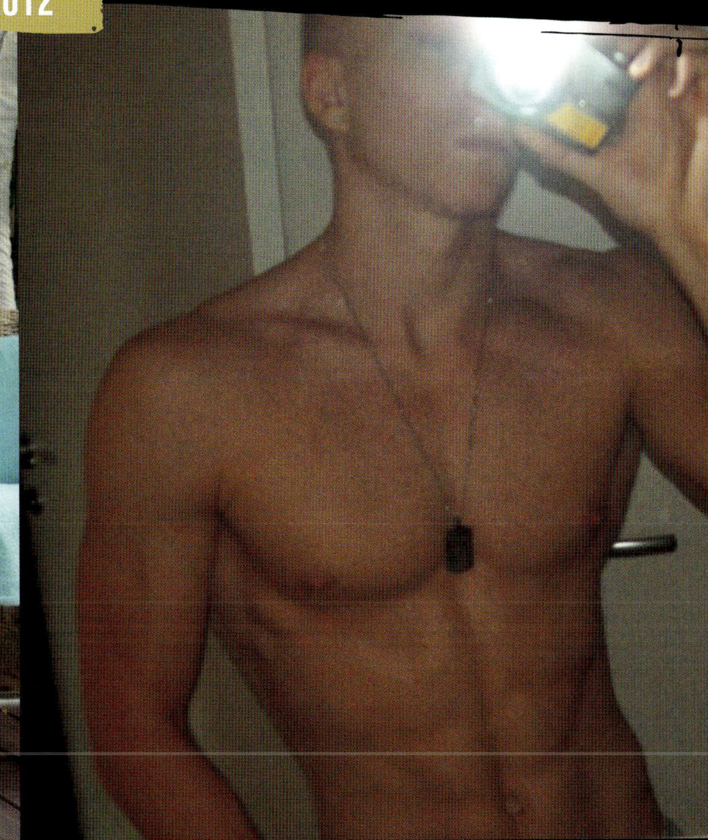

2017

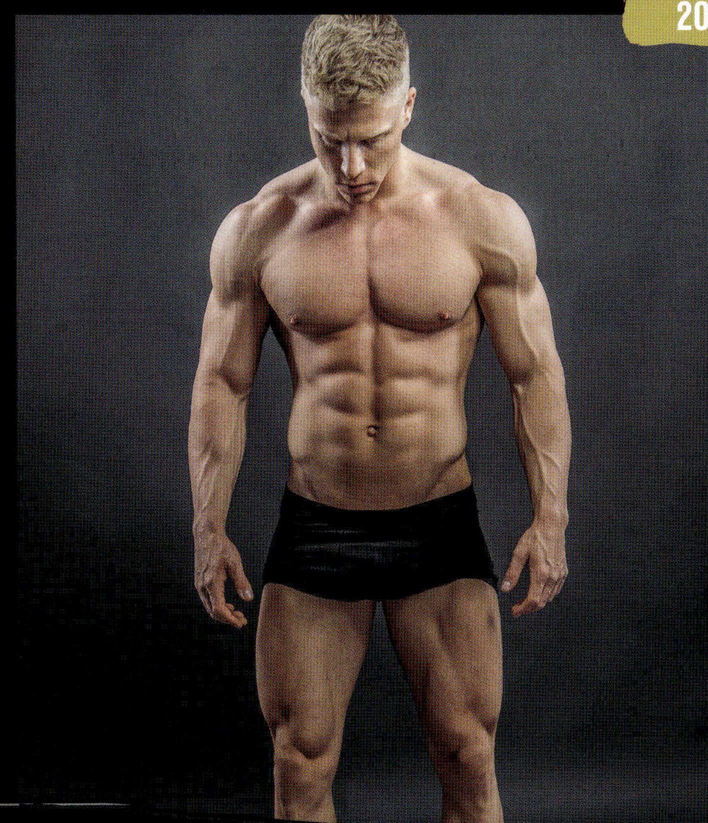

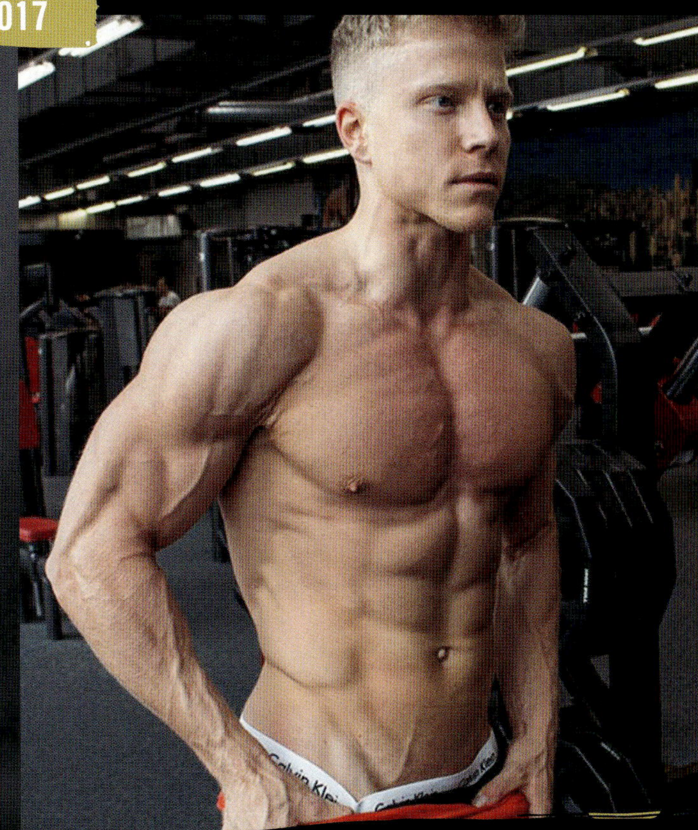

#LM

ARMY

DAS TEAM

UNSERE TEAMGRUPPE

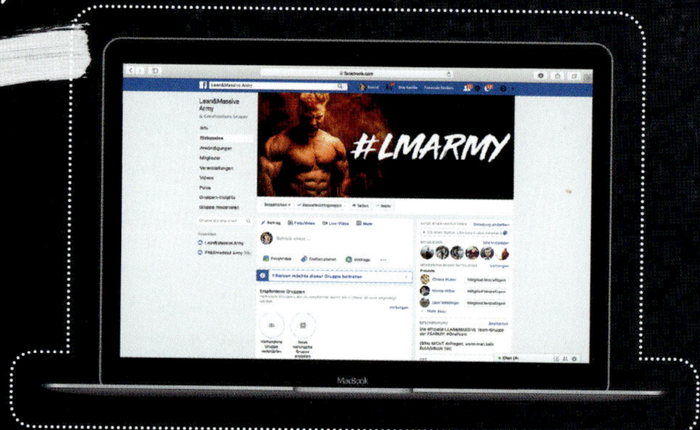

Lean&Massive Army
davidlengauer.com/LMARMY

+ Der Gruppe beitreten

✓ Schon bist du im Team!

#ONETEAM 💪🔥

Dein Weg ins Team - Unsere exklusive #LMARMY Teamgruppe

Da du ein LEAN&MASSIVE Mitglied bist und offiziell zum Team gehörst, hast du Zugang zu der exklusiven „Lean&Massive Army" Teamgruppe auf Facebook. Dort sind nur Mitglieder, die gerade wie du das Programm absolvieren oder bereits erfolgreich beendet haben. Dieses Buch ist deine exklusive Eintrittskarte dafür – damit ist gewährleistet, dass das komplette Team mit demselben Trainings- und Ernährungssystem arbeitet und dadurch gemeinsam maximale Erfolge erzielen kann. Jedes Programm bedeutet somit einen Zutritt in unsere Teamgruppe.

Klicke bei der Gruppe auf „beitreten", unser Support wird deine Anfrage dafür selbstverständlich sobald wie möglich bestätigen. Du kannst dich gerne einmal in der Gruppe vorstellen. Ich bin mir sicher, dass du herzlich aufgenommen wirst und dir alle Mitglieder bei deinen Fragen weiterhelfen.

Außerdem beantworte ich persönlich dort so oft wie möglich Fragen und helfe so gut wie es geht.

Falls du nicht sofort aufgenommen wirst, kann das den Grund haben, dass dein Facebookname nicht mit dem Namen, mit dem du LEAN&MASSIVE gekauft hast, übereinstimmt. Sende dann bitte eine E-Mail an:

support@davidlengauer.com

Sende deinen Facebooknamen, eine kurze Erklärung, worum es geht sowie deine Bestellnummer oder einen anderen Kaufbeweis. Danach wirst du sobald wie möglich angenommen. Ich freue mich auf eine geile, gemeinsame Zeit und darauf, dich bald in der LEAN&MASSIVE Teamgruppe zu begrüßen!

Wozu braucht man ein Team?

Vor längerer Zeit habe ich mir viele Gedanken darüber gemacht, wie es gelingen kann, im Leben noch erfolgreicher zu werden, motivierter zu sein und seine eigenen Ziele noch besser und vor allem leichter zu erreichen. Es darf kein „Muss“ sein, etwas umzusetzen, sondern man sollte es wirklich aus vollem Herzen wollen und Spaß dabei haben.

Es wirkt auf mich oft, als ob viele einen Kampf gegen sich selbst führen würden, der immer wieder mit einem Motivationstief geendet hat. Den Satz „... doch dann habe ich einfach die Motivation verloren“, habe ich bereits gefühlte tausend Mal gehört. Ich musste etwas tun, und vor allem musste ich etwas ändern.

Irgendwann habe ich an mich selbst gedacht und bemerkt, dass ich - wenn ich in meinem Leben nicht alleine, sondern mit anderen Menschen im Team gemeinsam an einem Ziel gearbeitet habe – selbst viel mehr erreicht habe und vor allem auch viel einfacher an mein Ziel gekommen bin. Natürlich ist es möglich, alleine etwas zu schaffen – die Gefahr zu scheitern, ist jedoch viel größer. Mir wurde klar, dass es das in einem Team nicht gibt.

In einem Team kann man nicht einfach so aufgeben, da es das Wichtigste ist, GEMEINSAM Erfolg zu haben. Dort gibt es Teamkameraden, die alle an einem Strang ziehen und dabei GEMEINSAM ein bestimmtes Ziel verfolgen. Dadurch ist man viel stärker, denn die anderen Mitglieder ziehen einen automatisch mit.

Der größte Vorteil dabei ist, dass die Möglichkeit besteht, sich bei jeder Frage und jedem kleinen Problem Unterstützung von seinen Teamkameraden zu holen. Egal, welche Frage du hast: Jede einzelne Person im Team arbeitet mit demselben Trainings -und Ernährungssystem, wie du. Sie besitzt genau dieselben Pläne und zieht das Programm exakt wie du durch. Dies bedeutet, bei jeglichen Unklarheiten, Fragen oder beispielsweise einem kleinen Motivationstief, hast du unzählige Teamkameraden, die dir mit all ihren Erfahrungen und ihrem Wissen weiterhelfen. Dies ist ein unglaublicher Mehrwert zum Programm, den wir hier erschaffen haben. Vielleicht ist das sogar der größte Grund, wieso unsere Mitglieder solche Erfolge haben.

Die Motivation ist viel größer, man pusht und unterstützt sich gegenseitig, tauscht sich gedanklich aus und gewinnt auch Freunde, die alles mit einem teilen. Ein Team um sich zu haben, gibt einem unglaublich viel Kraft, die man alleine niemals aufbringen könnte. Was wäre ein erfolgreicher Fußballer ohne seine Mannschaft? Was wäre ein Skifahrer ohne sein Trainerteam? Die Motivation, etwas durchzuziehen und etwas zu schaffen, kann alleine niemals so groß sein wie mit und in einem Team.

Das alles wurde mir irgendwann klar und ich wusste, wenn wir wirkliche Erfolge haben möchten, muss ich ein Team aufbauen, welches es in dieser Form noch nicht gibt. Ein Team, mit einem riesigen Zusammenhalt. Ein Team, das füreinander da ist und sich bei ALLEM unterstützt, damit wir GEMEINSAM noch größere Erfolge erzielen.

Und das habe ich getan. Ich habe eine exklusive Teamgruppe für unsere Mitglieder auf Facebook erstellt. Jede Person, die das FIT&SHREDDED sowie das LEAN&MASSIVE Programm besitzt und damit arbeitet, ist ein offizielles Mitglied und hat Zugang zu der jeweiligen Gruppe.

Bereits nach ein paar Monaten waren wir bereits über 1000 Mitglieder in der FSARMY. 1000 Mitglieder, die füreinander da sind, sich unterstützen, sich helfen, jede Frage beantworten und sich wie eine große Fitness Familie fühlen. Bereits nach kurzer Zeit hatten wir über 14.000 Beiträge, Reaktionen und Kommentare innerhalb von 30 Tagen. Immer mehr Menschen haben bemerkt, was hier entsteht, welchen einzigartigen Zusammenhalt es bei uns gibt und wie einfacher es dadurch wird, die eigenen Ziele zu erreichen.

Es hat geklappt - wir sind ein unglaubliches Team, das immer größer und größer wird.

#ONETEAM

DOKUMENTIERE
DEINE FORTSCHRITTE!

Dass du deine Fortschritte festhältst, gehört für mich zu den wichtigsten Punkten, wenn man damit beginnt, seinen Körper zu verändern und ein Ziel zu verfolgen. Aber geht dies überhaupt in einer Aufbauphase?

Natürlich ist es bei LEAN&MASSIVE, sprich in einer Aufbauphase, schwerer, sogenannte „Vorher- und Nachherbilder" zu machen, da der Aufbau von Muskulatur nun einmal länger dauert, als der Fettabbau. Denn um ein paar Kilogramm Muskeln aufzubauen, benötigt man meistens ein ganzes Jahr. Die wenigsten machen hier weder über einen so langen Zeitraum Fotos ihrer Form, noch dokumentieren sie ihre Fortschritte auf andere Art und Weise. Dies ist einfach enorm schade und meiner Meinung nach auch überhaupt nicht klug, da es die eigenen Erfolge meist etwas verschlechtert.

Anders ist es in einer Diät, wie beispielsweise bei FIT&SHREDDED. Hier verliert man extrem viel Körperfett, oft bis zu 10 kg in 12 Wochen. Die Veränderung ist dann natürlich enorm, viele sehen komplett anders aus und erreichen eine richtige Transformation. Hier kann man bereits nach ein paar Wochen einen extremen Fortschritt sehen, da man bei FIT&SHREDDED oft bis zu 1 kg Körpergewicht pro Woche verliert, und somit sehr viel Fett. In einer Aufbauphase wirst du nach ein paar Wochen jedoch nahezu kaum einen Unterschied bemerken, dies dauert einfach länger.

Dennoch ist es absolut notwendig, dass du deine Fortschritte sowie deine Veränderung bei LEAN&MASSIVE festhältst, was auch deine eigenen Ergebnisse absolut verbessern wird. Dies geschieht bei auf zweierlei Art:

1. **Mache Bilder deiner Form in monatlichen Abständen!**

2. **Dokumentiere deine Kraftwerte!**

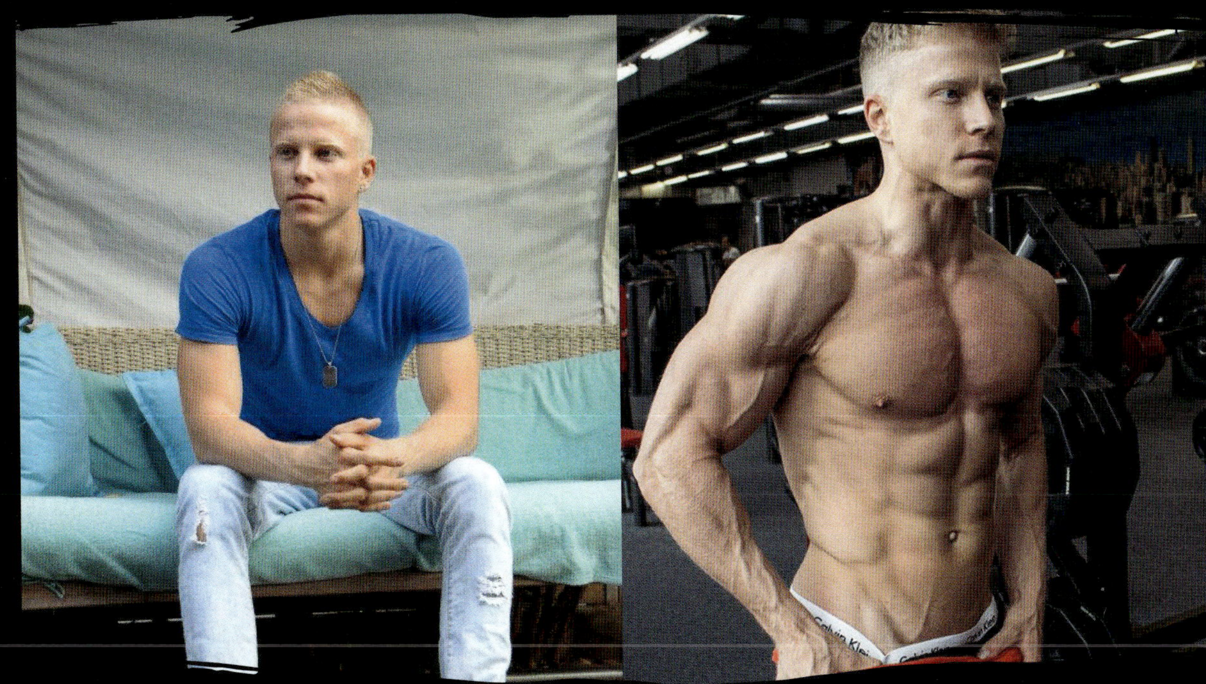

Ich erkläre dir nun, weshalb dies so bedeutend ist:

1 Deine EIGENE Motivation

Der wichtigste Grund ist mit Abstand deine eigene Motivation. Vor allem in einer Aufbauphase, in der eine Veränderung länger dauert, ist es absolut notwendig, Bilder zu machen und deine Fortschritte festzuhalten.

Der Grund ist, dass du sonst nicht wirklich mitbekommst, wie du dich veränderst. Ein anderes Beispiel dafür ist das Altern: Du selbst merkst gar nicht, wie du jeden Monat älter wirst, doch wenn du Bilder von heute mit denen vor einem Jahr vergleichst, merkst du die Wandlung definitiv.

Und genau das motiviert dich in einer Aufbauphase. Du merkst dadurch, dass du dich körperlich veränderst, absolut am richtigen Weg bist, dass es funktioniert, was du tust und wofür du jeden Tag arbeitest. Das ist wirklich notwendig für dein Selbstbewusstsein und für deine Motivation, immer weiter zu machen und dran zu bleiben. Ich kenne so viele, die meinen, es würde nichts weitergehen, sie hätten keine Erfolge und sie würden sich nicht verändern. Einige davon haben sogar aufgegeben.

Der Grund dafür war jedoch: Da sie keine Fotos gemacht haben, konnten sie nicht wissen, welche Fortschritte sie bereits erreicht hatten.

Sie haben ihren Erfolg nicht dokumentiert, und das war der Fehler. Woher soll man auch wissen, ob bei einer langfristigen Aufbauphase bereits eine Veränderung stattgefunden hat, wenn man keine Bilder gemacht und beispielsweise vergessen hat, die Veränderung der Kraftwerte aufzuschreiben? Deshalb ist der erste und enorm wichtige Punkt: Mache Fotos für deine EIGENE Motivation und speichere diese!

2 Fotos deines Erfolgs

Es gibt einfach nichts Besseres, als ein Foto zu haben, das eine unglaubliche Veränderung zeigt. Klar dauert das bei LEAN&MASSIVE länger, jedoch kannst du beispielsweise nach ein paar Monaten definitiv einen Fortschritt sehen.

Sehr interessant wären beispielsweise innerhalb eines halben Jahres 6 Fotos nebeneinander zu legen, immer jeweils nach einem Monat. Dies wird dich unglaublich motivieren und dir zeigen, wie stark du dich verändert hast. Ich selbst habe das in meiner Anfangszeit leider nie so genau gemacht, und glaube mir: Ich bereue es extrem. Ich würde so gerne Bilder besitzen, um auch dir zu zeigen, was beispielsweise innerhalb von 6 oder 12 Monaten möglich ist.

Diese Fotos werden andere Menschen zum Staunen bringen, viele werden dich um deine Leistung beneiden. Es ist ein extrem gutes Gefühl, wenn du etwas hast, wofür andere dir ihren vollsten Respekt zeigen und dir sagen, dass es unglaublich toll ist, was du geschafft hast. Das hast du einfach verdient und nebenbei steigert es natürlich dein Selbstbewusstsein.

Dieses Vergleichsfoto wirst du für immer haben. Immer wenn du in einer schwierigen Phase bist, egal ob privat, beruflich oder wenn es dir körperlich nicht gut geht, wirst du dir diese Veränderung ansehen und dir denken: „Wow, das habe ich geschafft. Ich kann so viel schaffen im Leben, wenn ich es wirklich möchte."

3 Andere Menschen inspirieren

Nun kommen wir zu einem Punkt, den viele Menschen leider vernachlässigen, weil sie nur an sich selbst denken: Wenn man etwas im Leben erreicht und schafft, ist man oft stolz auf sich selbst und das war's dann. Doch dabei vergisst man etwas Wichtiges: Es ist unser Auftrag, dann auch anderen Menschen zu helfen, sie zu motivieren und ihnen zu zeigen, was möglich ist, wenn sie wirklich hart für etwas arbeiten. Das ist unsere Aufgabe, bitte merk' dir das.

Vielleicht wurdest du selbst auch inspiriert, mit LEAN&MASSIVE oder FIT&SHREDDED zu starten, weil du Ergebnisse aus unserem Team gesehen hast. Aber was wäre, wenn diese Personen keine Fotos gemacht hätten, und du somit keine ihrer Veränderungen mitbekommen hättest? Eventuell hättest du dann nicht diesen Schritt gewagt, der vielleicht extrem viel für dich in der Zukunft bedeuten wird? Und so ist es auch bei anderen Menschen.

Und dazu kommt: Wenn du andere motivierst und ihnen zeigst, was möglich ist, und sie dadurch in unser Team kommen, Erfolge haben und ihr Leben positiv verändern, stärkt das auch noch einmal sehr dein eigenes Selbstbewusstsein. Für mich gibt es nichts Schöneres im Leben, als anderen zu helfen und meinen Teil dazu beizutragen, dass sie etwas schaffen, stolz auf sich selbst und einfach glücklicher in ihrem Leben sind.

4 Wir sind ein Team

Der letzte und wichtigste Punkt: WIR SIND EIN TEAM! Unsere Aufgabe ist es, den Menschen zu zeigen, welche Erfolge wir als Team haben und was wir schaffen, wie positiv wir denken und welchen Zusammenhalt wir besitzen. Wir müssen immer größer und größer werden und immer mehr dazu bringen, ihr Leben positiv zu verändern und ein Teil von uns zu werden.

Als Team haben wir die Möglichkeit, viel mehr Leute zu erreichen, als dies alleine möglich wäre. Hier sieht man unsere Erfolge und hier motivieren wir die anderen am meisten. Irgendwann soll jeder unseren Namen und die Erfolgsgeschichten unseres Teams kennen und wissen, dass wir eine richtige Fitness Familie sind.

Deine Kraftwerte

Die zweite Art, wie du deine Fortschritte bei LEAN&MASSIVE dokumentierst, sind deine Kraftwerte. Hier erkennst du genau, ob du vorankommst, sprich ob du stärker wirst und alles nach Plan läuft.

Die Steigerung der Kraft ist ein Hauptpunkt dieses Programms und eines der beiden größten Ziele des kompletten Trainingssystems. Wieso dies so wichtig ist, um erfolgreich Muskulatur aufzubauen, erfährst du später genau.

Um es auf den Punkt zu bringen: Ob dein Aufbau funktioniert oder nicht, siehst du auch an der Entwicklung deiner Kraftwerte, nicht nur an deiner körperlichen Entwicklung. Aus diesem Grund ist die Dokumentation der Kraft ein absolutes Muss.

Wie dokumentierst du nun deine Kraftwerte?

Du musst bei LEAN&MASSIVE auf jeden Fall deine Kraftwerte notieren, da du sonst keine wirkliche Progression erzielen kannst, denn diese ist in der Praxis einer der Hauptfaktoren für erfolgreichen Muskelaufbau.

Du hast hier somit keine doppelte Arbeit, sondern machst einfach das, was du im Trainingssystem unter „Progression" lernst. Setze dieses Kapitel mit vollster Disziplin um, dann wirst du genau wissen, ob du stärker geworden bist und wie sich deine Kraft verändert hat.

Fotos deines Erfolgs - so funktioniert's:

Mache - bevor du nun mit LEAN&MASSIVE startest - unbedingt deine Vorherbilder. Fotografiere dich dann jeden Monat für das Update in derselben Pose, damit man deine Veränderung so gut wie möglich sieht.

Mein Tipp: Lieber mehr Fotos als zu wenig! Du wirst es dir später danken, lieber mehr Fotos gemacht zu haben, als zu wenig. Ich spreche hier aus Erfahrung.

Speichere diese Bilder und hebe sie gut auf. Je mehr du davon hast, umso besser, damit wir andere Menschen mit deinem Ergebnis und deiner Geschichte motivieren können. Das ist unsere Aufgabe als Team!

Und bitte erwarte nicht nach bereits einem Monat eine richtige Veränderung wie bei FIT&SHREDDED. Wir befinden uns bei LEAN&MASSIVE in einer Aufbauphase, hier brauchst du Geduld.

Bitte schicke all deine Fotos nach ein paar Monaten, wenn bereits eine Veränderung ersichtlich ist, per E-Mail an:

transformation@davidlengauer.com

Wichtig ist: Bitte beschrifte die Bilder gut, damit wir uns auskennen, welcher Zeitraum dazwischen liegt. Außerdem wären mehrere Informationen von dir sehr wichtig, folgende Punkte gebe ich dir als Vorlage:

Informationen: Name, Alter, Instagram Account

Frage 1: Wie viel hast du in welchem Zeitraum zugenommen und wie hat sich deine Kraft verändert?

Frage 2: Wieso hast du mit LEAN&MASSIVE begonnen?

Frage 3: Wie sehr hat dir das Team geholfen? Was bedeuten ein Team, die Unterstützung und der Zusammenhalt für dich?

Frage 4: Was ist dein persönliches Fazit aus LEAN&MASSIVE? Was bedeutet es für dich?

Frage 5: Was bedeutet dieses Team für dich in der Zukunft? Was wünschst du dir? Möchtest du in diesem Team bleiben?

Wenn du fleißig mit LEAN&MASSIVE arbeitest und somit tolle Erfolge haben wirst, werden wir deine Fortschritte selbstverständlich herzeigen, wenn du das auch möchtest. Vielleicht veröffentlichen wir deine Bilder sogar auf meiner Homepage. Unser Ziel ist es, mit deinen Erfolgen andere zu motivieren und ihnen zu zeigen, was du geschafft hast, was auch sie selbst leisten können und was alles möglich ist.

Denn es ist unglaublich toll, dies dann anderen Menschen zu zeigen, sie zu motivieren und unser Team zu repräsentieren.

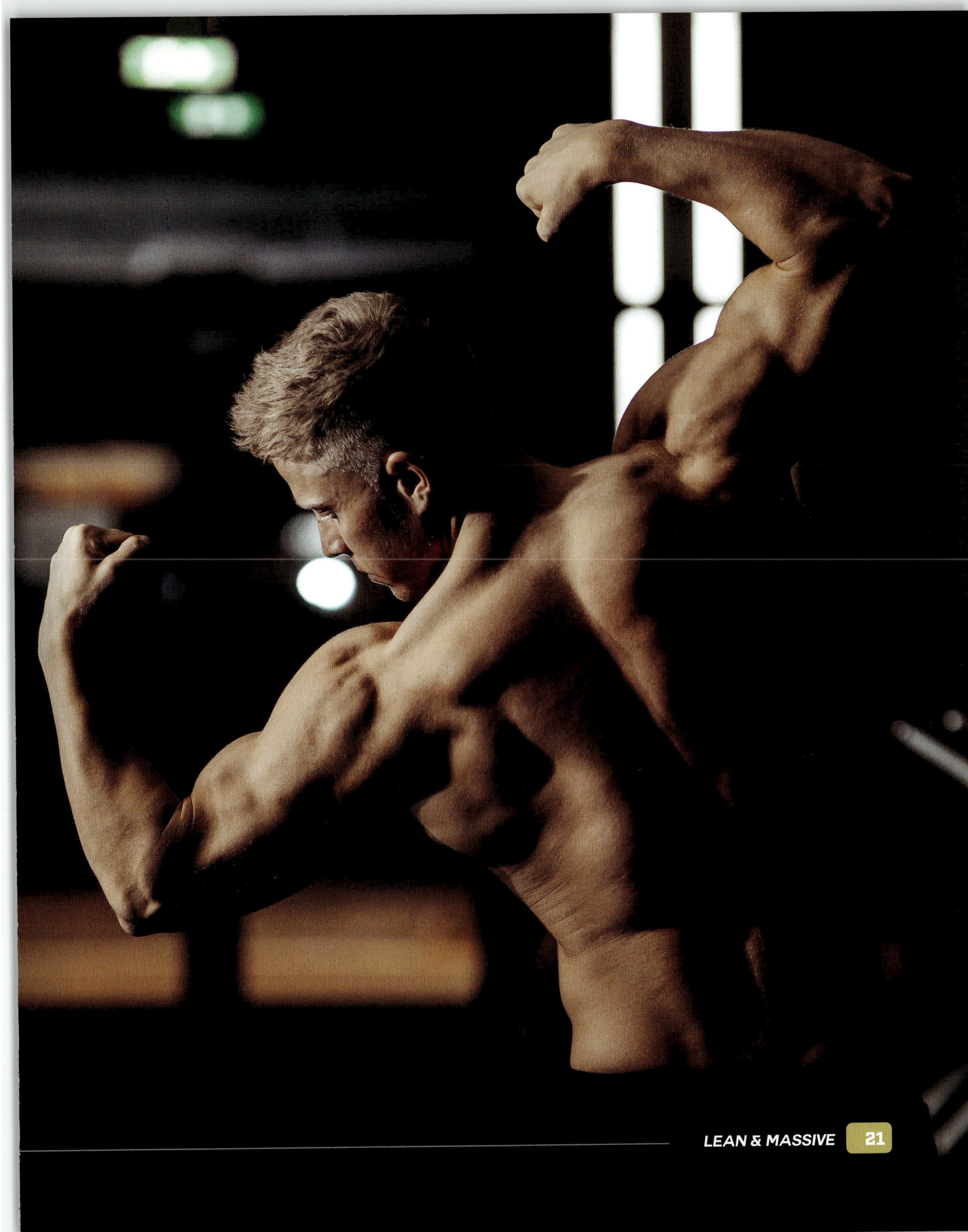

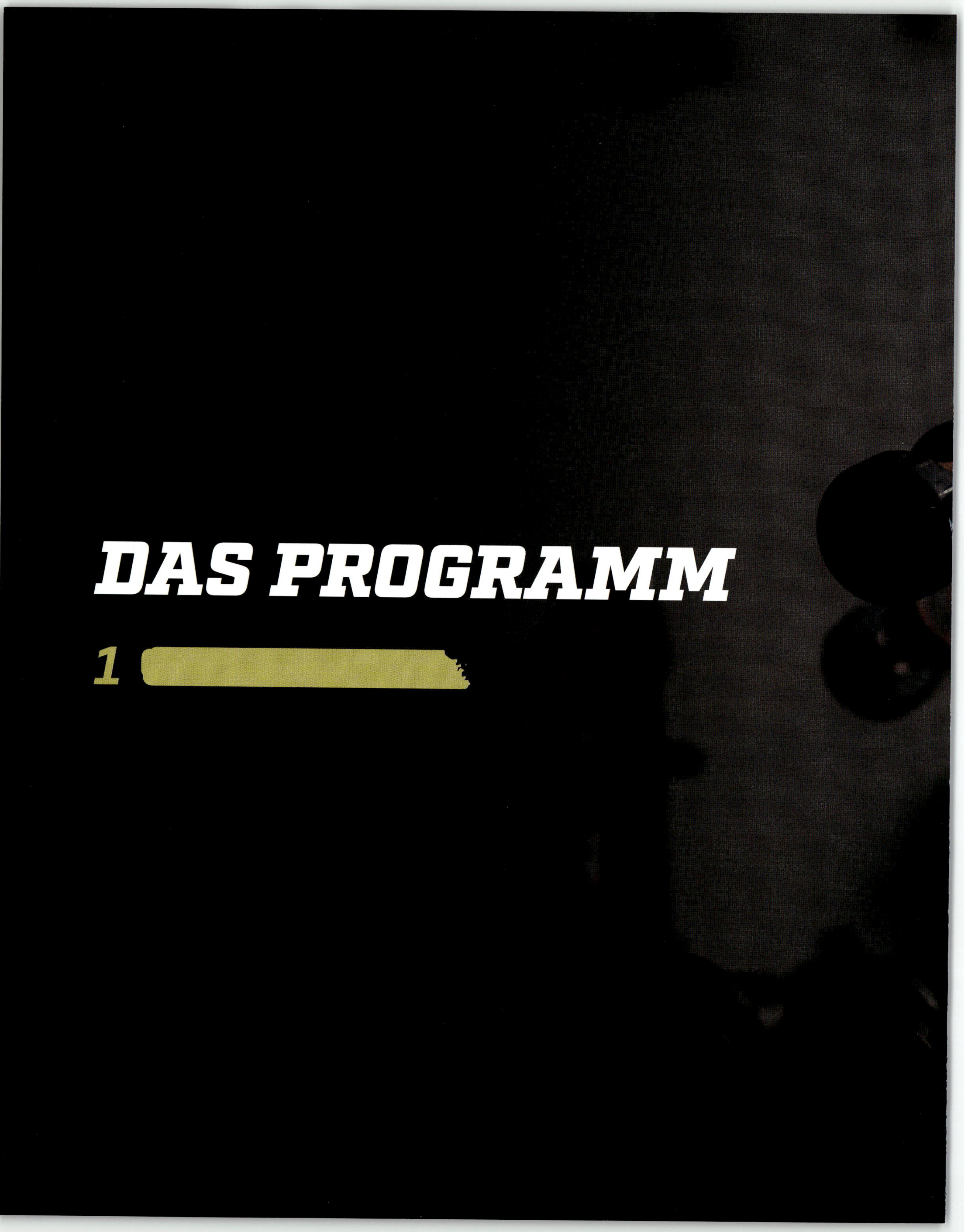

DAS PROGRAMM

1

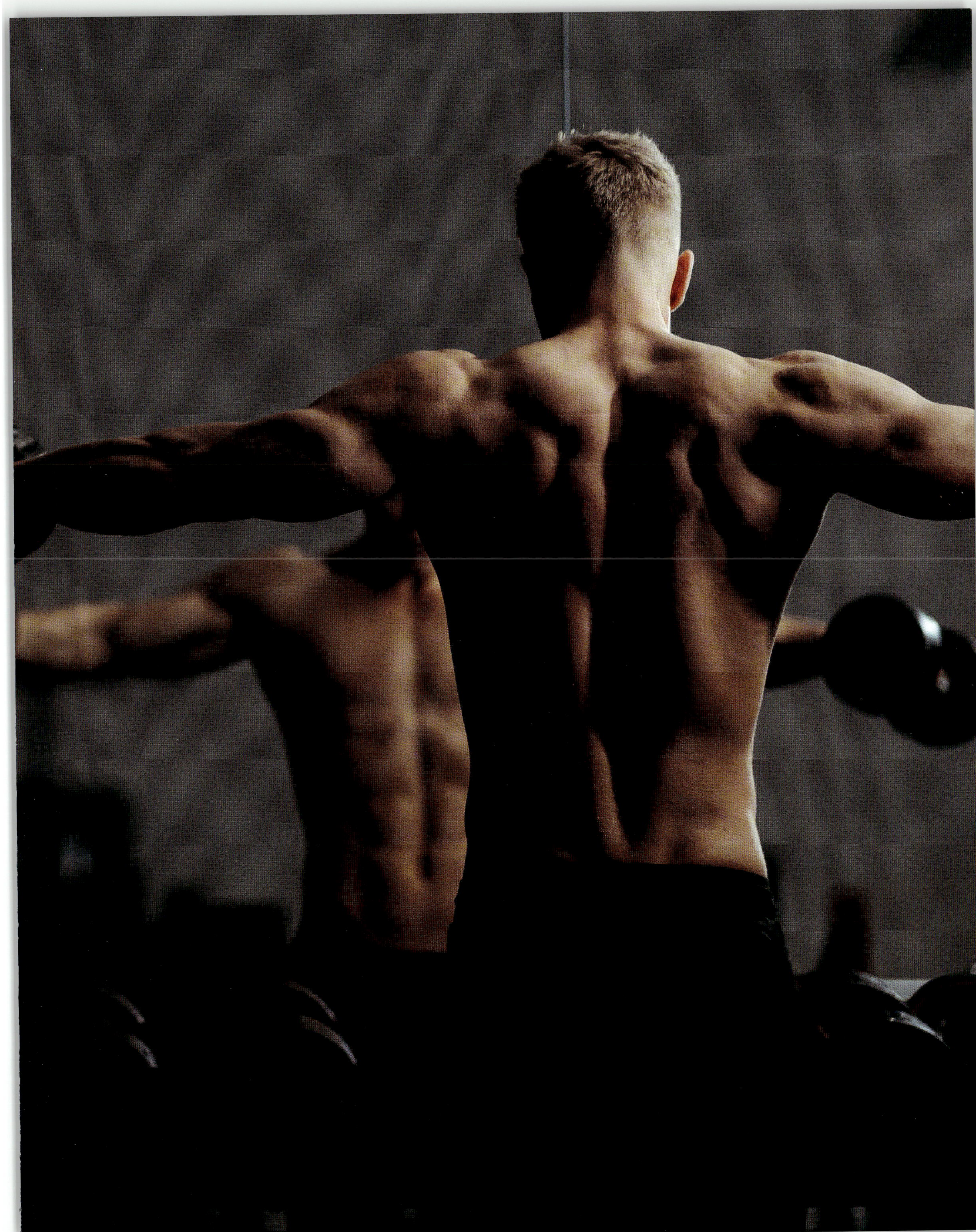

DAS LEAN&MASSIVE PROGRAMM

LEAN&MASSIVE ist ein komplettes Trainings- und Ernährungsprogramm für den Muskelaufbau. Ziel ist es, damit so viel Muskelmasse und Kraft wie möglich aufzubauen, ohne dabei unnötiges Körperfett anzusetzen und in Form zu bleiben.

Das Programm ist in Bezug auf die Berechnung der Kalorien in zwei verschiedene Aufbauphasen unterteilt:

1. Saubere Aufbauphase

Einerseits gibt es die saubere Aufbauphase für alle, die einen normalen Körperfettanteil aufweisen, abseits vom Training eine durchschnittliche körperliche Aktivität haben, wie beispielsweise mit sitzender Tätigkeit, Studenten und Schüler. Ebenso ist diese Aufbauphase für Personen, die sauber Muskeln aufbauen und nur sehr wenig Körperfett ansetzen wollen.

Dadurch wirst du zwar etwas langsamer zunehmen, dafür jedoch hauptsächlich Muskulatur. Ich persönlich absolviere immer eine saubere Aufbauphase, da ich erstens schon fortgeschritten bin und zweitens so wenig Fett wie möglich ansetzen möchte. Dies empfehle ich den meisten.

2. Schnellere Aufbauphase

Andererseits gibt es die schnellere Aufbauphase. Entscheide dich bitte dafür, falls einer der folgenden Punkte auf dich zutrifft:

- Personen, die sehr dünn sind und noch sehr wenig Muskulatur haben - wie beispielsweise ein Mann mit 60 kg.
- Personen denen es generell eher schwerfällt, zuzunehmen.
- Personen die abseits vom Training eine starke körperliche Aktivität haben, wie beispielsweise Kellner, Maler, Bauarbeiter, Krankenpfleger, etc.
- Ebenso ist diese Aufbauphase für Personen geeignet, denen es relativ egal ist, ob sie neben Muskulatur auch etwas Fett ansetzen. Sie wollen eine normale Aufbauphase starten und etwas schneller Gewicht zulegen. Ob sie dabei nun nur ganz wenig Fett ansetzen oder auch etwas mehr, ist ihnen wie bereits erwähnt, nicht so wichtig.

Was sind die größten Probleme im Bereich Muskelaufbau?

Viele machen in ihrer Aufbauphase, das bedeutet in der Zeit, wo sie Muskulatur aufbauen möchten, den groben Fehler, viel zu viele Kalorien zu sich zu nehmen. „Um Muskeln und Kraft aufzubauen, muss ich einfach nur richtig viel essen und viel trainieren" - leider denken die meisten am Anfang so. Dies mag sogar teilweise stimmen, jedoch bauen sie bei dieser Vorgehensweise meist enorm viel Körperfett auf, das sie nach einiger Zeit wieder abnehmen müssen.

Der Fehler hierbei ist vor allem mangelndes Wissen. Viele informieren sich nicht gut genug, haben wenig Ahnung davon, was sie überhaupt tun und stopfen alles in sich hinein, um so viel „Masse" wie möglich aufzubauen. Das Resultat ist oft geringer Muskelaufbau und viel zu hoher Fettaufbau. Dies ist aber absolut kontraproduktiv und unnötig, da man bereits nach kurzer Zeit wieder eine Diät starten muss, in der man, wenn überhaupt, nur sehr schwer Muskeln aufbauen kann.

Auf der anderen Seite gibt es viele, denen es sehr schwerfällt, überhaupt genug zu essen, um gezielt Kraft und Muskulatur aufzubauen. Auch hier liegt der Grund für mich ganz klar in mangelndem Wissen. Denn wirklich jede Person, außer sie ist wirklich krank und hat beispielsweise Stoffwechselstörungen, kann Muskeln und Kraft aufbauen. Der typische „Hardgainer-Mythos", der meist lautet „Ich kann essen, was ich will, ich nehme nicht zu", ist oft eine reine Ausrede.

Zusätzlich gibt es natürlich unzählige Gründe, die dazu führen, dass viele einfach nicht gut genug Muskulatur aufbauen. Egal, ob das Trainingssystem nicht optimal ist, die Trainingspläne schlecht sind, die Ernährung nicht nach Plan läuft, etc., verschwenden leider viel zu viele ihre Zeit und machen den kompletten Unsinn, anstatt sich wirklich Wissen anzueignen und in ein Programm wie LEAN&MASSIVE zu investieren, das sie ein sehr großes Stück weiterbringt.

Was erwartet dich in diesem Programm?

Mit LEAN&MASSIVE wurde ein Aufbau-Programm entwickelt, welches die soeben genannten Probleme komplett löst und meines Erachtens nach absolut die beste Strategie für den Muskel- sowie zusätzlichen Kraftaufbau ist. Dafür haben wir uns erneut mit einem Team aus Ernährungswissenschaftlern und Experten zusammengetan, und über ein halbes Jahr sehr intensiv daran gearbeitet.

Ziel war es, das bestmögliche Programm für den Muskelaufbau zu erstellen, welches optimale Resultate hervorbringt und absolut auf wissenschaftlicher Basis basiert. Somit ist es machbar, so viel saubere Muskelmasse und Kraft wie möglich aufzubauen, dabei jedoch fast kein Körperfett anzusetzen und somit weiterhin in einer guten Form zu sein. Dies ist der Wunsch eines jeden Kraftsportlers.

Wenn du mit LEAN&MASSIVE diszipliniert arbeitest, bedeutet das, dass du maximal Muskeln und Kraft aufbauen wirst, ohne unnötiges Körperfett anzusetzen, körperlich den nächsten Schritt machen und dir enorm viel Wissen aus vielen Jahren Erfahrung aneignen kannst.

Doch nicht nur das: Zusätzlich baust du enorm viel Disziplin sowie Selbstbewusstsein auf. Du lernst, wie es ist, in einem Team zu arbeiten und auch anderen auf ihrem Weg zu helfen. Im Grunde genommen wirst du ein anderer Mensch - ein Mensch, der ein hohes Selbstwertgefühl hat und der stolz auf das ist, was er leistet.

Grundsätzlich empfehle ich dir, immer mit LEAN&MASSIVE zu arbeiten, wenn du dich in der Aufbauphase befindest und Muskulatur aufbauen willst. Wie lange diese Phase genau dauern soll und wann du eine Definitionsphase mit FIT&SHREDDED starten sollst, erfährst du später genauer.

Dein Körperfettanteil vor Beginn des Programms

Bevor du mit einer Aufbauphase startest, ist es meiner Meinung nach sehr wichtig, dass du zu Beginn nicht zu viel Körperfett hast. Grund dafür ist, dass dein Körperfett in einer Aufbauphase niemals geringer wird, sondern immer leicht ansteigt, auch wenn wir dies bei LEAN&MASSIVE so gering wie möglich halten werden.

Wenn du nun bereits einen höheren Körperfettanteil hast und eine Aufbauphase startest, könnte dieser nach einiger Zeit einfach zu hoch werden und du müsstest deine Aufbauphase leider unterbrechen und eine Diät machen. Deshalb empfehle ich dir klar: Habe keinen hohen Anteil an Körperfett, bevor du mit LEAN&MASSIVE startest.

Falls dies jedoch der Fall ist, empfehle ich dir einmal FIT&SHREDDED durchzuziehen, dabei in Topform zu kommen und danach eine saubere und lange Aufbauphase zu starten. FIT&SHREDDED kann übrigens auch als 4-Wochen-Challenge absolviert werden, sprich eine kurze Diät mit der Phase C des Programms, die auch als sogenannter „Mini-Cut" bekannt ist.

Wie startest du mit LEAN&MASSIVE, wenn du gerade mit FIT&SHREDDED fertig geworden bist?

Wie eine Aufbauphase zu starten ist, wenn man gerade eine Diät gemacht hat, ist eine sehr häufige Frage, die ich erhalte. Viele denken, man müsse die Kalorien langsam und schrittweise erhöhen, was auch als Reverse Dieting bekannt ist.

Dies ist meiner Meinung nach absolut kontraproduktiv. Wenn du gerade eine Diät absolviert hast, starte ganz normal mit LEAN&MASSIVE und rechne dir deine Kalorien aus, wie im Programm vorgegeben.

Wichtig dabei ist jedoch: Orientiere dich dabei an „Person 1" im Kapitel „Kalorien ausrechnen".

Dadurch kannst du sicher gehen, dass du mit einem nicht zu hohen, sondern mit einem optimalen und geringen Kalorienüberschuss startest. Die eventuelle Erhöhung dieser Kalorien machen wir danach mit unserer individuellen Anpassung, die übrigens einer der wichtigsten Bereiche des Programms sowie für deinen Erfolg in Bezug auf den Muskelaufbau ist.

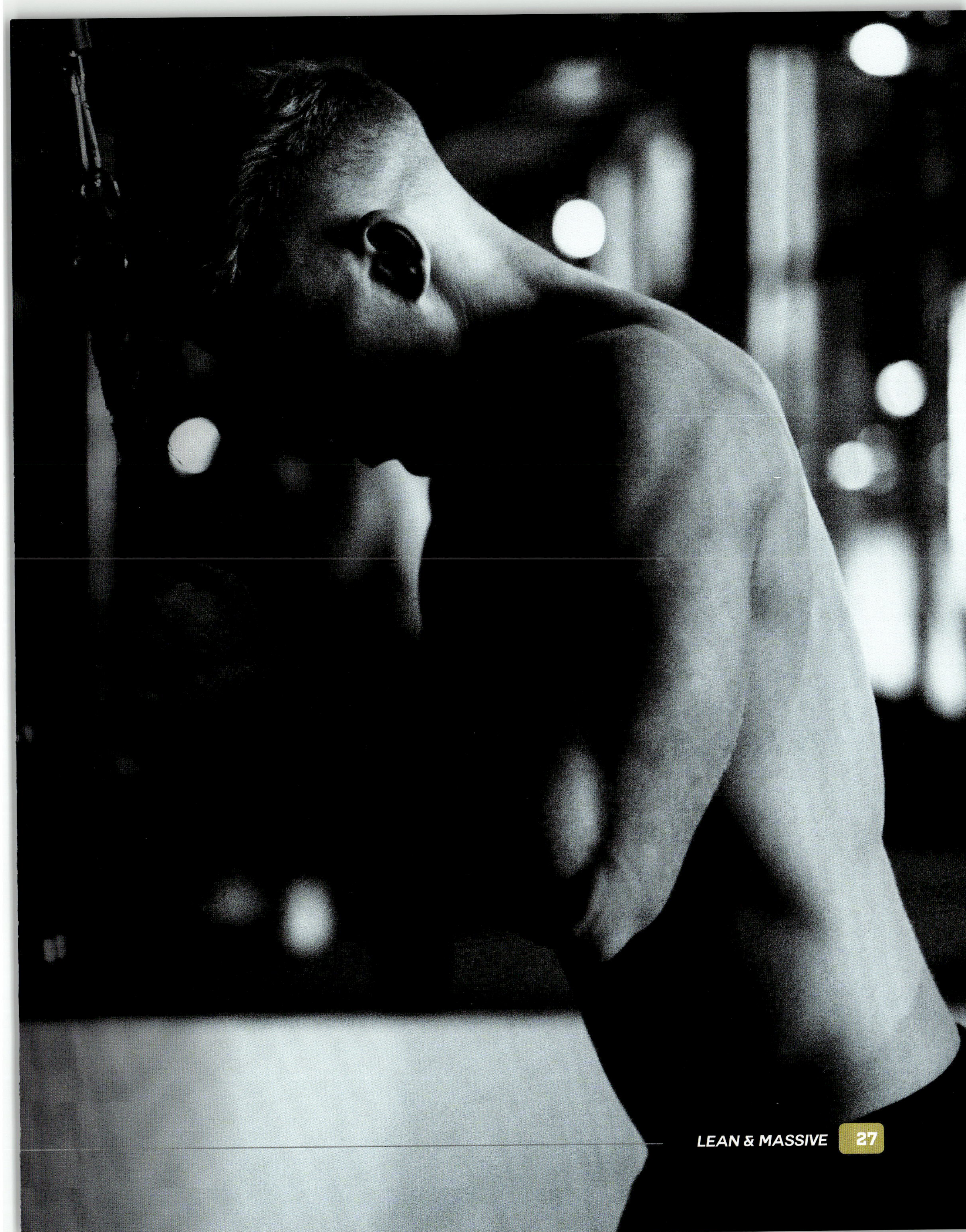

DER MUSKELAUFBAU

Wie funktioniert der Muskelaufbau?

Ein Aufbau der Muskulatur geschieht durch zwei grobe Parameter, die gleich genauer erklärt werden:

1. ein ausreichender Trainingsreiz, sprich ein Wachstumsreiz der Muskulatur durch Training.
2. ein Kalorienüberschuss. Dies bedeutet, man muss mehr Kalorien zu sich nehmen, als der Körper verbraucht. Dadurch steht dem Körper zusätzlich Energie zur Verfügung, die er wiederum verwendet, um neues Muskelgewebe aufzubauen.

Der tägliche Gesamtumsatz an Kalorien, sprich wie viel du am Tag verbrauchst, teilt sich grob auf in:

- Grundumsatz
- Leistungsumsatz, der sich wiederum in Alltagsaktivitäten und sportliches Training aufteilt

Der Grundumsatz

Der Grundumsatz ist die Energie, die dein Körper in völliger Ruhe benötigt, um seine Funktionen aufrecht zu erhalten. Dazu gehören unter anderem die Atmung, Verdauung und die Regulierung der Körpertemperatur. Der Grundumsatz wird außerdem von Faktoren wie beispielsweise deinem Körpergewicht sowie deinem Geschlecht beeinflusst.

Der Leistungsumsatz

Der Leistungsumsatz berücksichtigt die körperliche Tätigkeit, sprich Alltagsaktivität und sportliches Training. Zu den Alltagsaktivitäten gehören unter anderem normales Gehen oder Hausarbeit. Das sportliche Training beinhaltet alle sportlichen Inhalte eines Trainings - sei es Krafttraining oder jegliche andere Sportarten.

Ist dies wirklich alles, um Muskeln aufbauen zu können?

Selbstverständlich sind das nur grob die zwei größten Faktoren für den Muskelaufbau. Im Trainingsbereich gibt es enorm viel zu beachten, genauso ist ein Kalorienüberschuss nicht gleich ein Kalorienüberschuss. Die richtige Verteilung und tägliche Mengen an Makronährstoffen, sprich an Protein, Fett und Kohlenhydraten, die du zu dir nehmen sollst, ist ebenso wichtig, wie der optimale Trainingsplan, Progression oder beispielsweise das Trainingsvolumen.

Hier gibt es sehr viele Bereiche, die beachtet werden müssen, um wirklich maximal Muskulatur aufzubauen. Je besser du dies umsetzt, desto größere Erfolge wirst du haben. In diesem Programm wirst du Schritt für Schritt wirklich jeden Bereich genauestens erklärt bekommen, sodass du ihn direkt umsetzen kannst und somit absoluten Erfolg im Bereich Muskelaufbau haben wirst.

Trainingsreiz

Um den Muskel wachsen zu lassen, braucht unser Körper einen erheblichen Grund. Muskulatur, wie wir sie aufbauen möchten, ist für den Körper beispielsweise nicht so wichtig wie Fett, das uns vor dem Verhungern schützen soll und als Energiespeicher gilt.

Der Grund, den wir dem Körper somit geben, um Muskeln zum Wachsen zu bringen, ist ein ausreichender Wachstumsreiz der Muskulatur, den wir durch optimales Training erzielen. Sobald dieser Reiz gesetzt wurde, bringt der Körper viele verschiedene Prozesse in Gang, um für das nächste Training besser vorbereitet zu sein. Bei einem gut durchdachten Trainingssystem, in Verbindung mit der optimalen Ernährung, ergibt sich dadurch das Ergebnis Muskelaufbau.

Für den ausreichenden Trainingsreiz ist in LEAN&MASSIVE selbstverstänlich gesorgt, man braucht auf langfristige Sicht definitiv ein perfektes Trainingssystem. Dies beinhaltet die perfekte Aneinanderreihung von Übungen sowie das richtige Verhältnis der einzelnen Trainingsvariablen wie Trainingsfrequenz, Volumen und Intensität. Pausenzeiten und Übungsvariationen spielen ebenfalls eine wichtige Rolle. Dies alles hast du im Trainingsbereich von LEAN&MASSIVE genau erklärt.

Ein ebenfalls sehr wichtiger Bereich ist die „Progression". Progression bedeutet, den Trainingsreiz immer weiter zu erhöhen. Dies bedeutet grob, sich im Training zu steigern, beispielsweise durch mehr Gewicht und somit stärker zu werden.

Ein weiterer entscheidender Faktor ist die sogenannte „Periodisierung", sprich das Verändern bestimmter Trainingsvariablen zur Steigerung gewünschter Fähigkeiten. In LEAN&MASSIVE wird in den Übungen großer Wert auf progressive Kraftsteigerung gelegt, wofür das Trainingssystem exakt ausgerichtet wurde.

Kalorienüberschuss

Wie bereits erwähnt, ist ein Kalorienüberschuss einer der Hauptfaktoren für den erfolgreichen Muskelaufbau.

Nun kommen wir jedoch zum wichtigen Punkt:

Kalorienüberschuss ist nicht gleich Kalorienüberschuss. Wenn dieser viel zu hoch ist, setzt du unnötiges Körperfett an und gewinnst nicht wirklich mehr Muskelmasse. Wieso das meiner Meinung nach ein absoluter Fehler ist, erfährst du im Kapitel „Die typische Massephase".

Wichtig ist, dass der Kalorienüberschuss nur gering bis moderat ist. Dadurch erreichen wir, wenn selbstverständlich noch viele andere Bereiche wie bereits erwähnt passen, einen sauberen Aufbau von Muskulatur, ohne dabei unnötig viel Körperfett anzusetzen.

Wie groß der Kalorienüberschuss genau sein soll, erfährst du später. Dies rechnest du dir in LEAN&MASSIVE - individuell an dich angepasst - mit unserer entwickelten Formel exakt aus.

Übrigens: Eine kleine Menge an Fett wird immer aufgebaut, jedoch nicht viel. Dieser geringe Fettaufbau ist übrigens auch nicht zu verhindern und überhaupt nicht schlimm.

DIE TYPISCHE MASSEPHASE

Oft wird eine Muskelaufbauphase als sogenannte „Massephase" bezeichnet und auch absolviert. Viele denken, um Muskeln aufzubauen, müssen sie einfach nur „trainieren und viel essen". Ja, du brauchst zwar einen Kalorienüberschuss, doch dieser sollte auf keinen Fall zu hoch sein.

Was meist passiert: Durch unkontrolliertes Essen werden zu viele Kalorien aufgenommen und dadurch enorm viel Körperfett angesetzt. Es wird einfach alles hineingestopft, um „Masse" zuzulegen. Oft sind das 5000 Kalorien bei Personen, denen ich schätzungsweise 3100 Kalorien empfehlen würde, um saubere Muskulatur aufzubauen.

Doch es funktioniert: Die Kraft wächst und das Körpergewicht geht auch schnell nach oben. Oft hört man diese Menschen mit Aussagen prahlen wie „Ich habe im letzten Monat über 3 kg Masse aufgebaut!". Mein Gedanke dabei ist immer: „Toll. Gratuliere! Mindestens die Hälfte davon ist reines Körperfett, das du bald wieder abnehmen musst, um eine richtig gute Form zu erreichen!"

Ja, natürlich kann es sein, dass eine Person, die 3 kg im Monat zunimmt, minimal mehr Muskeln aufbaut, als jemand, der ein halbes Kilo im Monat zunimmt, da die Kraft schneller steigt. Doch das steht niemals in Relation zu dem Problem, das daraus entsteht:

Wenn das jemand mehrere Monate durchzieht, ist ziemlich sicher davon auszugehen, dass derjenige nach 6 Monaten wahrscheinlich mindestens ein halbes Jahr eine Diät absolvieren muss, wenn nicht sogar länger. Nicht nur, dass Diät halten einfach weniger Spaß als eine Aufbauphase macht, viel schlimmer ist, dass es in dieser Zeit kaum bis gar nicht möglich ist, Muskulatur aufzubauen. Bei welchen Personen es möglich ist, wird unter „Body Recomb" in FIT&SHREDDED genau erklärt.

Genau dies ist jedoch absolut kontraproduktiv, denn wir wollen alle so viel Zeit wie möglich für den Aufbau verwenden und nur ein- bis zweimal im Jahr eine Diät durchführen.

Du wirst einfach viel mehr Muskulatur aufbauen, wenn du im Jahr 9-10 Monate eine saubere Aufbauphase mit LEAN&MASSIVE machst und anschließend 2-3 Monate mit FIT&SHREDDED in Topform kommst, anstatt eine typische Massephase zu machen und somit nur 6 statt 9-10 Monate Muskeln aufbauen kannst. Ich denke, dieser Vergleich sagt sehr viel aus und jeder von uns möchte lieber länger Muskeln aufbauen.

Das ist jedoch nicht alles: In diesen 9-10 Monaten bist du zusätzlich immer in guter Form, da du nur sehr wenig Körperfett aufbaust. Und jeder, der mich kennt weiß, dass es für mich nichts Besseres gibt, als in einer schön definierten Form zu sein. Nicht nur, dass gut auszusehen das Selbstbewusstsein enorm steigert und das Training auch mehr Spaß macht, ist es auch für die Gesundheit und den Hormonhaushalt absolut vorteilhaft, konstant Gewicht zuzulegen, anstatt extreme Schwankungen zu haben.

Wenn Menschen pro Monat 3 kg zunehmen, stelle ich mir die Frage, ob sie wirklich glauben, im Jahr 36 kg zunehmen zu können und dass der Großteil davon Muskeln sind?

Ich gebe dir folgendes Beispiel: Wenn du pro Monat ein dreiviertel Kilo zunimmst und dich im Training konstant und langsam steigerst - natürlich müssen dafür noch viele andere Bereiche passen, die in LEAN&MASSIVE enthalten sind - wären dies 9 kg im Jahr an Gewicht, welches du zulegst. Diese 9 kg sind bei einem Anfänger, wenn dieser alles optimal umsetzt, großteils Muskelmasse.

Fazit

Ich würde jedem von einer typischen „Massephase" abraten. Das Ziel sollte viel eher sein, so viel saubere und fettfreie Muskulatur wie möglich aufzubauen und dabei so wenig Fett wie möglich anzusetzen, um in guter Form zu bleiben und sich solange wie möglich in einer Aufbauphase zu befinden. Aus diesem Grund haben wir sehr lange an LEAN&MASSIVE gearbeitet und etwas entwickelt, das genau auf dieses Ziel abgestimmt ist: Maximaler Muskelaufbau und dabei trotzdem in Form bleiben.

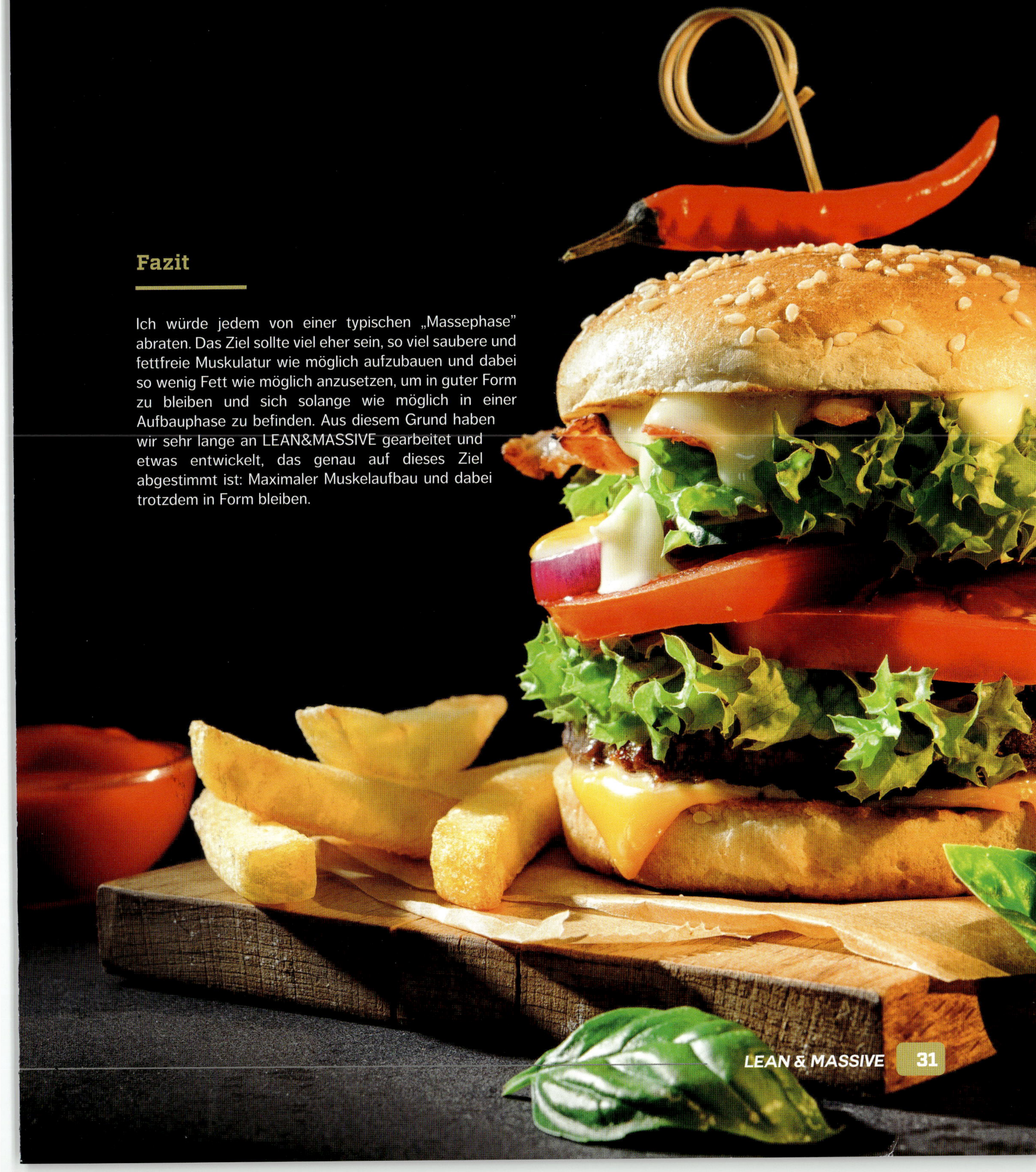

FRAGEN ZUM PROGRAMM

Wie lange dauert die Aufbauphase mit LEAN&MASSIVE?

Grundsätzlich solltest du IMMER mit LEAN&MASSIVE arbeiten, wenn du Muskeln aufbauen möchtest. Dies sollte immer der Fall sein, außer du machst gerade eine Diät.

Ziel ist es, das Maximum an Muskulatur aufzubauen, deinen Körper weiterzuentwickeln, stärker zu werden und gleichzeitig lean zu bleiben, sprich wenig Körperfett anzusetzen. Es ist außerdem auch für den Körper wichtig, über einen längeren Zeitraum aufzubauen, und nicht alle paar Monate von der Aufbauphase zur Definitionsphase zu wechseln, damit sich der Körper vom Stress einer Diät erholen kann.

Wie lange du nun mit LEAN&MASSIVE arbeitest, hängt davon ab, ob du die meiste Zeit im Jahr shredded sein möchtest, sprich sehr wenig Körperfett haben willst, oder nicht. Ich persönlich empfehle folgende Vorgehensweise:

1. Personen, die immer relativ wenig Körperfett haben wollen, sollten ungefähr 6 bis 9 Monate mit diesem Programm arbeiten, bevor sie mit FIT&SHREDDED ihre Definitionsphase starten. Ich persönlich gehöre hier dazu.

2. Personen, denen es nicht sehr wichtig ist, ob sie meist wenig Körperfett haben, können auch beispielsweise 12 Monate mit LEAN&MASSIVE arbeiten, bevor sie mit FIT&SHREDDED starten. Bei LEAN&MASSIVE baut man sowieso nur wenig Körperfett auf.

Meine Empfehlung

Ich kann dir absolut ans Herz legen, mindestens 6 bis 9 Monate LEAN&MASSIVE durchzuziehen, damit du auch wirklich einiges an Muskulatur aufbaust und stärker wirst. Dies ist das absolute Ziel dieses Programms. Wenn du länger damit arbeiten möchtest, ist das natürlich auch perfekt. Beobachte einfach in dieser Zeit, ob du für dich persönlich bereits zu viel Fett an deinem Körper hast, oder nicht. Falls ja: starte mit FIT&SHREDDED, falls nein: arbeite weiter mit LEAN&MASSIVE.

Ich persönlich empfehle dir daher, 1-2 Mal im Jahr mit FIT&SHREDDED deine Topform zu erreichen und die restliche Zeit durchgehend mit LEAN&MASSIVE Muskeln aufzubauen. Ich selbst starte FIT&SHREDDED meist im März, um für den Sommer in absoluter Topform zu sein. Meiner Meinung nach ist es das beste Gefühl, im Sommer richtig shredded zu sein.

Beide Programme sind aufeinander aufgebaut und die Fortsetzung voneinander - dies war absolut unser Ziel. So möchten wir für alle Teammitglieder durchgehend im ganzen Jahr optimale Ergebnisse und Resultate gewährleisten. Wir als Team können so immer besser und besser werden, und unseren Körper stetig weiterentwickeln.

Was ist, wenn du während LEAN&MASSIVE krank wirst?

Wenn du krank wirst, musst du unbedingt eine Pause einlegen. Dein Körper braucht dann Erholung, die du ihm auch geben sollst.

Das bedeutet jedoch nicht, dass du dann alles essen solltest, was du möchtest, das denken nämlich viele. Erstens wirst du von Süßigkeiten und sehr kalorienreichen Lebensmitteln nicht schneller gesund, zweitens wäre es schade, in dieser Phase wieder einiges an Körperfett aufzubauen, was du danach zusätzlich wieder abnehmen musst und das deine Aufbauphase somit unnötigerweise verkürzt.

Achte in dieser Phase auf folgende Punkte:

- Iss viel Obst und Gemüse! Dein Körper braucht Vitamine und Mineralien, um gesund zu werden und um dein Immunsystem zu stärken. Das wirkt bei mir am besten.

- Trinke viel! Dein Körper braucht viel Flüssigkeit. Du musst nicht nur Tee zu dir nehmen, wie viele behaupten, du kannst auch einfach viel Wasser trinken.

- Schlafe so viel wie möglich! Dein Körper braucht Erholung. Übrigens: Am Handy sowie am Laptop zu sein oder fernzusehen, bedeuten für deinen Körper keine wirkliche Erholung.

- Achte auf deine Energiebilanz! Wenn du krank bist, solltest du keinen Kalorienüberschuss fahren, denn ein Kalorienüberschuss ohne Training bewirkt, dass du unnötig Körperfett aufbaust. Auf der anderen Seite solltest du auch kein Kaloriendefizit haben, denn dieses würde ohne Training Muskelverlust bedeuten.

Achte somit, dass du nicht zu viel und auch nicht zu wenig isst, und ernähre dich vor allem gesund. Das ist das Wichtigste. Krank zu trainieren, ist übrigens auch sehr gefährlich für dein Herz, dies solltest du also auf keinen Fall tun.

Wenn du wieder gesund bist, warte lieber noch 2-3 Tage, bevor du mit dem Programm und dem Training startest. Wie du nach deiner Krankheit wieder einsteigst und in welcher Woche des Zyklus du beginnst, erfährst du im Kapitel „Periodisierung".

Wenn du nicht weißt, ob du bereits gesund bist und wieder trainieren kannst, frage unbedingt deinen Arzt. Das ist wirklich wichtig, um eventuelle Folgeschäden zu vermeiden.

Bleibst du immer Teil des Teams?

Diese Frage habe ich oft gehört, und die Antwort ist klar: JA, UND WIE! Dieses Team ist nichts Kurzfristiges. Wir wollen hier etwas Großes für die Zukunft aufbauen, haben noch viel vor und du bist ein wichtiger Teil davon.

Selbstverständlich wirst du dann auch in die exklusive Teamgruppe von FIT&SHREDDED kommen, der FSARMY, sobald du das FIT&SHREDDED Programm besitzt. Das ist wichtig, da sich dort alles um diese Thematik dreht, alle Mitglieder mit FIT&SHREDDED arbeiten und dir in allen Bereichen weiterhelfen können.

Bleib‘ trotzdem weiterhin auch in der LEAN&MASSIVE Teamgruppe LMARMY aktiv, poste deine Fortschritte, um andere zu motivieren und hilf deinen Teammitgliedern.

2 ERNÄHRUNG

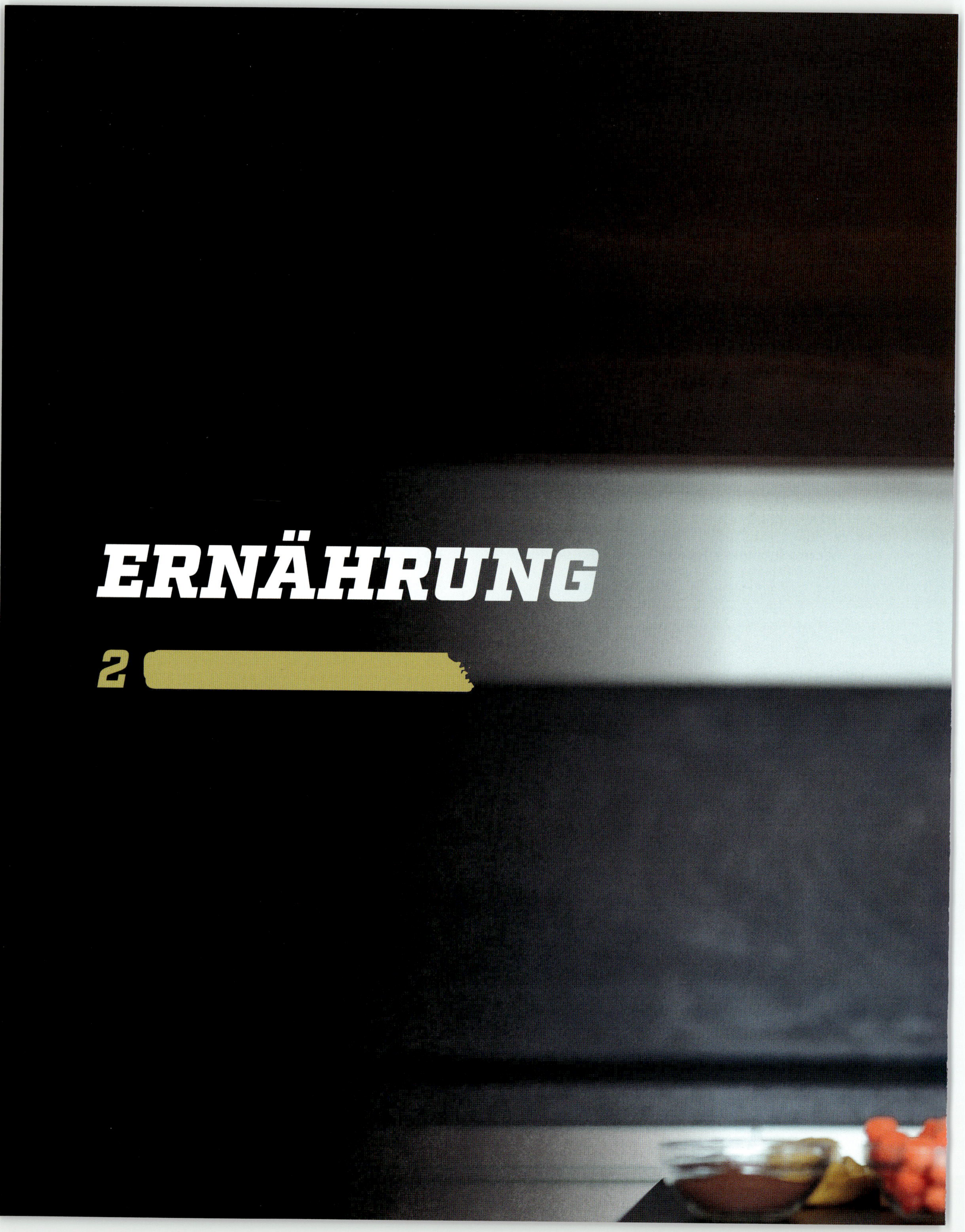

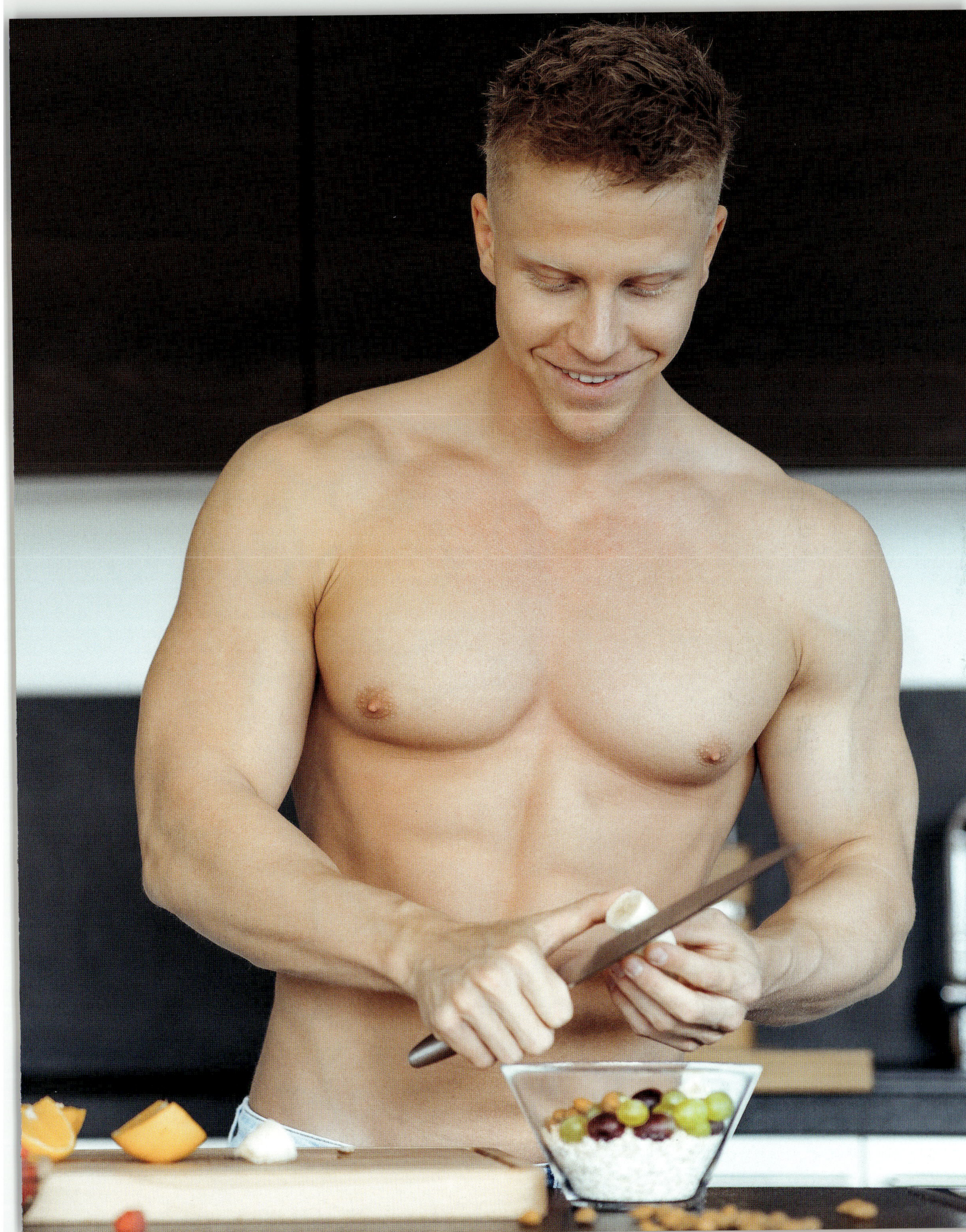

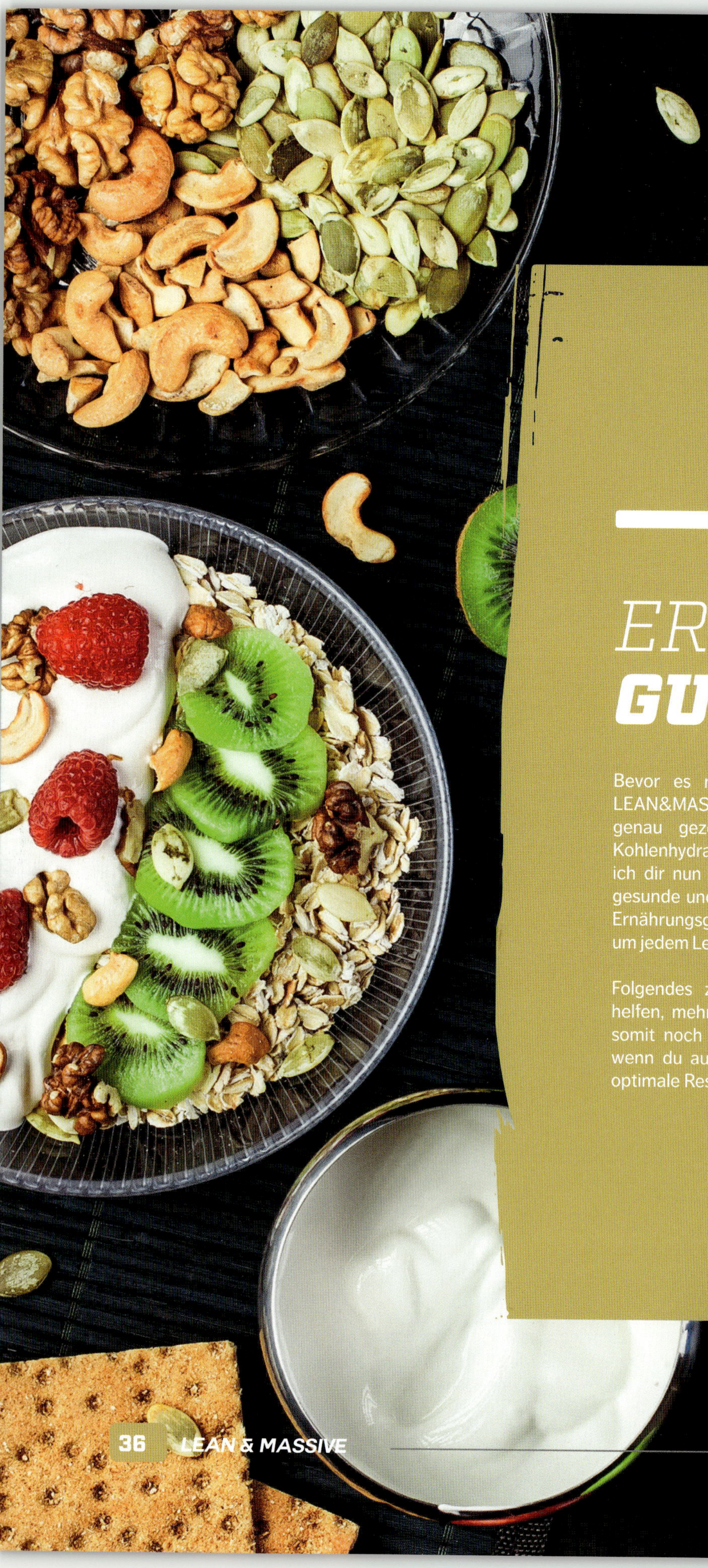

ERNÄHRUNGS-**GUIDE**

Bevor es nun mit der spezifischen Ernährung von LEAN&MASSIVE weitergeht, wo dir unter anderem genau gezeigt wird, wie viele Kalorien, Proteine, Kohlenhydrate und Fette du zu dir nehmen sollst, gebe ich dir nun alle grundlegenden Informationen, die eine gesunde und ausgewogene Ernährung betreffen. Dieser Ernährungsguide befindet sich in allen unseren Büchern, um jedem Leser einen noch größeren Mehrwert zu bieten.

Folgendes zusätzliches Wissen soll dir noch besser helfen, mehr über gesunde Ernährung zu erfahren und somit noch bessere Ergebnisse zu erzielen. Denn nur, wenn du auch weißt, wie alles funktioniert, kannst du optimale Resultate erreichen.

„Ohne gesunde Ernährung kann der Körper nicht optimal funktionieren und ist auch nicht in der Lage, im Sport gute Leistungen zu erbringen."

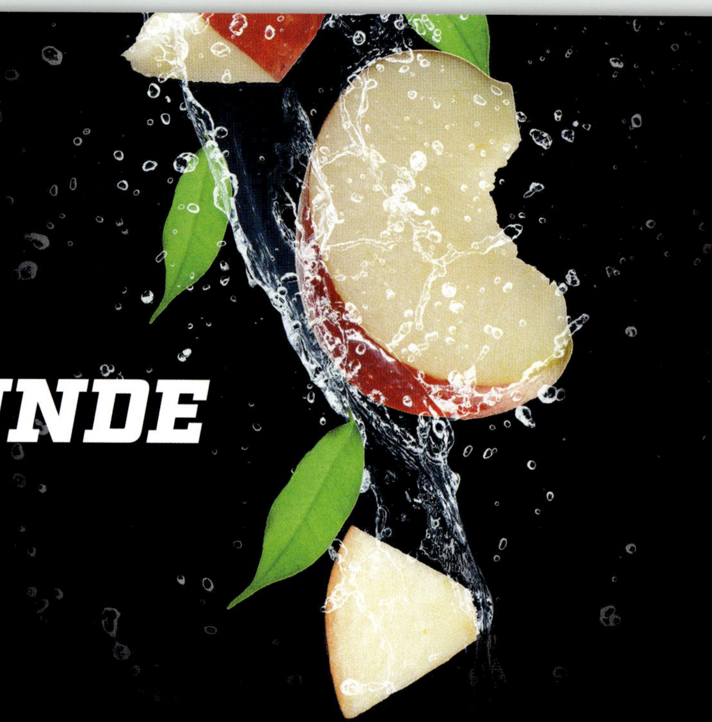

WARUM **GESUNDE ERNÄHRUNG WICHTIG IST**

Die wichtigsten Facts

Dass die Ernährung einen erheblichen Einfluss auf unsere Gesundheit und unser Wohlbefinden hat, weiß heutzutage fast jeder.

Sie ist zu einem großen Teil dafür verantwortlich, wie fit und leistungsfähig wir sind, wie oft wir krank werden und wie wir uns körperlich sowie mental fühlen. Ohne gesunde Ernährung kann der Körper nicht optimal funktionieren und wir sind auch nicht in der Lage, im Sport gute Leistungen zu erbringen. Doch was gesunde Ernährung in Wirklichkeit ist und worauf man in der Praxis genau achten sollte, wissen leider die wenigsten.

Nun möchte ich dir vier wichtige Tipps für eine gesunde und ausgewogene Ernährung mitgeben, auf die du unbedingt achten solltest:

1 Setze auf unverarbeitete und naturbelassene Zutaten!

Wie du bald merken wirst, werden in diesem Kochbuch meistens frische und unverarbeitete Zutaten verwendet, da wir den Großteil unserer Nahrung aus unverarbeiteten Lebensmitteln zu uns nehmen sollten. Klar kann man auch einmal etwas Verarbeitetes essen und in diesem Kochbuch kommen auch verarbeitete Lebensmittel vor, aber es sollte eben nur ein kleiner Teil unserer Ernährung daraus bestehen.

Der Grund dafür ist, dass verarbeitete Lebensmittel während ihres Verarbeitungsprozesses meist sehr viele ihrer Vitamine und Mineralstoffe verlieren. Außerdem sind die meisten von ihnen voller Konservierungsstoffe, die unter Umständen negative Auswirkungen auf unsere Gesundheit haben können.

Achte deshalb in deiner Ernährung darauf, möglichst viele unverarbeitete Lebensmittel zu dir zu nehmen. Diese schmecken nicht nur besser, sie sind in den allermeisten Fällen auch viel gesünder und reicher an wichtigen Inhaltsstoffen. Außerdem kannst du dir dann auch mit gutem Gewissen manchmal etwas Verarbeitetes gönnen, wie beispielsweise etwas Süßes.

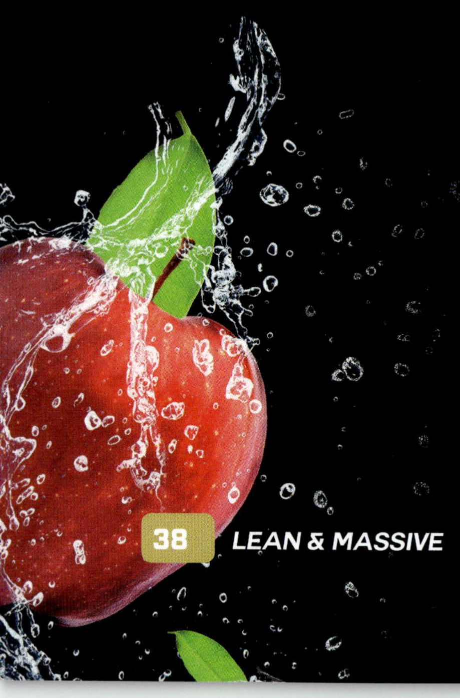

2 Achte darauf, ausreichend Obst und Gemüse zu essen!

Obst und Gemüse enthalten nicht nur viele Vitamine und Mineralstoffe, sondern auch Ballaststoffe und sogenannte sekundäre Pflanzenstoffe.

Diese wurden in den letzten Jahren von Experten sehr genau unter die Lupe genommen. Es wird vermutet, dass sie teilweise einzigartige Effekte auf unsere Gesundheit haben. Die Inhaltsstoffe von Obst und Gemüse stärken unser Immunsystem, sind wichtig für gute Blutwerte, sorgen für eine gute Verdauung und helfen uns, im Alltag sowie im Sport leistungsfähiger zu sein. Außerdem werden wir durch einen höheren Obst- und Gemüsekonsum seltener krank.

Wichtig ist, dass du deine Obst- und Gemüsesorten des Öfteren variierst, um Abwechslung in deinem Speiseplan zu haben. Bei den Gemüsesorten sind vor allem Brokkoli, Spinat, grüne Bohnen, Paprika und Kohlsprossen zu empfehlen, beim Obst neben den Klassikern besonders diverse Beeren. Zudem hat Gemüse bei einer gleichzeitig niedrigen Energiedichte ein sehr hohes Volumen, das uns dabei hilft, in einer Diät länger satt zu bleiben und den Magen zu füllen. Deshalb ist klar: Iss viel Obst und Gemüse, ich empfehle dir mindestens 250 g Obst sowie 500 g Gemüse täglich.

3 Achte auf die richtige Verteilung der Makro- & Mikronährstoffe!

Oft gehört... Doch was sind Makronährstoffe eigentlich? Makronährstoffe sind Kohlenhydrate, Proteine, Fette und Alkohol. Sie sind jene Nährstoffe, die uns Energie liefern. Proteine und Fette sind unter anderem Bausteine in unserem Körper. Kohlenhydrate sind die Hauptenergiequelle für körperlich anstrengende Aktivitäten. Die richtige Verteilung der Makronährstoffe ist enorm wichtig - sowohl für den Fettabbau als auch Muskelaufbau.

Mikronährstoffe sind Vitamine, Mineralstoffe und Spurenelemente, die zu den lebensnotwendigen Stoffen zählen und mit der täglichen Nahrung aufgenommen werden müssen. Mehr zu dem Thema „Makro- und Mikronährstoffe“ erfährst du später.

4 Verbiete dir nichts!

Grundsätzlich ist es eine schlechte Angewohnheit, sich bestimmte Lebensmittel komplett zu verbieten. Dies ist einfach nicht nötig, erzeugt viel zu viel Stress und außerdem entwickelst du automatisch eine Abneigung gegen gesunde Ernährung. Diese kann aber große Freude bereiten und deswegen gehört es auch dazu, sich manchmal etwas nicht so Gesundes zu gönnen.

Denn: Auch bei gesunder Ernährung sowie beim Abnehmen, darfst du dir manchmal etwas „Ungesundes“, wie zum Beispiel ein Eis oder ein Stück Schokolade, erlauben.

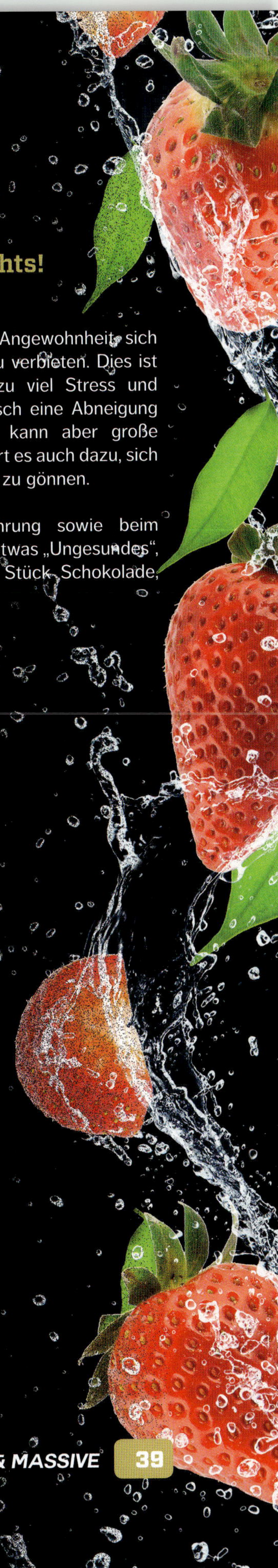

DIE RICHTIGE FLÜSSIGKEITSZUFUHR

Wasser ist einer der wichtigsten Bestandteile des menschlichen Körpers und macht ungefähr 60% bis 70% unseres Körpergewichts aus. Es enthält keine nutzbare Energie, also keine Kalorien, dennoch regelt es alle Funktionen des Organismus wie den Stoffwechsel, die Herz-Kreislauf-Funktion, die Verdauung und vieles mehr. Ebenso dient es dem Transport von Nährstoffen.

Wichtige Aufgaben von Wasser im Körper sind:

- Regulierung der Körpertemperatur
- Lösungs- und Transportmittel
- Bestandteil der Körperzellen und -flüssigkeiten

Wie viel Wasser sollte man zu sich nehmen?

Je nach Alter sollten Jugendliche und Erwachsene pro Tag etwa 30 - 40 ml Wasser pro kg Körpergewicht zu sich nehmen. Dies wäre bei einer Person, die 75 kg wiegt, etwa 2,5 Liter Wasser pro Tag.

Deshalb würde ich dir grob empfehlen, zwischen zwei und vier Liter Wasser pro Tag zu trinken. Damit liegst du sicher in einem guten Bereich.

Wie viel Wasser sollte man während des Trainings trinken?

Hierzu kann ich keine genauen Angaben machen, da jeder Mensch unterschiedlich stark schwitzt. Ich persönlich trinke meistens einen Liter Wasser im Training - einmal mehr, einmal weniger. Eine ausreichende Flüssigkeitszufuhr während des Sports empfehle ich dir auf jeden Fall, da es ansonsten zu Leistungseinbußen kommen kann.

Sind Lightgetränke wirklich ungesund?

Meine Antwort hierfür ist klar: Die Dosis macht das Gift. Meiner Meinung nach ist hin und wieder ein Lightgetränk absolut okay und unschädlich. Selbstverständlich würde ich jedoch nicht empfehlen, täglich einen Liter eines Lightgetränkes zu konsumieren.

Tee, Soft Drinks, Säfte und mehr - Welche Alternativen gibt es zu Wasser?

Wie sieht es aus, wenn einem Wasser nicht schmeckt? Generell ist zu sagen, Wasser trinken ist nur Gewohnheit, die man sich antrainieren kann. Sollte es dir wirklich absolut nicht schmecken, gibt es mehrere Alternativen. So kannst du ungesüßten Tee zu dir nehmen, eine Zitrone ins Wasser pressen, einen Fruchtsaft verdünnen oder Früchte über mehrere Stunden in Wasser einlegen, um ihm Geschmack zu verleihen.

Alkohol - Was sollte man darüber wissen?

Dass Alkohol nur selten und in geringen Mengen getrunken werden sollte, ist hoffentlich jedem klar. Alkohol ist ein Gift und hat ab einer bestimmten Menge stark negative Auswirkungen auf unsere Gesundheit. Ab einer gewissen Dosierung führt der Konsum von Alkohol außerdem zu einer starken Dehydrierung und einer Reduktion des Testosteronspiegels. Dadurch kann er deine Fortschritte beim Training negativ beeinflussen. Pro Gramm liefert Alkohol sieben Kalorien. Zusätzlich enthalten alkoholische Getränke auch oft noch extra Kohlenhydrate, sättigen sehr schlecht und können Heißhunger auslösen. Insgesamt ist Alkohol deshalb auch beim Abnehmen nicht empfehlenswert.

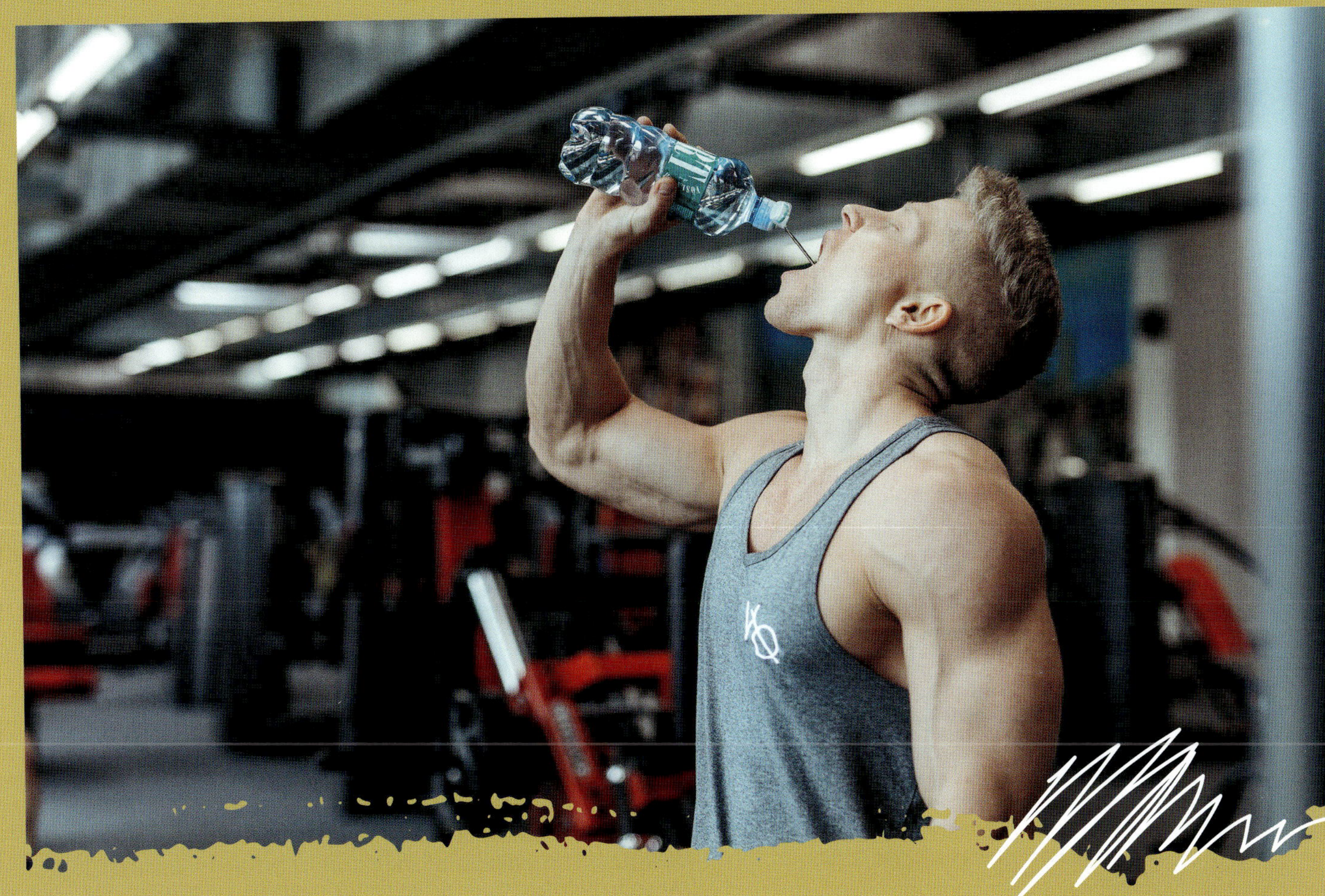

Nun möchte ich dir drei praktische Tipps bezüglich einer korrekten Flüssigkeitszufuhr geben:

Kaufe dir eine Wasserflasche und nimm diese dann in die Arbeit oder in die Schule mit. Schon ist das „Zählen" der Wassermenge geschafft.

Trinke nach dem Aufstehen einen halben Liter Wasser, dadurch wirst du sofort munter. Außerdem ist dein Körper in der Früh dehydriert, da du in der Nacht nichts trinkst – das beseitigst du damit.

Wie bereits erwähnt: Bei anfänglichen Schwierigkeiten Wasser zu trinken, kannst du auf **ungesüßten Tee, Wasser mit Zitrone oder Früchten** zurückgreifen, um deinen Flüssigkeitsbedarf zu decken. Tee und Zitronen können immer verwendet werden, da diese fast keine Kalorien enthalten.

ENERGIE

Wofür brauchen wir Energie?

Wie jedes andere Lebewesen brauchen wir auch Energie und Nährstoffe, um überhaupt zu „funktionieren" und leben zu können.

Energie ist in unserem Fall in der Einheit Kilokalorien (Kcal) angegeben, oft ist auch Kilojoule (Kj) zu sehen. Eine Kcal entspricht in etwa 4,187 Kj.

Wir brauchen beispielsweise Energie für folgende Vorgänge:

- Wachstum
- Regulation der Körperwärme
- Stoffwechseltätigkeiten
- Körperliche Vorgänge wie Bewegung oder Verdauung
- Um- und Neubildung von Körpergewebe

Woraus beziehen wir Energie?

Energie kommt aus der Nahrung und den enthaltenen Nährstoffen, die wir zu uns nehmen, wie beispielsweise Kohlenhydrate, Fette und Proteine.

Pro Gramm gelten folgende Werte:

Kohlenhydrate: 4,1 Kalorien
Protein: 4,1 Kalorien
Fett: 9,3 Kalorien
Alkohol: 7,1 Kalorien

Ist Energie gleich Energie?

Ja, ist sie! Es gibt so gesehen keine guten und schlechten Kalorien, denn eine Kalorie ist eine Kalorie. Jedoch unterscheidet man zwischen sinnvollen und nicht so sinnvollen Kalorien. Es ist sehr leicht, 500 Kalorien in Form von Süßigkeiten zu sich zu nehmen, doch diese liefern nur sehr wenig Mikronährstoffe und sättigen außerdem sehr schlecht. Dieselbe Kalorienmenge in Form von Gemüse macht deutlich besser satt und liefert mehr Mikronährstoffe und Ballaststoffe. Sprich: Diese Kalorien sind definitiv besser und gesünder. In einer Abnehmphase solltest du dir deine Kalorien, die du zur Verfügung hast, gut einteilen und mit Bedacht verwenden. Je besser dir das gelingt, desto leichter und ohne Hunger wirst du durch eine Diät kommen. Wie du dies in der Praxis perfekt umsetzt und somit optimale Ergebnisse erzielst, ohne dabei zu hungern, erfährst du im FIT&SHREDDED Programm.

Wie viel Energie brauchen wir?

Dies ist bei jedem Menschen individuell und kommt auf das Ziel an, sprich, ob wir Gewicht verlieren oder zunehmen wollen. Wie viel Energie wir dann genau benötigen, ist von Person zu Person unterschiedlich. So kommt es beispielsweise auf dein Körpergewicht an und auch deine körperliche Aktivität spielt hier eine Rolle - sprich, ob du eher viel sitzt oder stehst, welchen Beruf du ausübst, u. v. m. Deine perfekte Kalorienmenge für den Fettabbau rechnest du dir individuell im FIT&SHREDDED Programm aus. Dort erfährst du exakt, wie viele Kalorien du in der jeweiligen Phase zu dir nehmen sollst, aber natürlich auch wie viele Kohlenhydrate, Fette und Proteine du optimalerweise essen sollst, um maximale Erfolge zu erzielen. Ist dein Ziel der Muskelaufbau, rechnest du dir deine Kalorien in diesem Programm aus.

Grundsätzlich gibt es zwei verschiedene Ziele:

1. Ziel

Fettabbau

Das Allerwichtigste beim Fettabbau ist es, ein Kaloriendefizit zu erreichen - dies bedeutet, weniger Energie zu sich zu nehmen, als der Körper verbraucht.

2. Ziel

Muskelaufbau

Beim Ziel Muskulatur aufzubauen, ist das Wichtigste, einen leichten Kalorienüberschuss zu haben, gepaart mit effizientem Krafttraining. Sprich, du musst mehr Kalorien zuführen, als dein Körper verbraucht. **Achtung**: Wenn du zu viele Kalorien zu dir nimmst, baust du unnötig Körperfett auf.

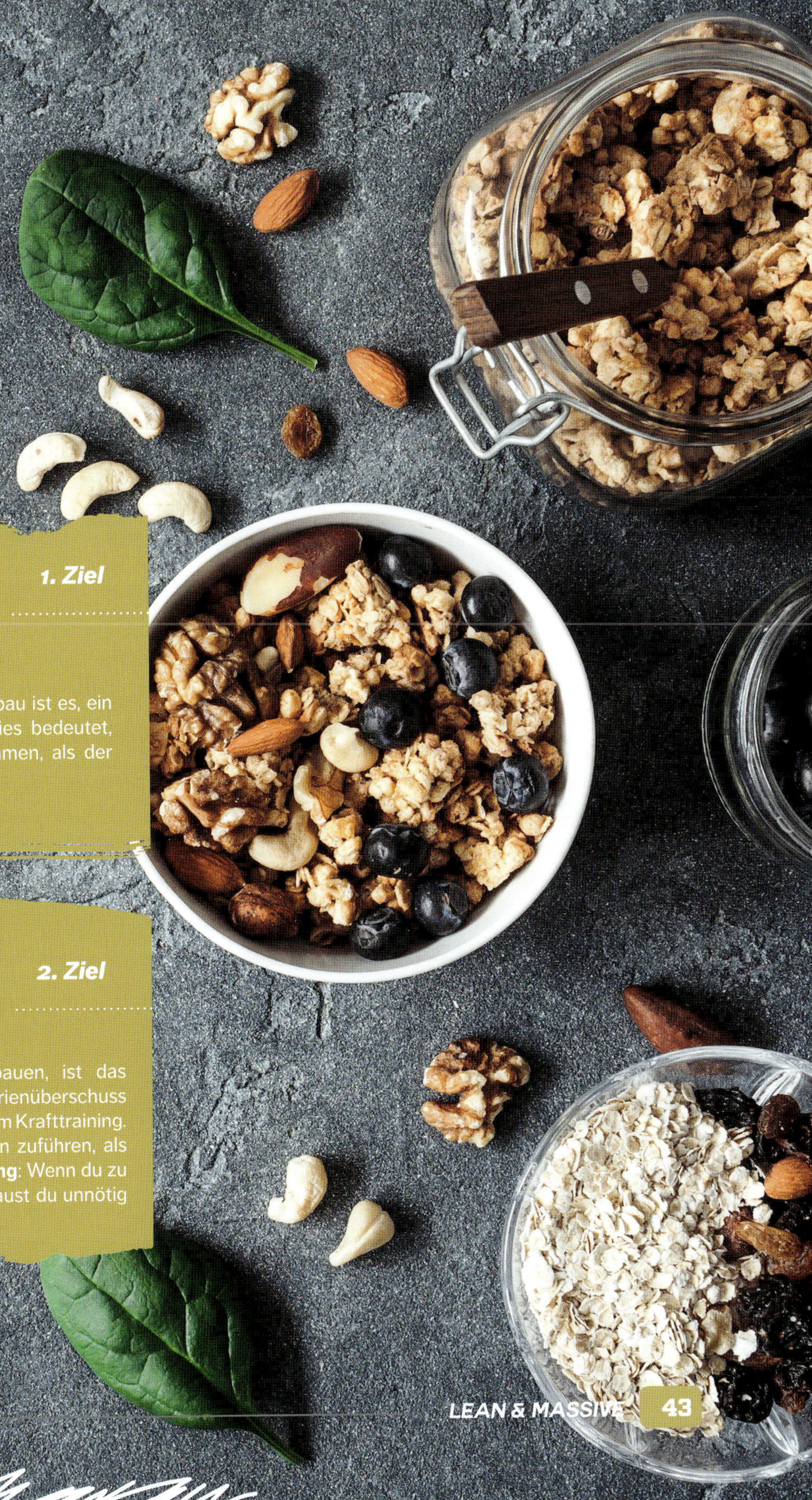

MAKRO-NÄHRSTOFFE

Im Detail

Nun erfährst du etwas über die verschiedenen Makronährstoffe im Detail, inklusive ausgezeichnete Quellen, die ich dir in deiner Ernährung nur empfehlen kann. Wie viel du für welches Ziel genau benötigst, erfährst du in FIT&SHREDDED sowie in LEAN&MASSIVE.

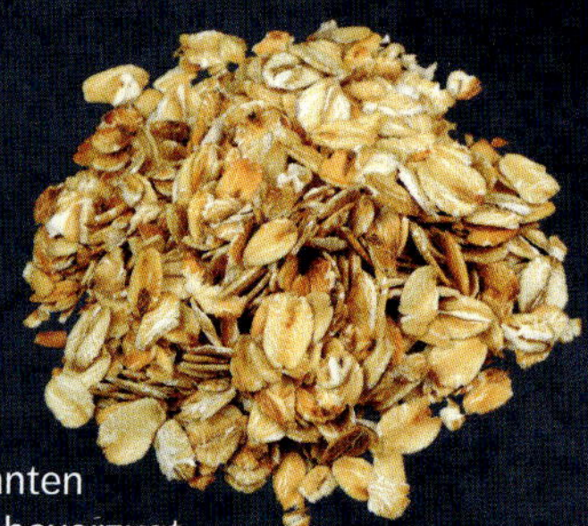

Kohlenhydrate

Kohlenhydrate (Saccharide) sind exzellente Energielieferanten für den Körper, da er sie bevorzugt verwendet. Sie werden in Einfach-, Zweifach-, Mehrfach- und Vielfachzucker eingeteilt, die auch als Mono-, Di-, Oligo- und Polysaccharide bezeichnet werden.

Einfach- und Zweifachzucker kommen beispielsweise in Früchten und Milchprodukten vor, Mehrfach- und Vielfachzucker - oft als komplexe Kohlenhydrate bezeichnet - sind unter anderem in Vollkornbrot, Haferflocken und Kartoffeln enthalten. Komplexe Kohlenhydrate müssen vom Körper zunächst aufgespaltet werden und lassen den Blutzuckerspiegel generell langsamer ansteigen. Sie geben dem Körper länger und nachhaltig Energie.

Gute Kohlenhydratquellen sind:

- Reis
- Haferflocken
- Kartoffeln/Süßkartoffeln
- Obst
- Vollkornbrot

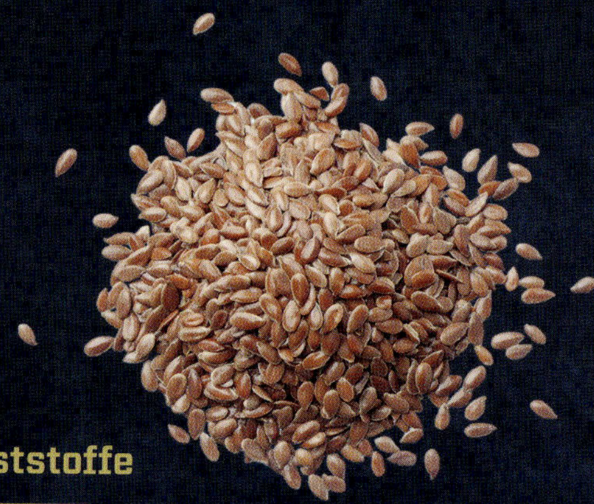

Ballaststoffe

Ballaststoffe wirken sich im Körper positiv auf die Verdauung sowie auf die Darmflora aus und dürfen in einer gesunden Ernährung definitiv nicht fehlen. Sie sind kurz gesagt Nahrungsbestandteile, meist Kohlenhydrate, welche für den Menschen unverdaulich sind. Ballaststoffe kommen vorwiegend in pflanzlichen Lebensmitteln vor, wie beispielsweise in Getreide, Obst und Gemüse.

Welche Vorteile haben Ballaststoffe?

- Ballaststoffe sorgen für ein längeres Sättigungsgefühl
- Sie haben eine positive Wirkung auf den Blutzuckerspiegel und Insulinstoffwechsel
- Ballaststoffe regen die Darmtätigkeit und somit die Verdauung an

Ausgezeichnete Ballaststoffquellen sind:

- Leinsamen
- Hülsenfrüchte wie Bohnen, Erbsen und Linsen
- Vollkornprodukte
- Gemüse wie Brokkoli und Rosenkohl

Mein Tipp

Nimm pro Tag mindestens 30 Gramm Ballaststoffe zu dir.

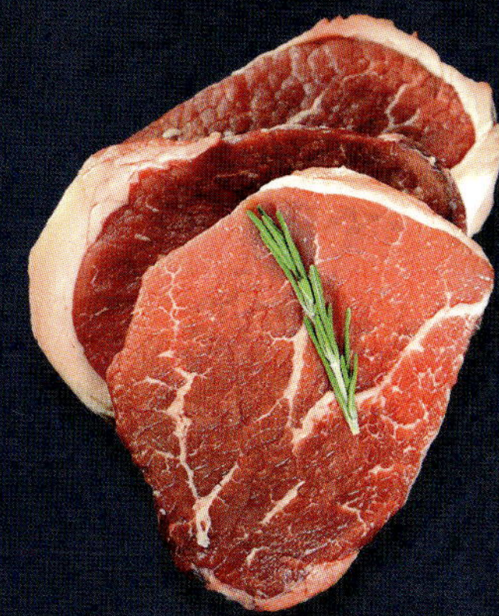

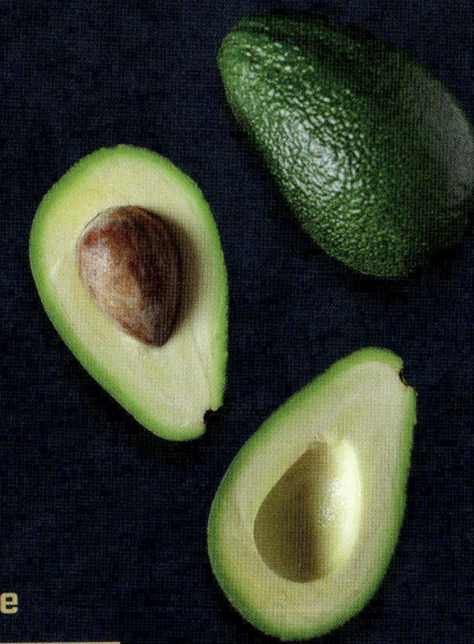

Proteine

Proteine sind der Grundbaustoff für den Körper. Sie sind Baustoffe für Zellen und für Gewebe, wie beispielsweise Muskeln und Organe. Proteine sind einfach gesagt verkettete Aminosäuren. Diese braucht der Körper unter anderem für den Muskelaufbau, das Wachstum und die Erneuerung von Körperzellen. Die Funktion der Proteine ist so breit gefächert, dass das Eingehen darauf, den Rahmen des Buches sprengen würde. Grundlegend kann man jedoch sagen, dass nichts im Körper ohne Proteine funktioniert.

Wichtig zu wissen ist, dass Protein der sättigendste Makronährstoff ist. Somit ist es vorteilhaft, in einer Diät proteinreich zu essen.

Perfekte Proteinquellen sind:

- Fleisch
- Fisch
- Milchprodukte
- Hülsenfrüchte
- Eier

Fette

Mit rund neun Kalorien pro Gramm ist Fett der energiedichteste Makronährstoff und somit auch ein wichtiger Energielieferant. Fett ist außerdem ein Träger von Aroma- und Geschmacksstoffen und verleiht den verschiedensten Gerichten einen einzigartigen Geschmack.

Ohne bestimmte Fettsäuren, den sogenannten Omega 3 und Omega 6 Fettsäuren, welche zu den mehrfach ungesättigten Fettsäuren zählen, könnten wir nicht überleben. Deswegen gelten diese Fettsäuren als essentiell, also lebensnotwendig. Fett wird außerdem auch für die Aufnahme von fettlöslichen Stoffen benötigt, wie beispielsweise bestimmte Vitamine. Einerseits ist zwischen pflanzlichen und tierischen, andererseits zwischen gesättigten und ungesättigten Fettsäuren zu unterscheiden.

Insgesamt solltest du darauf achten, dir immer ausreichend essentielle Fettsäuren zuzuführen. Außerdem ist es empfehlenswert, dass ein Drittel der aufgenommenen Fettsäuren aus gesättigten, ein Drittel aus einfach ungesättigten und ein Drittel aus mehrfach ungesättigten Fettsäuren besteht. Zusätzlich dazu sollte ein guter Teil der aufgenommenen Fette pflanzliche Fettsäuren enthalten.

Gesättigte Fettsäuren sind enthalten in:	Einfach ungesättigte Fettsäuren sind enthalten in:	Mehrfach ungesättigte Fettsäuren sind enthalten in:
Kokosöl	Olivenöl	Walnüsse
Butter	Avocado	Leinsamen
Käse	Mandeln	Lachs

MIKRO-NÄHRSTOFFE

Im Detail

Mikronährstoffe sind grundsätzlich Vitamine, Mineralstoffe und Spurenelemente.

Sie haben wichtige Funktionen in unserem Immunsystem sowie in unserem Stoffwechsel. Nun zeige ich dir einige davon.

Vitamine

Vitamine kommen in verschiedensten pflanzlichen und tierischen Nahrungsmitteln vor. Sie werden in fettlösliche und wasserlösliche Vitamine unterteilt. Wie der Name schon vermuten lässt, werden fettlösliche Vitamine besser vom Körper absorbiert, wenn der Konsum mit Fett gepaart ist.

Wasserlösliche Vitamine

B1 (Thiamin)
Nervenfunktion | **Vollkornprodukte, Fleisch**

B2 (Riboflavin)
Stoffwechsel | **Milchprodukte, Fleisch, Eier**

Folsäure
Zellwachstum, Proteinstoffwechsel | **Blatt- und Grüngemüse**

B3 (Niacin)
Nervensystem, Stoffwechsel | **Hefe, Fleisch, Eier**

B5 (Pantothensäure)
Energie- & Hormonstoffwechsel, Bildung von Antikörpern | **Vollkornprodukte, Eier**

B6 (Pyridoxin)
Aminosäurenstoffwechsel | **Milchprodukte, Geflügel**

B12 (Cobalamin)
Blutbildung, Zellteilung | **Leber, Eier**

C (Ascorbinsäure)
Funktion des Immunsystems, Bindegewebsaufbau | **Früchte, Gemüse**

H (Biotin)
Fettstoffwechsel | **Milchprodukte, Leber, Eigelb, Nüsse**

Fettlösliche Vitamine

A (Retinol)
Funktion des Immunsystems, Beteiligung am Sehvorgang | **Leber, Eigelb**

Provitamin A (Carotin)
Oxidationsschutz, Funktion des Immunsystems | **Karotten, Marillen**

D
Funktion des Immunsystems, Knochenaufbau | **Pilze, Eier**

E
Antioxidative Wirkung | **Pflanzenöle, Nüsse**

K
Blutgerinnung, Knochenstoffwechsel | **Grünes Gemüse**

Mineralstoffe & Spurenelemente

Genauso wie Vitamine kommen Mineralstoffe und Spurenelemente in fast jedem Lebensmittel vor, in manchen mehr und in manchen weniger. Viele davon sind lebensnotwendig und müssen mit der Nahrung aufgenommen werden.

Calcium
Knochenaufbau, Zahngesundheit | **Milchprodukte, Grünkohl**

Magnesium
Muskelfunktion | **Vollkornprodukte, Bananen**

Eisen
Sauerstofftransport, Funktion des Immunsystems | **Leber, Eigelb, Kürbiskerne**

Zink
Funktion des Immunsystems, Reduktion von Entzündungen | **Austern, Leber, Kürbiskerne**

Jod
Bildung von Hormonen der Schilddrüse | **Seefisch**

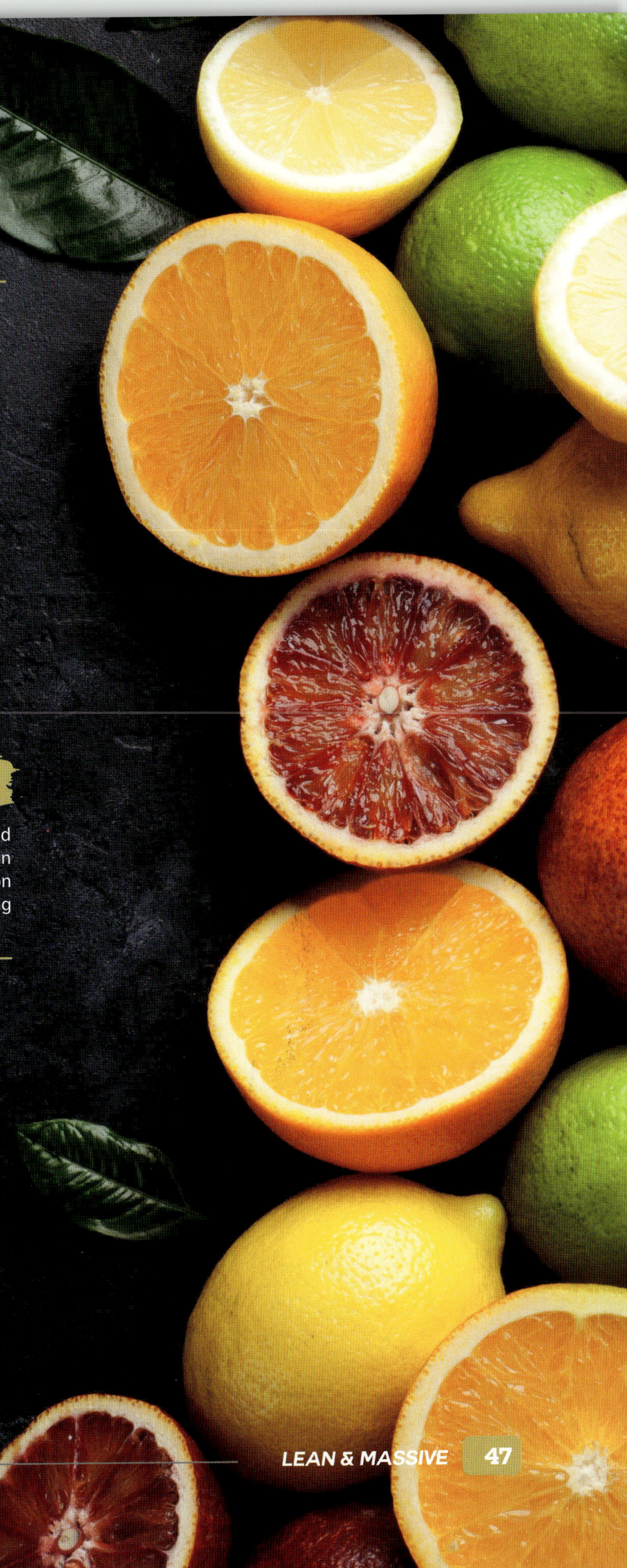

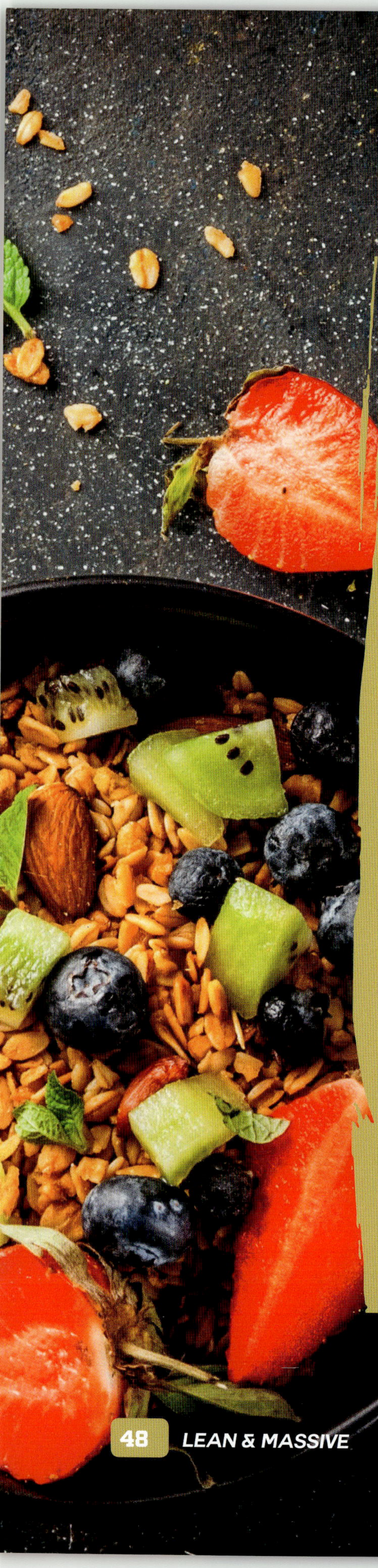

ERNÄHRUNG BEI LEAN&MASSIVE

Um Muskeln aufzubauen, ist es nicht unbedingt ausschlaggebend, was du genau isst, sondern eher, wie viele Kalorien, Kohlenhydrate, Proteine und Fette du am Ende das Tages zu dir genommen hast. Darum geht es hauptsächlich.

Nun ist es unsere Aufgabe, die Ernährung sowie das Training so anzupassen, dass dein Körper nahezu ausschließlich Muskeln aufbaut und du nebenbei so wenig Fett wie möglich ansetzt. Die Ernährung ist in diesem Programm optimal auf dieses Ziel ausgerichtet.

Hierfür ist die Verteilung der 3 verschiedenen Makronährstoffe, nämlich Kohlenhydrate, Proteine und Fette, sehr wichtig. In LEAN&MASSIVE ist die Makroverteilung folgendermaßen: Hoher Kohlenhydratkonsum, moderater Proteinkonsum und relativ geringer Fettkonsum.

Auf der nächsten Seite möchte ich dir jedoch erklären, welche Bedeutung die verschiedenen Makronährstoffe für LEAN&MASSIVE haben.

“Beim Ziel, Muskulatur aufzubauen, ist das Wichtigste, einen leichten Kalorienüberschuss zu haben. Sprich, du musst mehr Kalorien zuführen, als dein Körper verbraucht.

Achtung: Wenn du zu viele Kalorien zu dir nimmst, baust du unnötig Körperfett auf.”

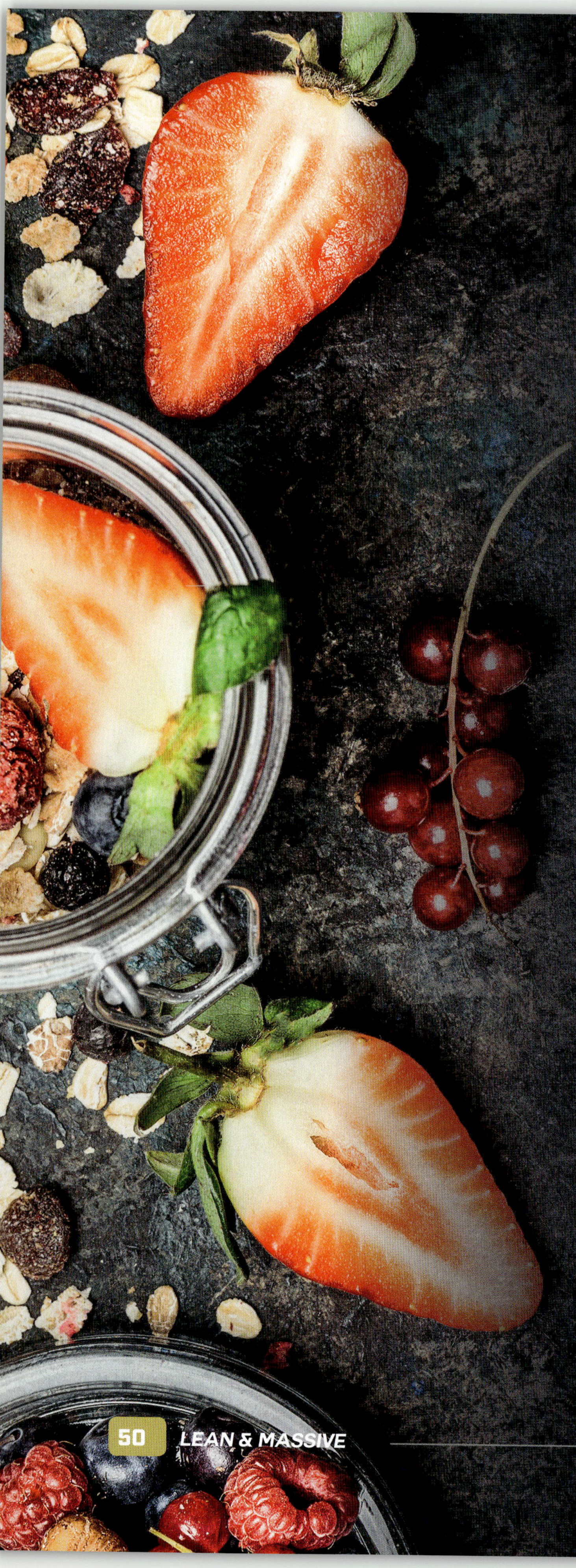

Kohlenhydrate

Kohlenhydrate gehören zu den Makronährstoffen, die wir in einer Aufbauphase vorrangig zu uns nehmen. Die meisten Kohlenhydrate werden direkt in der Muskulatur gespeichert, der Körper verwendet sie bei Muskelaktivitäten bevorzugt, sprich bevor er Fett oder Protein als Energiequelle angreift.

Durch Kohlenhydrate haben wir Kraft und Power im Training. Das bedeutet, dass wir stärker werden und somit unseren Trainingsreiz erhöhen können. Wie du bereits weißt, sind diese Muskelreize dazu da, dem Körper zu zeigen, dass wir noch mehr Kraft und Muskulatur benötigen. Die optimale Kraftsteigerung, sprich Progression, ist nur dann möglich, wenn dem Muskel ausreichend Energie zur Verfügung steht.

Aus diesem Grund stehen Kohlenhydrate bei LEAN&MASSIVE absolut an erster Stelle. Was genau Kohlenhydrate sind, und welche Quellen du optimalerweise bevorzugen solltest, hast du bereits im Ernährungsguide erfahren.

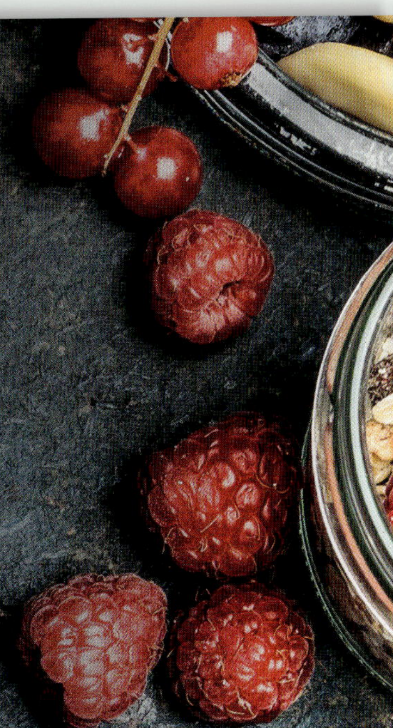

Proteine

Proteine sind bei LEAN&MASSIVE selbstverständlich ebenso ein sehr wichtiger Bestandteil, da sie die Bausteine der Muskulatur sind. Ohne Protein kann ein Muskel weder aufgebaut noch repariert werden. Es ist sozusagen das „Material", aus dem ein Muskel gebaut wird.

Ein häufiger Fehler, der jedoch oft gemacht wird, ist in einer Aufbauphase zu viel Protein zu essen. Der Grund, wieso wir beispielsweise bei FIT&SHREDDED und somit in einer Diät/Definitionsphase mehr Protein zu uns nehmen, ist der, dass der Körper aufgrund des Kaloriendefizits sonst körpereigenes Eiweiß, sprich Muskulatur, als Energiequelle nutzt. Dadurch zählt Protein hier als Muskelschutz. Dieser Gefahr sind wir in einer Aufbauphase nicht ausgesetzt, weshalb wir, im Gegensatz zu den anderen Makronährstoffen, nur eine moderate Menge an Protein benötigen.

Es wäre somit nicht optimal, viel mehr Protein als du in LEAN&MASSIVE vorgegeben hast, zu konsumieren, denn du brauchst nicht mehr Protein für den optimalen Muskelaufbau. Wenn du nun jedoch mehr Protein isst, kannst du logischerweise weniger Kohlenhydrate zu dir nehmen. Diese brauchst du aber, um wirklich maximale Kraft zu haben und somit immer mehr Muskelreize für das Wachstum der Muskulatur zu erzeugen.

Fette

Fette sind genau wie Kohlenhydrate ein Energielieferant für unseren Körper. Sie geben uns aber nicht so viel Kraft fürs Training wie Kohlenhydrate, da der Körper bei körperlich anstrengenden Aktivitäten, wie beispielsweise Krafttraining, bevorzugt Kohlenhydrate als Energiequelle nutzt. Dies heißt natürlich nicht, dass Fett keine wichtige Rolle für das Training hat, jedoch weit nicht so wie Kohlenhydrate.

Aus diesem Grund wird bei LEAN&MASSIVE darauf geachtet, vor allem Kohlenhydrate als Energielieferant zu uns zu nehmen und die Fettaufnahme relativ gering zu halten. Wichtig ist, dass die wenigen Fette, die man konsumiert, gute Fette sind. Welche das sind, erfährst du später, genauso wieso Fette für uns überhaupt so wichtig sind.

Doch auch speziell für die Aufbauphase gibt es einige Vorteile. Unter anderem ist Fett ein wichtiger Geschmacksträger, der kalorienreichste Makronährstoff und hilft dir somit dabei, genügend Kalorien zu dir zu nehmen, wenn du dabei Probleme hast.

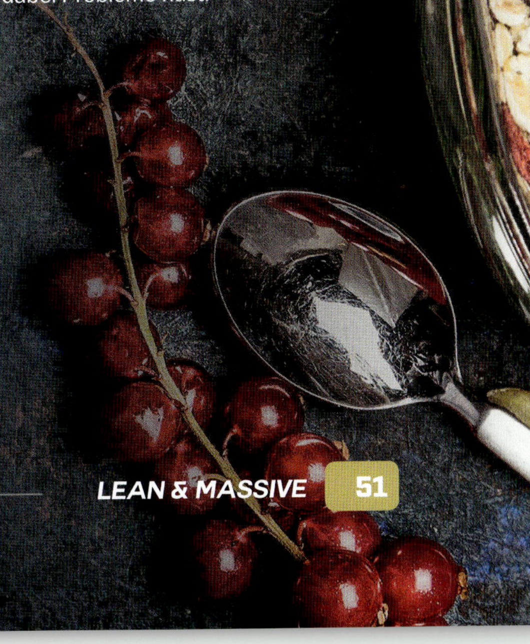

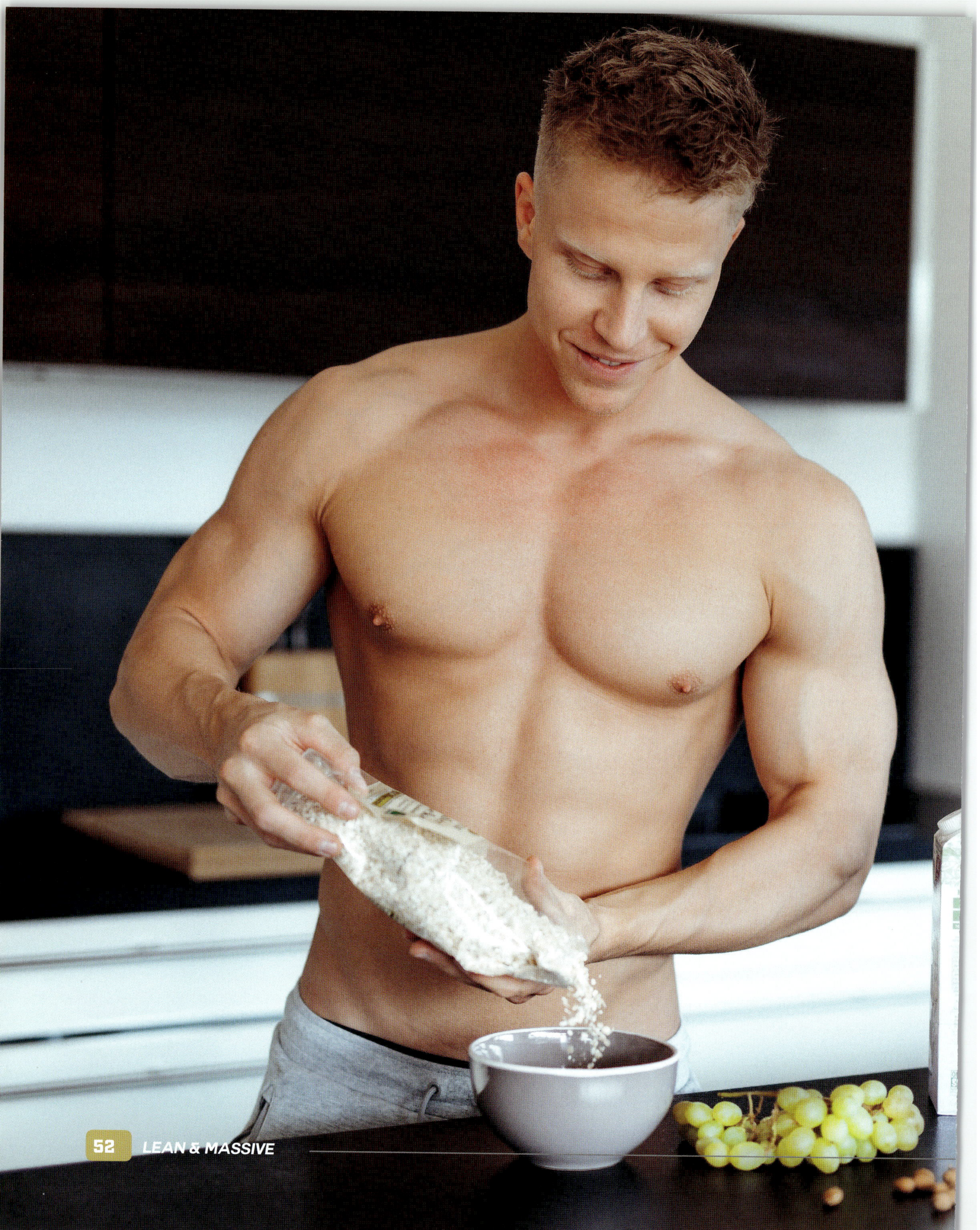

DEINE **INDIVIDUELLE ERNÄHRUNG**

Bei LEAN&MASSIVE arbeiten wir bezüglich der individuellen Ernährung gleich wie bei FIT&SHREDDED. Das bedeutet, in diesem Programm isst du nicht nach einem vorgegebenen Ernährungsplan, sondern kannst individuell entscheiden, was du essen willst, damit du absolut nicht eingeschränkt bist. Zusätzlich bekommst du auch optimale Ernährungspläne, diese sind jedoch nur Beispiele, damit du siehst, wie deine Ernährung an einem Tag aussehen könnte.

Deine Kalorien & Makronährstoffvorgaben

Du passt sie in diesem Programm anhand einer entwickelten Formel persönlich an dein Gewicht und deinen Tagesbedarf an. Der Grund dafür ist, dass wir alle verschieden sind und somit auch pro Tag eine unterschiedliche Anzahl an Kalorien, sowie an Kohlenhydraten, Fetten und Proteinen benötigen. Nur wenn wir dies optimal an uns anpassen, können wir maximale Erfolge erzielen.

Bei dieser individuellen Anpassung rechnest du dir gleich aus, wie viele Kalorien, Kohlenhydrate, Proteine und Fette du pro Tag zu dir nehmen sollst, um einen optimalen Kalorienüberschuss inklusive der richtigen Makroverteilung zu erreichen. Du kannst dann theoretisch alle verschiedenen Lebensmittel und Mahlzeiten essen, solange es in diese Mengen „hineinpasst". Am Ende des Tages musst du einfach deine ausgerechneten Kalorien, Kohlenhydrate, Proteine und Fette zu dir genommen haben und du sollst sie weder unter- noch überschreiten.

Anpassung deiner Kalorien

Zusätzlich ist die Anpassung der Kalorien in einer Aufbauphase ein sehr wichtiger Punkt. Jeder von uns verbraucht im Alltag unterschiedlich viel Energie, manche einfach ein paar hundert Kalorien am Tag mehr als andere, weil sie beispielsweise viel herumgehen und sich generell mehr bewegen. Das bedeutet, selbst bei einer optimalen Formel kannst du nie genau wissen, ob du einen Kalorienüberschuss in der optimalen Größe hast oder nicht, da du deinen eigenen Kalorienverbrauch nicht exakt wissen kannst.

Aus diesem Grund ist es enorm wichtig, die Kalorien anzupassen und immer wieder leicht zu verändern. Wie du dies ganz einfach machst, erfährst du im Kapitel „Kalorien anpassen".

Fazit

Es gibt für mich nichts Besseres, als mit diesem Ernährungssystem zu arbeiten, da du täglich flexibel essen kannst und in keinster Weise eingeschränkt bist. Noch dazu ist es wirklich einfach, dies so zu handhaben, auch wenn viele denken, es sei kompliziert und würde viel Zeit beanspruchen.

Damit wir dies einfach umsetzen können, zählen wir die Kalorien und Makronährstoffe mit einer App auf dem Handy. Diese Vorgehensweise nennt man „IIFYM". Wie das funktioniert, erkläre ich dir in „Kalorien zählen mit IIFYM".

KALORIEN **AUSRECHNEN**

Wie erhältst du die perfekte Menge an Kalorien, Protein, Fett und Kohlenhydraten?

Um dich optimal und an dich individuell angepasst zu ernähren, brauchst du - wie bereits erwähnt - die genaue Menge an Kalorien sowie an verschiedenen Makronährstoffen, die auf deinen Körper abgestimmt sind.

Menge an Kalorien

Für LEAN&MASSIVE wurde eine spezielle Formel entwickelt, die dir deine Kalorien ausrechnet. Mit diesen Kalorien startest du in LEAN&MASSIVE, nachträglich werden diese immer wieder angepasst, dazu später mehr.

Wir unterscheiden in diesem Programm zwischen zwei verschiedenen Personen, Person 1 und Person 2. Diese unterscheiden sich dadurch, je nachdem wie schnell sie Gewicht zulegen wollen, wie ihr körperlicher Ist-Zustand zu Beginn ihrer Aufbauphase ist, sowie wie ihre körperliche Aktivität abseits des Trainings aussieht.

Ich persönliche empfehle den meisten, auch Anfängern, Person 1 auszuwählen, da dies einfach der optimale und saubere Muskelaufbau ist. Person 2 ist für diejenigen perfekt, die sich schwer tun zuzunehmen, sehr dünn sind und sich als „Hardgainer" sehen. Falls du trotzdem nicht weißt, welche Person besser zu dir passt, poste diese Frage inklusive einigen Daten und Bilder deiner aktuellen Form in die Teamgruppe, um Feedback zu erhalten. Nun erkläre ich dir die Personen noch etwas genauer.

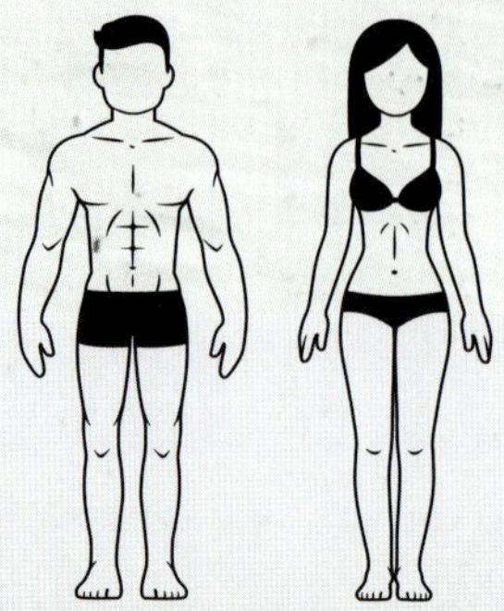

PERSON 1: **Saubere Aufbauphase**

Personen, die einen normalen Körperfettanteil aufweisen, abseits vom Training eine durchschnittliche körperliche Aktivität haben, wie beispielsweise mit sitzender Tätigkeit, Studenten und Schüler.

Ebenso ist diese Aufbauphase für Personen, die sauber Muskeln aufbauen und nur sehr wenig Körperfett ansetzen wollen. Dadurch wirst du zwar etwas langsamer zunehmen, dafür jedoch hauptsächlich Muskulatur. Ich persönlich wähle ebenso Person 1.

♂ **Formel für Männer:**
23 * Körpergewicht in Kilogramm * Aktivitätslevel + 200

♀ **Formel für Frauen:**
22 * Körpergewicht in Kilogramm * Aktivitätslevel + 200

Aktivitätslevel

1,56: Wenn du 3-5 Mal pro Woche trainierst

1,76: Wenn du 6 Mal oder mehr pro Woche trainierst

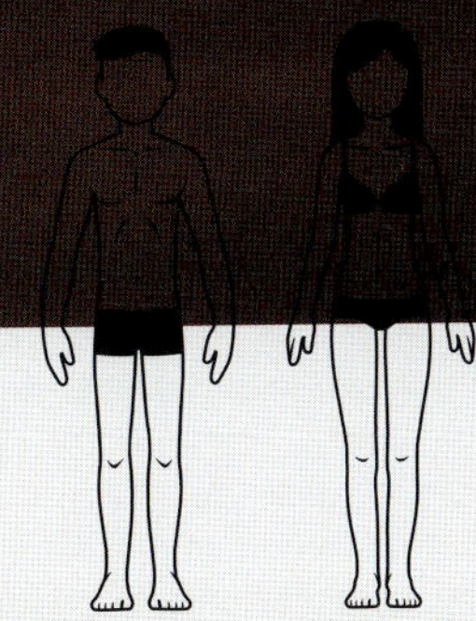

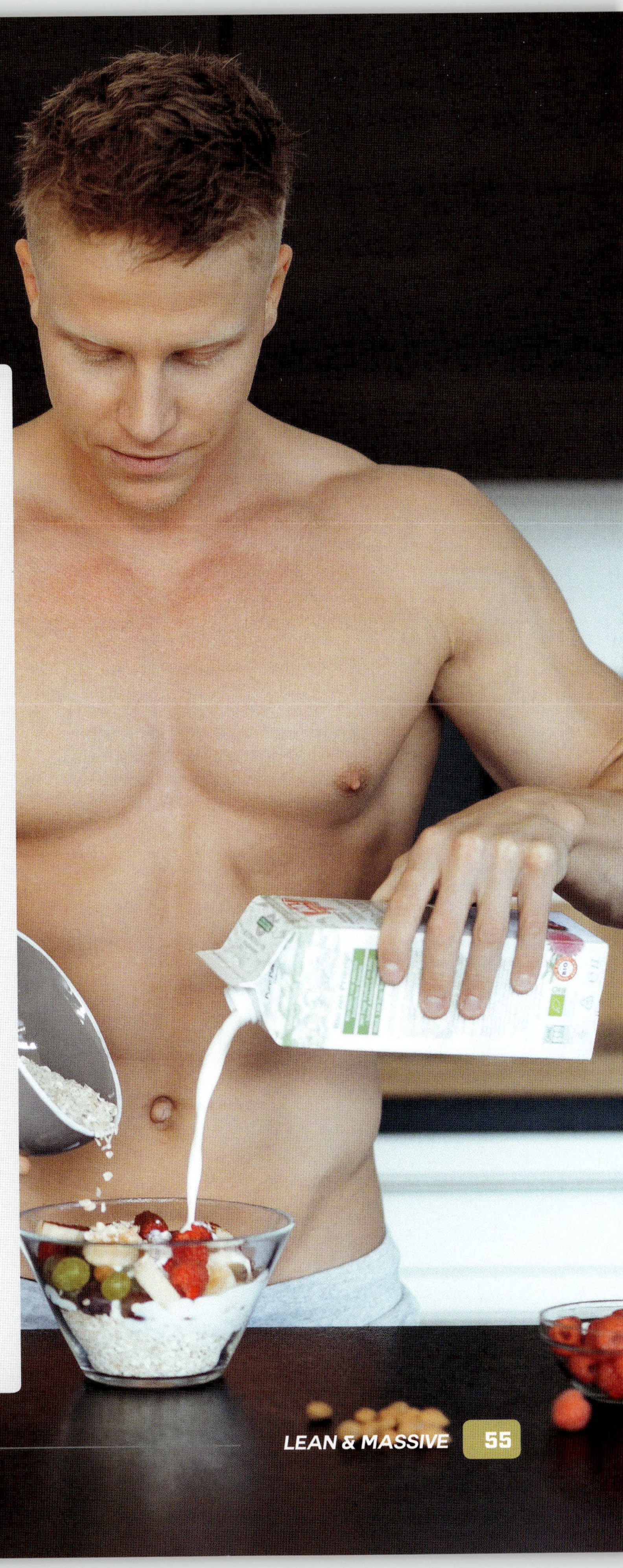

PERSON 2:
Schnellere Aufbauphase

Entscheide dich bitte dafür, falls einer der folgenden Punkte auf dich zutrifft:

- Personen, die sehr dünn sind und noch sehr wenig Muskulatur haben - wie beispielsweise ein Mann mit 60 kg.
- Personen denen es generell eher schwerfällt, zuzunehmen.
- Personen die abseits vom Training eine starke körperliche Aktivität haben, wie beispielsweise Kellner, Maler, Bauarbeiter, Krankenpfleger, etc.
- Ebenso ist diese Aufbauphase für Personen geeignet, denen es relativ egal ist, ob sie neben Muskulatur auch etwas Fett ansetzen. Sie wollen eine normale Aufbauphase starten und etwas schneller Gewicht zulegen. Ob sie dabei nun nur ganz wenig Fett ansetzen oder auch etwas mehr, ist ihnen wie bereits erwähnt, nicht so wichtig.

♂ **Formel für Männer:**
23 * Körpergewicht in Kilogramm * Aktivitätslevel + 400

♀ **Formel für Frauen:**
22 * Körpergewicht in Kilogramm * Aktivitätslevel + 400

Unser Beispiel

Die Rechnung für einen Mann, mit 70 kg Körpergewicht und 3-5 Mal Training pro Woche, der Person 1, sprich eine saubere Aufbauphase wählt, lautet somit:

23 * 70 (Körpergewicht in kg) * 1,56 (3-5 Mal Training pro Woche) + 200 = 2712 kcal

Diese Person startet nun mit 2712 Kalorien seine saubere Aufbauphase - dies sind seine Gesamtkalorien, die er jeden Tag zu sich nimmt.

Berechne nun zunächst die Kalorien für dein Körpergewicht und dein Aktivitätslevel, somit hast du deine tägliche Kalorienmenge individuell auf dich selbst angepasst. Nun erfährst du, wie viel Protein, Fett und Kohlenhydrate du pro Tag zu dir nehmen sollst.

Menge an Protein

Bei LEAN&MASSIVE sollst du etwa 2 g Protein pro kg Körpergewicht zu dir nehmen. Bei unserem Beispiel wären das bei einem Mann mit 70 kg Körpergewicht etwa 140 g Protein am Tag.

Man rechnet: 70 * 2 = 140. Nun hast du die tägliche Menge an Protein.

Menge an Fett

Bei LEAN&MASSIVE sollst du etwa 1 g Fett pro kg Körpergewicht zu dir nehmen. In unserem Beispiel wären das bei einem Mann mit 70 kg Körpergewicht etwa 70 g Fett am Tag.

Man rechnet: 70 * 1 = 70. Nun hast du die tägliche Menge an Fett.

Menge an Kohlenhydraten

Du hast die Menge an Kalorien, Protein und Fett ausgerechnet. Diese stehen nun fest. Die restlichen Kalorien, die noch nicht durch Protein und Fett gedeckt sind, füllen wir nun mit Kohlenhydraten. Dies geht in der Praxis automatisch, sprich du musst dies nicht im Vorhinein ausrechnen. Im Kapitel „Kalorien zählen mit IIFYM“ erkläre ich dir bei einem Beispieltag, wie du dies im Alltag ganz einfach umsetzt und die restlichen Kalorien einfach mit Kohlenhydraten füllst. Trotzdem zur Erklärung:

1 g Protein hat etwa 4 kcal. 140 * 4 = 560.
Der Mann deckt somit 560 kcal durch Protein.

1 g Fett hat etwa 9 kcal. 70 * 9 = 630.
Der Mann deckt somit 630 kcal durch Fett.

Die Gesamtkalorien des Mannes sind 2712.
Nun rechnet er: 2712 kcal minus Protein (560 kcal) minus Fett (630 kcal) = 1522 kcal.

Diese 1522 Kalorien füllt der Mann nun täglich durch Kohlenhydrate. 1 g Kohlenhydrate hat etwa 4 kcal. Nun rechnet man 1522 / 4 = 380,5 g. Der Mann isst somit etwa 381 g Kohlenhydrate täglich.

Nun hast du die perfekt auf dich angepasste Makronährstoffverteilung, mit der du arbeiten kannst. Sprich, du weißt genau, wie viele Kalorien, Proteine, Fette und Kohlenhydrate du täglich zu dir nehmen sollst. In unserem Beispiel wäre dies:

2712 Kalorien
140 g Protein, 70 g Fett, 381 g Kohlenhydrate

Wie du dies in der Praxis ganz einfach umsetzt und damit leicht im Alltag arbeiten kannst, erfährst du im Kapitel „Kalorien zählen mit IIFYM".

Spielraum der Makros

Dies ist ein sehr wichtiger Punkt, der die Ernährung im Alltag in einer Aufbauphase extrem einfach macht, und durch den du absolut nicht eingeschränkt bist.

Alle verschiedenen Makronährstoffe, sprich Protein, Fett und Kohlenhydrate, haben einen Spielraum, in dem sich die Mengen bewegen dürfen. Du musst dich am Ende des Tages einfach nur innerhalb dieses Bereichs befinden, dann ist alles perfekt und ändert absolut nichts an deinen Ergebnissen.

Denn wenn du nun ein bisschen mehr Protein zu dir nimmst, beispielsweise 20 g, und dafür 20 g weniger Kohlenhydrate, wird dies nichts an deinen Ergebnissen, an deiner Kraft oder sonst etwas ändern. Dasselbe gilt auch beim Fett: Ob du nun 10 g mehr Fett isst, und dafür etwa 22 g weniger Kohlenhydrate, wird ebenso absolut keinen Unterschied machen, da deine Glykogenspeicher bei der Menge an Kohlenhydraten sowieso voll sind.

Die Vorgaben für deinen Spielraum der Makros lauten folgendermaßen:

PROTEIN:
1,8 g - 2,2 g pro kg Körpergewicht

FETT:
0,8 g - 1,2 g pro kg Körpergewicht

KOHLENHYDRATE:
die restlichen Kalorien

In unserem Beispiel, bei einem Mann mit 70 kg Körpergewicht, wäre das:

PROTEIN:
126 g - 154 g

FETT:
56 g - 84 g

KOHLENHYDRATE:
die restlichen Kalorien

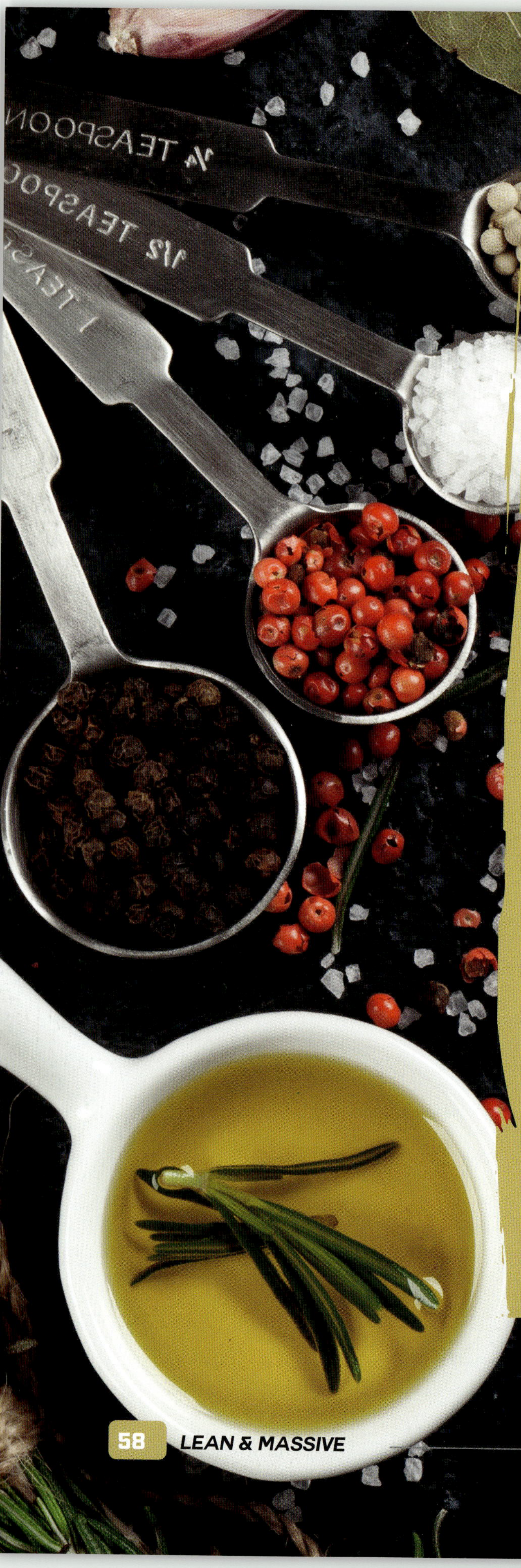

ERNÄHRUNGS-PLÄNE

Wie bereits erwähnt, isst du bei LEAN&MASSIVE nicht nach einem vorgegebenen Ernährungsplan, sondern du kannst individuell entscheiden, was du isst, damit du absolut nicht eingeschränkt bist.

Nun zeige ich dir trotzdem als Beispiel optimale Ernährungspläne, damit du siehst, wie deine Ernährung an einem Tag aussehen könnte.

> In LEAN&MASSIVE isst du nicht nach einem vorgegebenen Ernährungsplan, sondern kannst individuell entscheiden, was du essen willst. Hauptsache es passt am Ende des Tages in deine Kalorien- und Makrovorgaben.

Beispiel Ernährungsplan für Männer

Beispiel:

Mann, 70 kg, Aktivität: 1,56 (3-5 Mal Training die Woche)

Durch die individuelle Berechnung erhält der Mann folgende Daten für seinen Tagesbedarf:

Kalorien: 2712 kcal
Protein: zw. 126 g - 154 g
Fett: zw. 56 g – 84 g
Kohlenhydrate: die restlichen Kalorien

	Portion/Gewicht	Kcal	Protein	Kohlenhydrate	Fett
1. Mahlzeit: Proteinbombe aus dem SHREDDED KITCHEN Kochbuch					
Haferflocken	40 g	149 kcal	5 g	24 g	3 g
Himbeeren	50 g	21 kcal	1 g	2 g	0 g
Magerquark/-topfen	250 g	170 kcal	31 g	10 g	1 g
Backkakao ungesüßt	5 g	18 kcal	1 g	0 g	1 g
SUPPLEMENT EMPFEHLUNG					
Omega 3 Fischöl-Kapseln	3 g	27 kcal	0 g	0 g	3 g
Kreatin Monohydrat	3-5 g				
Vitamin D3	50 µg				
Nährwerte:		385 kcal	38 g	36 g	8 g
2. Mahlzeit: Snack für zwischendurch					
Schwarzbrot	2 Scheiben (ca. 60 g)	143 kcal	5 g	22 g	3 g
Walnüsse	20 g	143 kcal	3 g	1 g	14 g
Avocado	½ (ca. 125 g)	200 kcal	1 g	4 g	15 g
Banane	2 Stück (ca. 220 g)	204 kcal	2 g	44 g	0 g
Nährwerte:		690 kcal	11 g	71 g	32 g

	Menge	kcal	Eiweiß	Kohlenhydrate	Fett
3. Mahlzeit: Thunfischpasta aus dem MUSCLE KITCHEN Kochbuch					
Pasta nach Wahl	120 g	431 kcal	14 g	87 g	2 g
Passierte Tomaten	200 g	52 kcal	3 g	11 g	0 g
Tomatenmark	30 g	36 kcal	2 g	7 g	0 g
Zwiebel	½ (ca. 40 g)	11 kcal	1 g	2 g	0 g
Thunfisch in eigenem Saft	1 Dose (ca. 150 g)	172 kcal	30 g	1 g	1 g
Olivenöl	5 g	43 kcal	0 g	0 g	5 g
Nährwerte:		745 kcal	50 g	108 g	8 g
Trainingszeit					
4. Mahlzeit: Snack nach dem Training					
Reiswaffel	1 Stück (ca. 10 g)	38 kcal	1 g	8 g	0 g
Apfel	1 Stück (ca. 130 g)	70 kcal	0 g	19 g	0 g
Nährwerte:		108 kcal	1 g	27 g	0 g
5. Mahlzeit: Spicy Hühner Curry mit Reis aus dem SHREDDED KITCHEN Kochbuch					
Hühnerbrust	160 g	176 kcal	37 g	2 g	2 g
Zwiebel	½ (ca. 40 g)	11 kcal	1 g	2 g	0 g
Kokosmilch light	125 ml	84 kcal	1 g	4 g	7 g
Karotte	beliebig (ca. 50 g)	19 kcal	0 g	3 g	0 g
Paprika	beliebig (ca. 50 g)	19 kcal	1 g	3 g	0 g
Olivenöl	5 g	43 kcal	0 g	0 g	5 g
Reis	125 g	440 kcal	10 g	93 g	3 g
Nährwerte:		792 kcal	50 g	107 g	17 g
GESAMT		2720 kcal	150 g	349 g	65 g

Beispiel Ernährungsplan für Frauen

Beispiel:

Frau, 55 kg, Aktivität: 1,56 (3-5 Mal Training die Woche)

Durch die individuelle Berechnung erhält die Frau folgende Daten für ihren Tagesbedarf:

Kalorien: 2088 kcal
Protein: zw. 99 g - 121 g
Fett: zw. 44 g – 66 g
Kohlenhydrate: die restlichen Kalorien

	Portion/Gewicht	Kcal	Protein	Kohlenhydrate	Fett
1. Mahlzeit: Proteinbombe aus dem SHREDDED KITCHEN Kochbuch					
Haferflocken	40 g	149 kcal	5 g	24 g	3 g
Himbeeren	50 g	21 kcal	1 g	2 g	0 g
Magerquark/-topfen	150 g	102 kcal	19 g	6 g	0 g
Backkakao ungesüßt	5 g	18 kcal	1 g	0 g	1 g
SUPPLEMENT EMPFEHLUNG					
Omega 3 Fischöl-Kapseln	3 g	27 kcal	0 g	0 g	3 g
Kreatin Monohydrat	3-5 g				
Vitamin D3	50 µg				
Nährwerte:		317 kcal	26 g	32 g	7 g
2. Mahlzeit: Thunfischpasta aus dem MUSCLE KITCHEN Kochbuch					
Pasta nach Wahl	120 g	431 kcal	14 g	87 g	2 g
Passierte Tomaten	200 g	52 kcal	3 g	11 g	0 g
Tomatenmark	30 g	36 kcal	2 g	7 g	0 g
Zwiebel	½ (ca. 40 g)	11 kcal	1 g	2 g	0 g
Thunfisch in eigenem Saft	70 g	80 kcal	18 g	0 g	1 g
Olivenöl	5 g	43 kcal	0 g	0 g	5 g
Nährwerte:		653 kcal	38 g	107 g	8 g

Trainingszeit						
3. Mahlzeit: Snack nach dem Training						
Reiswaffel	1 Stück (ca. 10 g)	38 kcal	1 g	8 g	0 g
Apfel	1 Stück (ca. 130 g)	70 kcal	0 g	19 g	0 g
Walnüsse	30 g	215 kcal	4 g	2 g	21 g
Nährwerte:		323 kcal	5 g	29 g	21 g
4. Mahlzeit: Spicy Hühner Curry mit Reis aus dem SHREDDED KITCHEN Kochbuch					
Hühnerbrust	150 g	165 kcal	35 g	2 g	2 g
Zwiebel	½ (ca. 40 g)	11 kcal	1 g	2 g	0 g
Kokosmilch light	125 ml	84 kcal	1 g	4 g	7 g
Karotte	beliebig (ca. 50 g)	19 kcal	0 g	3 g	0 g
Paprika	beliebig (ca. 50 g)	19 kcal	1 g	3 g	0 g
Olivenöl	5 g	43 kcal	0 g	0 g	5 g
Reis	130 g	457 kcal	10 g	96 g	3 g
Nährwerte:		798 kcal	48 g	110 g	17 g
GESAMT		2091 kcal	117 g	278 g	53 g

Beispiel Ernährungsplan für Vegetarier

	Portion/Gewicht	Kcal	Protein	Kohlen-hydrate	Fett
1. Mahlzeit: Proteinbombe aus dem SHREDDED KITCHEN Kochbuch					
Haferflocken	40 g	149 kcal	5 g	24 g	3 g
Himbeeren	50 g	21 kcal	1 g	2 g	0 g
Magerquark/-topfen	250 g	170 kcal	31 g	10 g	1 g
Backkakao ungesüßt	5 g	18 kcal	1 g	0 g	1 g
SUPPLEMENT EMPFEHLUNG					
Vegane Omega 3 Kapseln	3 g	22 kcal	0 g	1 g	2 g
Kreatin Monohydrat	3-5 g				
Vitamin D3	50 µg				
Nährwerte:		380 kcal	38 g	37 g	7 g
2. Mahlzeit: Snack für zwischendurch					
Schwarzbrot	2 Scheiben (ca. 60 g)	143 kcal	5 g	22 g	3 g
Walnüsse	20 g	143 kcal	3 g	1 g	14 g
Avocado	½ (ca. 125 g)	200 kcal	1 g	4 g	15 g
Banane	2 Stück (ca. 220 g)	204 kcal	2 g	44 g	0 g
Nährwerte:		690 kcal	11 g	71 g	32 g

3. Mahlzeit: Thunfischpasta aus dem MUSCLE KITCHEN Kochbuch in vegetarischer Variante					
Pasta nach Wahl	150 g	538 kcal	18 g	108 g	2 g
Passierte Tomaten	200 g	52 kcal	3 g	11 g	0 g
Tomatenmark	30 g	36 kcal	2 g	7 g	0 g
Zwiebel	½ (ca. 40 g)	11 kcal	1 g	2 g	0 g
Olivenöl	5 g	43 kcal	0 g	0 g	5 g
Nährwerte:		680 kcal	24 g	128 g	7 g
Trainingszeit					
4. Mahlzeit: Snack nach dem Training					
Reiswaffel	1 Stück (ca. 10 g)	38 kcal	1 g	8 g	0 g
Apfel	1 Stück (ca. 130 g)	70 kcal	0 g	19 g	0 g
Proteinpulver	35 g	90 kcal	22 g	1 g	0 g
Nährwerte:		198 kcal	23 g	28 g	0 g
5. Mahlzeit: Rote Linsen mit Feta, Gemüse und grünem Salat					
Rote Linsen	100 g	316 kcal	26 g	50 g	2 g
Zwiebel	½ (ca. 40 g)	11 kcal	1 g	2 g	0 g
Feta light	75 g	121 kcal	14 g	1 g	7 g
Karotte	beliebig (ca. 50 g)	19 kcal	0 g	3 g	0 g
Brokkoli	500 g	135 kcal	15 g	10 g	0 g
Eisbergsalat	80 g	11 kcal	1 g	1 g	0 g
Olivenöl	10 g	86 kcal	0 g	0 g	9 g
Balsamico Essig	10 g	10 kcal	0 g	2 g	0 g
Nährwerte:		709 kcal	57 g	69 g	18 g
GESAMT		2657 kcal	153 g	333 g	64 g

Beispiel Ernährungsplan für Veganer

	Portion/Gewicht	Kcal	Protein	Kohlenhydrate	Fett
1. Mahlzeit: Proteinporridge					
Haferflocken	50 g	186 kcal	7 g	29 g	4 g
Himbeeren	50 g	21 kcal	1 g	2 g	0 g
Reisprotein	30 g	109 kcal	24 g	3 g	1 g
Backkakao ungesüßt	5 g	18 kcal	1 g	0 g	1 g
Mandelmilch ungesüßt	150 ml	20 kcal	1 g	0 g	2 g
SUPPLEMENT EMPFEHLUNG					
Vegane Omega 3 Kapseln	3 g	22 kcal	0 g	1 g	2 g
Kreatin Monohydrat	3-5 g				
Vitamin D3	50 µg				
Nährwerte:		376 kcal	34 g	35 g	10 g
2. Mahlzeit: Snack für zwischendurch					
Schwarzbrot	2 Scheiben (ca. 60 g)	143 kcal	5 g	22 g	3 g
Walnüsse	20 g	143 kcal	3 g	1 g	14 g
Avocado	½ (ca. 125 g)	200 kcal	1 g	4 g	15 g
Banane	2 Stück (ca. 220 g)	204 kcal	2 g	44 g	0 g
Nährwerte:		690 kcal	11 g	71 g	32 g

3. Mahlzeit: Thunfischpasta aus dem MUSCLE KITCHEN Kochbuch in veganer Variante					
Linsennudeln	150 g	506 kcal	39 g	74 g	2 g
Passierte Tomaten	200 g	52 kcal	3 g	11 g	0 g
Tomatenmark	30 g	36 kcal	2 g	7 g	0 g
Zwiebel	½ (ca. 40 g)	11 kcal	1 g	2 g	0 g
Olivenöl	5 g	43 kcal	0 g	0 g	5 g
Nährwerte:		648 kcal	45 g	94 g	7 g
Trainingszeit					
4. Mahlzeit: Snack nach dem Training					
Reiswaffel	3 Stück (ca. 30 g)	118 kcal	2 g	24 g	1 g
Apfel	1 Stück (ca. 130 g)	70 kcal	0 g	19 g	0 g
Nährwerte:		188 kcal	2 g	43 g	1 g
5. Mahlzeit: Rote Linsen mit Gemüse und grünem Salat					
Rote Linsen	100 g	316 kcal	26 g	50 g	2 g
Zwiebel	½ (ca. 40 g)	11 kcal	1 g	2 g	0 g
Karotte	beliebig (ca. 50 g)	19 kcal	0 g	3 g	0 g
Brokkoli	500 g	135 kcal	15 g	10 g	0 g
Eisbergsalat	80 g	11 kcal	1 g	1 g	0 g
Olivenöl	10 g	86 kcal	0 g	0 g	9 g
Balsamico Essig	10 g	10 kcal	0 g	2 g	0 g
Nährwerte:		588 kcal	43 g	68 g	11 g
GESAMT		2490 kcal	135 g	311 g	61 g

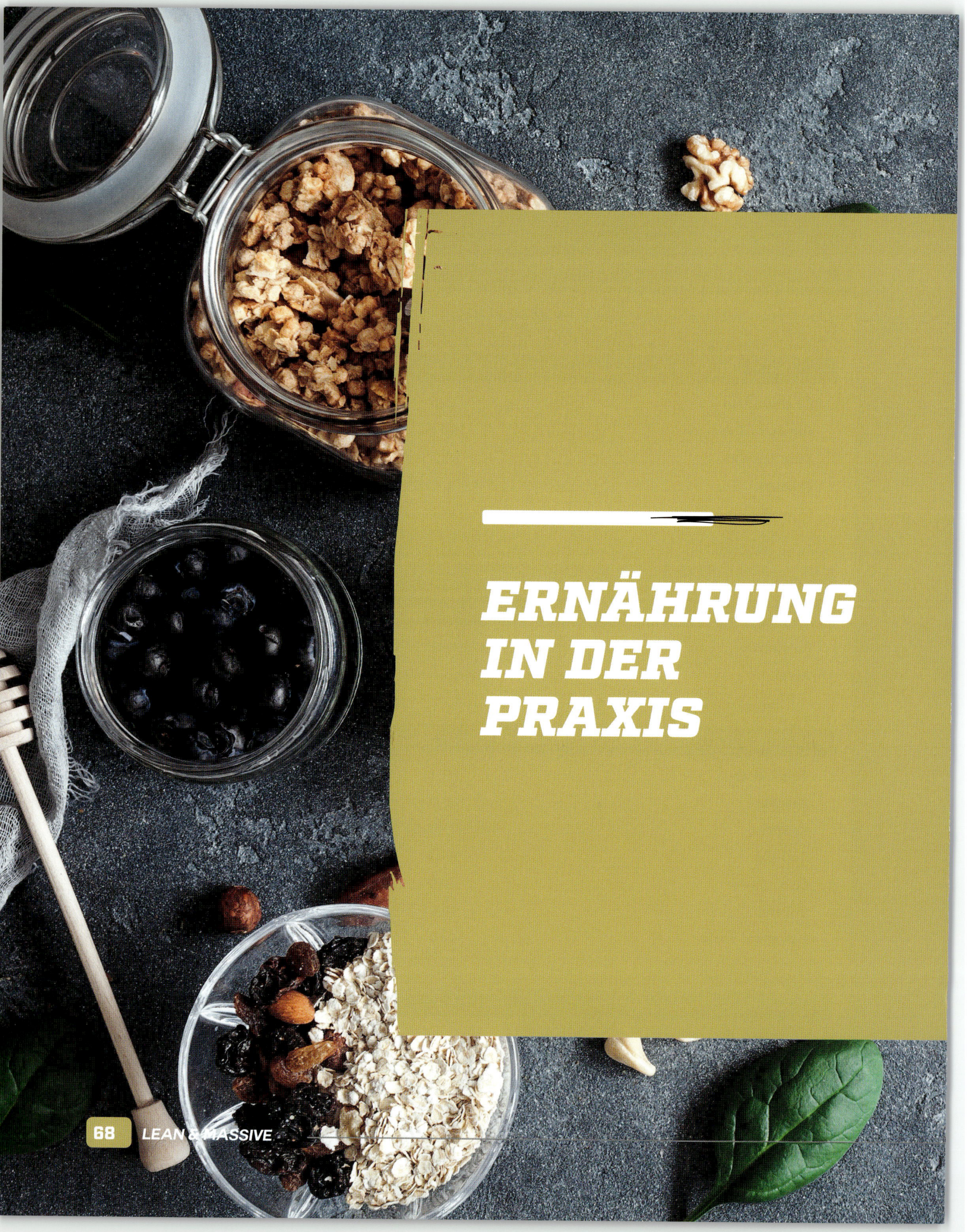

ERNÄHRUNG IN DER PRAXIS

> Mach dir nicht zu viele Gedanken, wann du isst und was genau. Halte deine Kalorien und Makros ein und ernähre dich zu 85% mit gesunden Lebensmitteln, dann machst du alles richtig und hast Spaß an deiner Ernährung!

KALORIEN ZÄHLEN
MIT IIFYM

Was ist IIFYM?

IIFYM bedeutet ausgeschrieben „if it fits your macros". Auf Deutsch also „wenn es in deine Mengenangaben der Makronährstoffe passt".

IIFYM ist eine Ernährungsform, bei der du sehr flexibel bist und dich nicht an einen vorgeschriebenen Ernährungsplan halten musst. So kannst du auch öfters einfach einmal das essen, worauf du gerade Lust hast. Hauptsache, es passt in deine ausgerechneten Mengen an Kalorien und Makronährstoffen, kurz „Makros". Außerdem sind die Mahlzeiten durch IIFYM nicht jeden Tag gleich, sondern können durchaus komplett verschieden sein, wenn du das möchtest. Sprich: Du musst dich nicht an einen täglichen, eintönigen Ernährungsplan halten, sondern kannst täglich variieren und individuell essen.

Wie funktioniert Kalorien zählen?

Du zählst alles, was du am Tag zu dir nimmst, mit einer App auf deinem Handy. Du wiegst alle Lebensmittel auf einer Küchenwaage ab und gibst diese dann in deine App ein. Somit zählst du die Anzahl der Kalorien, der Kohlenhydrate, der Proteine und der Fette. Wiege übrigens alle Lebensmittel im Rohzustand ab, wie beispielsweise Reis, Hähnchenbrust oder Kartoffeln, und trage sie so auch in die App ein. Gute Beispiele für Apps sind MyFitnessPal, FDDB sowie Yazio.

Du kannst dann alle verschiedenen Lebensmittel und Mahlzeiten essen, solange es in diese Mengen „hineinpasst". Am Ende des Tages musst du einfach deine ausgerechneten Kalorien, Kohlenhydrate, Proteine und Fette zu dir genommen haben und du sollst sie weder unter- noch überschreiten.

Kalorien zählen in der Praxis

In der Praxis sieht dies so aus, dass man definitiv seine Favoriten unter den Mahlzeiten hat. Perfekte Mahlzeiten hast du bereits im Beispiel-Ernährungsplan von LEAN&MASSIVE. Das ist wirklich ein optimaler Ernährungsplan, wie ihn auch du an einem Tag gestalten könntest, natürlich auf deine Kalorien und Makros umgeändert.

Die Mahlzeiten sind auch bei mir oft gleich, beispielsweise esse ich morgens oft exakt dieselbe Haferflocken-Mahlzeit. Auch eine Mahlzeit mit Huhn, Fisch oder Rind sowie Reis, Kartoffeln oder Nudeln gibt es bei mir immer.

Wie bereits erwähnt, musst du am Ende des Tages einfach deine Kalorien und Makros gedeckt haben. Nun erkläre ich dir das anhand eines Beispieltages.

Achtung:
Bitte verwende die App nur zum Kalorienzählen und berechne dort, falls diese Funktion in deiner App vorhanden ist, nicht deine Gesamtkalorien. Dies machst du mit unserer Formel. Weiters ist es sehr wichtig, dass du dein Training NICHT in die App einträgst, da dies sonst zu deinen Kalorien in der App hinzugefügt wird und es sein kann, dass du einen zu hohen Kalorienüberschuss hast. Deine Trainingseinheiten sind bereits in unsere Formel einberechnet.

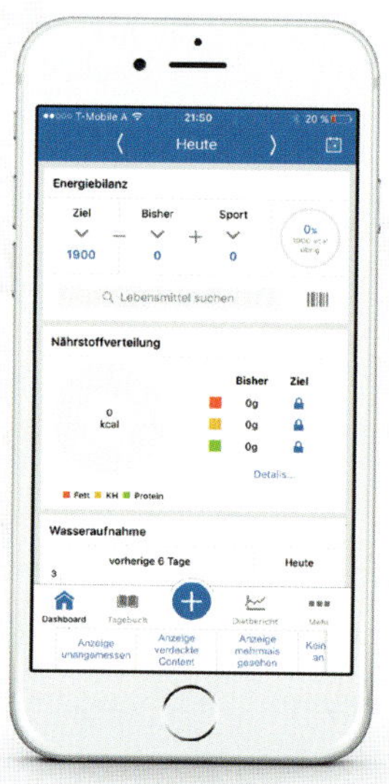

Screenshot: FDDB App.

Ein Beispieltag

Ich esse mein Frühstück - beispielsweise eine Haferflocken-Mahlzeit - bereite dies auf meiner Küchenwaage zu und gebe alle Zutaten in meine App ein. Somit weiß ich, wie viele Kalorien, Kohlenhydrate, Proteine und Fette ich bereits gegessen habe. Bei den nächsten Mahlzeiten mache ich es genauso.

Später am Tag kann ich dann genau nachsehen, wie viele Kalorien, Kohlenhydrate, Proteine und Fette ich noch essen soll und sozusagen noch „frei“ habe, um auf meine Werte zu kommen. Dann mache ich mir noch 1-2 perfekte Mahlzeiten, die diese Kalorien und Makros decken. Fertig. Wenn ich dazwischen Snacks esse, wie beispielsweise eine Banane, trage ich diese auch einfach in meine App ein.

Natürlich sollten die Mahlzeiten ein relativ gutes Verhältnis haben, damit du nicht bereits am Morgen beispielsweise deine kompletten Fette gedeckt hast. Sonst kannst du den ganzen Tag nichts mehr essen, was Fett enthält.

Mein Tipp: Die Kohlenhydrate musst du dir eigentlich nicht extra ausrechnen, da du ja, wie bei unserer Beispielsrechnung, die restlichen Kalorien, die du nicht mit Protein und Fett deckst, mit Kohlenhydraten füllst. Dies funktioniert auch in der Praxis so: Du achtest darauf, pro Tag deine Menge an Protein und Fett zu dir zu nehmen, und natürlich deine Anzahl an Kalorien. Die Kohlenhydrate ergeben sich hier automatisch.

Sobald du mit IIFYM und einer App arbeitest, wirst du das ganz einfach verstehen. Anfangs dauert es etwas länger, wenn man noch nicht mit solch einer App gearbeitet und noch nie sein Essen abgewogen hat. Nach einer gewissen Zeit sind dies aber wirklich nur 5 Minuten Arbeit täglich, auch wenn du es vielleicht gerade nicht glauben kannst.

Sieh dir gerne meine „Full Day of Eating"-Videos auf Youtube an, dort zeige ich, wie ich das in der Praxis genau mache. Wenn du hier trotzdem Fragen hast, poste diese bitte in die Teamgruppe, dir werden sicher viele Mitglieder weiterhelfen.

Kannst du deine gesamten Kalorien und Makros auch mit Zucker und Süßigkeiten füllen?

Die Antwort ist ganz klar: NEIN.

Zwar haben 10 g Kohlenhydrate aus Früchten dieselben Kalorien wie 10 g Kohlenhydrate aus Gummibärchen, jedoch sollte jedem klar sein, dass Früchte natürlich viel gesünder sind.

Genauso haben 25 g Walnüsse ähnlich viel Fett wie zum Beispiel ein Cheeseburger, jedoch ist das in Walnüssen enthaltene Fett viel gesünder für deinen Körper als das Fett, welches in einem Cheeseburger enthalten ist.

IIFYM bedeutet somit nicht, sich nur ungesund zu ernähren und nur noch Junkfood zu essen. Du solltest bei IIFYM trotzdem einen großen Teil deiner täglichen Kalorien aus gesunden Lebensmitteln beziehen.

Ich persönlich sage immer, man sollte seine Kalorien und Makros aus 85% gesunden Lebensmitteln decken. Die restlichen 15% dürfen ruhig auch mal aus ungesünderen Speisen bestehen, wie beispielsweise einem Eis oder anderen Süßigkeiten. Das ist wirklich absolut kein Problem.

Um sicherzustellen, dass du bei IIFYM auch genug gesunde Nahrungsmittel zu dir nimmst, gibt es bei LEAN&MASSIVE empfohlene Vorgaben für die Aufnahme von Ballaststoffen, Gemüse und Obst.

Diese lauten:

Ballaststoffe: mindestens 30 g pro Tag
Obst: mindestens 250 g pro Tag
Gemüse: mindestens 500 g pro Tag

KALORIEN ANPASSEN

Musst du deine Kalorien nachträglich anpassen?

Die Antwort ist klar: JA, unbedingt! In einer erfolgreichen Aufbauphase ist es absolut notwendig, die Kalorien immer wieder anzupassen.

Der Grund dafür ist, dass wir im Alltag alle eine unterschiedliche Anzahl an Kalorien verbrennen, selbst wenn wir beispielsweise dasselbe Körpergewicht haben wie andere und gleich oft trainieren gehen. Es kommt einfach darauf an, wie viel wir herumgehen, wie viel wir uns bewegen, wie lange wir schlafen, sowie extrem viele weitere Faktoren. Dadurch verbrauchen wir eine komplett unterschiedliche Anzahl an Kalorien. Dieser Unterschied kann sogar oft bis zu ein paar Hundert Kalorien pro Tag betragen.

Aus diesem Grund ist es unmöglich, eine Formel zu entwickeln, die für alle Menschen passt. Wir haben für LEAN&MASSIVE mit Ernährungswissenschaftlern eine Formel entwickelt, diese anschließend bei mehreren erfahrenen Sportlern angewendet und haben diese gefragt, wie viel Kalorien sie im Alltag ungefähr verbrauchen. In allen Fällen hat die Formel wirklich optimale Kalorien für die Aufbauphase ausgerechnet, vor allem als wir sie nachträglich noch angepasst haben.

Trotzdem ist es wie gesagt nie möglich, im Vorhinein herauszufinden, wie viele Kalorien eine Person zu sich nehmen muss.

Die Lösung dafür lautet: Die eigene Anpassung der Kalorien, je nachdem, wie viel Gewicht man pro Monat zulegt! NUR SO kann man die optimalen Kalorien für eine Person herausfinden.

Dadurch kann man genau kontrollieren, ob der Kalorienüberschuss zu hoch oder zu niedrig ist, um optimal Muskeln aufzubauen. Selbst bei Personen, die denken, sie können nicht zunehmen, ist das absolut die Lösung. Denn JEDE Person kann zunehmen und Muskeln aufbauen, außer sie hat beispielsweise eine Stoffwechselerkrankung. Selbst wenn ich jemanden persönlich coache, mache ich genau diese Anpassung, denn anders kann ich dies nicht herausfinden.

In der Praxis wirst du nach einer Zeit deine Kalorien fast nicht mehr anpassen müssen, da du dann die optimale Menge gefunden hast, die für deine geplante Gewichtszunahme stimmt. Vor allem in der Anfangszeit ist dies jedoch absolut notwendig.

Verschiedene Personentypen für die Anpassung

Bei der Anpassung unterscheiden wir wieder, wie bereits bei der Berechnung deiner Kalorien, zwischen zwei verschiedenen Personen. Je nachdem, welche Person du bei der Berechnung der Kalorien gewählt hast, wählst du diese auch bei der Anpassung.

Folgende Ausnahme gilt: Falls du bei der Berechnung deiner Kalorien die schnellere Aufbauphase - sprich Person 2 - nur deshalb gewählt hast, weil du abseits des Trainings eine starke körperliche Aktivität hast, wie beispielsweise Kellner und Bauarbeiter, sonst jedoch eigentlich Person 1 bist und sauber Muskeln aufbauen möchtest, wählst du bei der Anpassung Person 1.

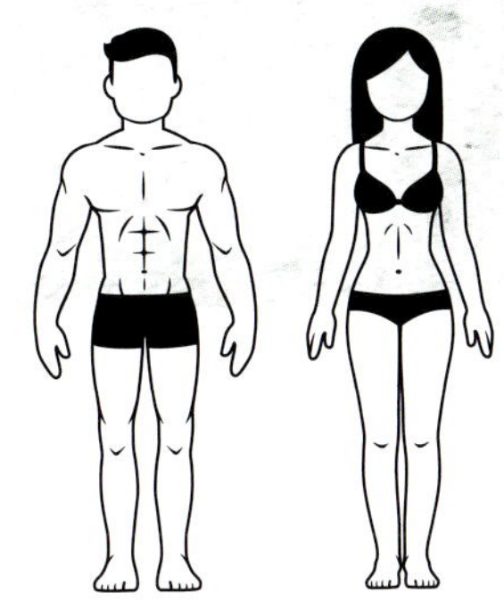

PERSON 1: **Saubere Aufbauphase**

Gewichtszunahme:
0,5 - 1% des Körpergewichts pro Monat

Personen, die einen normalen Körperfettanteil haben, sauber Muskeln aufbauen und dabei nur sehr wenig Körperfett ansetzen wollen.

Diese Personen sollen pro Monat etwa 0,5 - 1% ihres Körpergewichts zulegen. Das wäre bei einer Person mit 70 kg zwischen 0,35 - 0,7 kg pro Monat. Perfekt für eine saubere Aufbauphase!

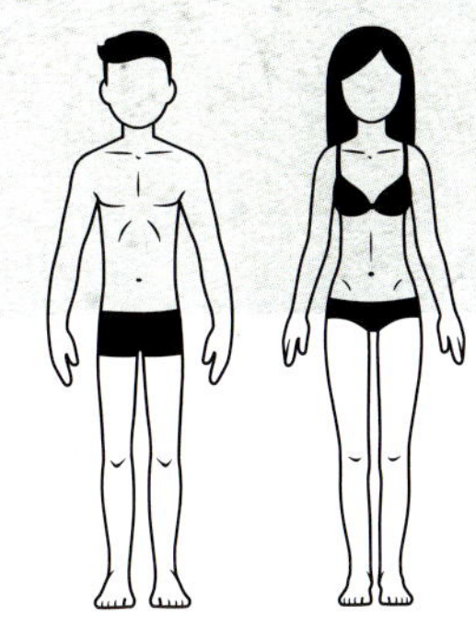

PERSON 2: **Schnellere Aufbauphase**

Gewichtszunahme:
1 - 2% des Körpergewichts pro Monat

Personen, die sehr dünn sind und noch sehr wenig Muskulatur haben, wie beispielsweise ein Mann mit 60 kg, sowie generell Personen, denen es schwer fällt, zuzunehmen.

Diese Personen sollen pro Monat etwa 1 - 2% ihres Körpergewichts zulegen. Das wäre bei einer Person mit 60 kg zwischen 0,6 - 1,2 kg pro Monat. Perfekt für eine normale Aufbauphase, um Muskeln aufzubauen jedoch trotzdem nicht zu viel Fett anzusetzen.

Phasen der Anpassung

Bei der Anpassung gibt es zwei verschiedene Phasen die du nacheinander absolvierst:

Phase 1:

Die erste Phase der Anpassung findet 2 Wochen nach Start des Programms statt. Der Grund dafür ist, dass wir etwa 2 Wochen brauchen, um überhaupt aussagekräftige Daten zu haben, ob die berechneten Kalorien für dich optimal passen, oder nicht. Eine Anpassung zu einem früheren Zeitpunkt würde noch keinen Sinn ergeben.

Phase 2:

Hast du Phase 1 der Anpassung absolviert, arbeitest du nur noch mit Phase 2 weiter und passt deine Kalorien, falls nötig, immer nach 4 Wochen an.

Berechnung des Durchschnittge-wichts

Dein Durchschnittgewicht kannst du sehr einfach berechnen. Hier ein Beispiel:

1. Wiege dich zum Beispiel 7x pro Woche ab, auf nüchternem Magen, sprich ohne etwas zu essen oder zu trinken, sowie erst nach dem Toilettengang.

2. Addiere alle deine Gewichtsangaben der Woche und dividiere sie durch 7 (durch die Anzahl, wie oft du dich gewogen hast). Somit hast du dein Durchschnittsgewicht der Woche.

3. Wenn du nun den Gewichtsunterschied zwischen zwei Wochen vergleichen willst, schaust du einfach, um wie viel sich dein Durchschnittsgewicht der jeweiligen Wochen verändert hat.

Anpassungs-Phase 1:

Wiege dich vor Beginn des Programms ab und notiere dein Startgewicht. Wichtig: Gehe davor auf die Toilette und trinke sowie iss davor nichts.

In der zweiten Woche des Programms beginnst du damit, dein Durchschnittsgewicht zu berechnen, damit du dieses mit deinem Startgewicht vergleichen kannst. Wie du dein Durchschnittsgewicht berechnest, hast du bereits erfahren.

Nach 2 Wochen:

Vergleiche dein Durchschnittsgewicht der 2. Woche mit deinem Startgewicht.

Wenn du anscheinend im Alltag so viel Kalorien verbrauchst, dass du in diesen 2 Wochen gar nicht zugenommen oder sogar etwas abgenommen hast, erhöhe die Kalorien um 250 und nimm diese absofort täglich zu dir. Die Kalorien fügst du in Form von Kohlenhydraten hinzu (ca. 62,5 g Kohlenhydrate, zum Beispiel etwa 2 ½ Bananen). Falls dies der Fall ist, wiederholst du diesen Vorgang nach weiteren zwei Wochen und machst dies solange, bis du Gewicht zugenommen hast.

Wenn du Gewicht zugenommen hast (wie viel du genau zugenommen hast, ist egal, jede Gewichtszunahme gilt), startet der nächste Schritt:

Nach weiteren 4 Wochen - also 6 Wochen nach Start des Programms - machst du das erste Mal Phase 2 der Anpassung.

Anpassungs-Phase 2: Monatlich

Du wiegst dich spätestens in jeder 4. Woche täglich in der Früh ab und berechnest dein Durchschnittsgewicht. Wichtig: Gehe davor auf die Toilette und trinke sowie iss davor nichts.

Vergleiche nun dein Durchschnittsgewicht mit dem von vor 4 Wochen, dies wiederholst du absofort immer wieder. Somit hast du immer dein Durchschnittsgewicht in Abständen von etwa einem Monat und kannst vergleichen, wie viel du in diesem Zeitraum zugenommen hast. Führe anschließend folgende Anpassung durch:

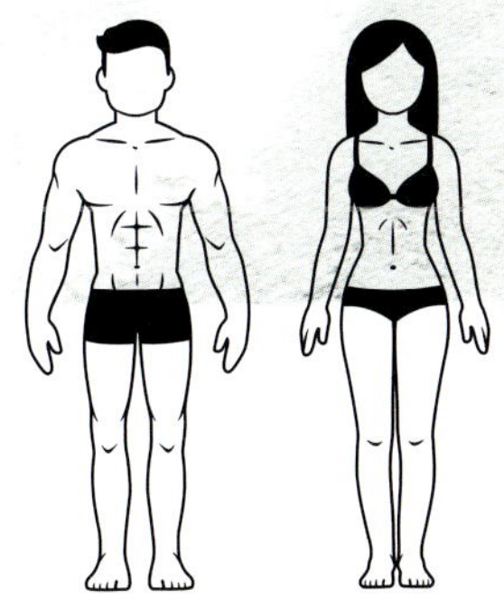

PERSON 1: Saubere Aufbauphase

Gewichtszunahme:
0,5 - 1% des Körpergewichts pro Monat

Solltest du in den letzten 4 Wochen zwar zugenommen haben, aber weniger als 0,5% deines Körpergewichts, erhöhe die Kalorien um 150. Diese fügst du in Form von Kohlenhydraten hinzu (ca. 37,5 g Kohlenhydrate, zum Beispiel etwa 1 ½ Bananen).

Solltest du zu viel zugenommen haben, sprich mehr als 1% deines Körpergewichts, reduziere die Kalorien um 150. Diese ziehst du in Form von Kohlenhydraten ab (ca. 37,5 g Kohlenhydrate, zum Beispiel etwa 1 ½ Bananen).

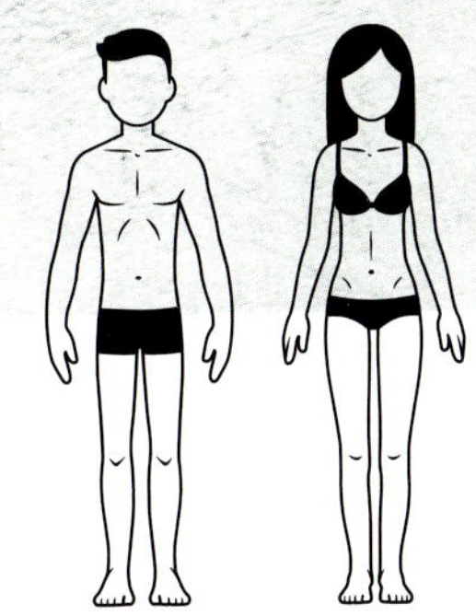

PERSON 2: Schnellere Aufbauphase

Gewichtszunahme:
1 - 2% des Körpergewichts pro Monat

Solltest du in den letzten 4 Wochen zwar zugenommen haben, aber weniger als 1% deines Körpergewichts, erhöhe die Kalorien um 250. Diese fügst du in Form von Kohlenhydraten hinzu (ca. 62,5 g Kohlenhydrate, zum Beispiel etwa 2 ½ Bananen).

Solltest du zu viel zugenommen haben, sprich mehr als 2% deines Körpergewichts, reduziere die Kalorien um 150. Diese ziehst du in Form von Kohlenhydraten ab (ca. 37,5 g Kohlenhydrate, zum Beispiel etwa 1 ½ Bananen).

Ist die Anpassung kompliziert?

Eventuell mag die Anpassung auf den ersten Blick etwas kompliziert klingen, ist sie jedoch nicht. Im Grunde genommen geht es nur darum, dass du nicht zu viel und auch nicht zu wenig zunimmst, um optimal Muskeln aufbauen zu können.

Deshalb vergleichst du einfach alle 4 Wochen, sprich jedes Monat, dein Körpergewicht und schaust, wie viel du zugenommen hast. Wenn du zu wenig zugenommen hast, erhöhst du deine Kalorien, wenn du zu viel zugenommen hast, verringerst du sie. Fertig!

FRAGEN ZU DEINER ERNÄHRUNG

Wie viele Mahlzeiten solltest du zu dir nehmen?

Grundsätzlich ist es überhaupt nicht wichtig, wie viele Mahlzeiten du am Tag zu dir nimmst. Wichtig sind am Ende des Tages deine persönliche Gesamtkalorienanzahl sowie die Verteilung der Makronährstoffe. Diese musst du am Ende des Tages gedeckt haben.

Ob man diese Gesamtkalorienanzahl nun in 4 oder 8 Mahlzeiten zu sich nimmt, ist nicht relevant. Ich persönlich finde es jedoch angenehm, zwischen 3 und 6 Mahlzeiten täglich zu essen.

Das bedeutet, wenn du individuell arbeiten möchtest, wie gerade besprochen, kannst du auch mit der Anzahl der Mahlzeiten individuell arbeiten. Personen, denen es jedoch schwer fällt, genügend Kalorien zu sich zu nehmen, empfehle ich, mehrere Mahlzeiten pro Tag zu essen.

Mein Tipp

Die Mahlzeit vor dem Training solltest du etwa 1-2 Stunden davor zu dir nehmen. So hast du definitiv die meiste Power und es wird dir nicht übel.

Ob du nun nach der 1. oder 3. Mahlzeit trainierst, ist komplett egal, das kannst du machen, wie du möchtest. Dies hängt natürlich auch oft von deinem Beruf ab und zu welcher Uhrzeit du trainieren kannst.

Was ist, wenn du an einem Tag zu wenig oder zu viele Kalorien gegessen hast?

Da du dich bei LEAN&MASSIVE in einer Aufbauphase befindest, ist es nicht so schlimm, wenn du deine Kalorien an einem Tag nicht exakt einhältst. Bei FIT&SHREDDED ist das beispielsweise etwas wichtiger.

Falls du somit zu viel oder zu wenig Kalorien gegessen hast, gibt es eine einfache Lösung. Am leichtesten lässt sich das mit einem Beispiel zeigen: Nehmen wir an, du isst an einem Tag 400 Kalorien zu viel, als du laut deiner Berechnung zu dir nehmen sollst.

Was wir hier machen, ist ganz einfach: In den nächsten zwei Tagen werden einfach 200 Kalorien täglich weniger gegessen, in Form von 50 g Kohlenhydraten pro Tag. Damit hast du deine 400 Kalorien, die du zu viel konsumiert hast, innerhalb von zwei Tagen wieder kompensiert. Versuche dennoch, deine Kalorien und Makros immer einzuhalten. Der Grund liegt darin, dass das „Ausgleichen" sonst oft zur Gewohnheit wird und du deine Ernährung nicht mehr mit voller Disziplin trackst.

Zu welcher Uhrzeit solltest du deine Mahlzeiten zu dir nehmen?

Zu welcher Uhrzeit du deine Mahlzeiten zu dir nimmst, wird keinen Unterschied bei deinem späteren Erfolg ausmachen und ist somit wirklich ziemlich unbedeutend. Trotzdem kann ich dir empfehlen, die Mahlzeiten relativ gut auf den Tag aufzuteilen, vor allem wenn es dir schwer fällt, deine Kalorienanzahl am Ende des Tages zu erreichen.

Was jedoch wichtig ist, ist das Protein, welches du zu dir nimmst. Führe deinem Körper nicht in einer einzigen Mahlzeit fast deinen kompletten Tagesbedarf an Protein zu, sondern teile ihn möglichst gut auf deine Mahlzeiten auf.

Fazit

Durch IIFYM kannst du wirklich komplett individuell arbeiten. Es gibt keine eintönige Ernährung, die strikt nach einem genauen Essensplan geht. Für mich gibt es einfach nichts Besseres, als mit IIFYM zu arbeiten. Nebenbei bekommst du auch ein Gefühl für Lebensmittel, du lernst, wie viele Kalorien und Makronährstoffe gewisse Speisen haben und erfährst hier auch wirklich viel über Ernährung. Du kannst sehr viel ausprobieren und experimentieren. Ach ja, und nebenbei darf man sich manchmal etwas Süßes oder „Verbotenes" gönnen, ohne dadurch auch nur ansatzweise Fett anzusetzen. Besser geht es nicht, oder?

Das bedeutet, du arbeitest nun mit IIFYM sowie mit einer App zum Kalorien zählen und deinen individuell, an dich angepassten Kalorien und Makronährstoffen, die du dir ausgerechnet hast. Anfangs benötigst du etwas Zeit, doch nach und nach bekommst du dafür ein gutes Gefühl und hast deine Kalorien und Makro-Verteilung optimal im Griff. Somit kannst du auch perfekte Mahlzeiten zu dir nehmen und dir sogar manchmal etwas Süßes gönnen.

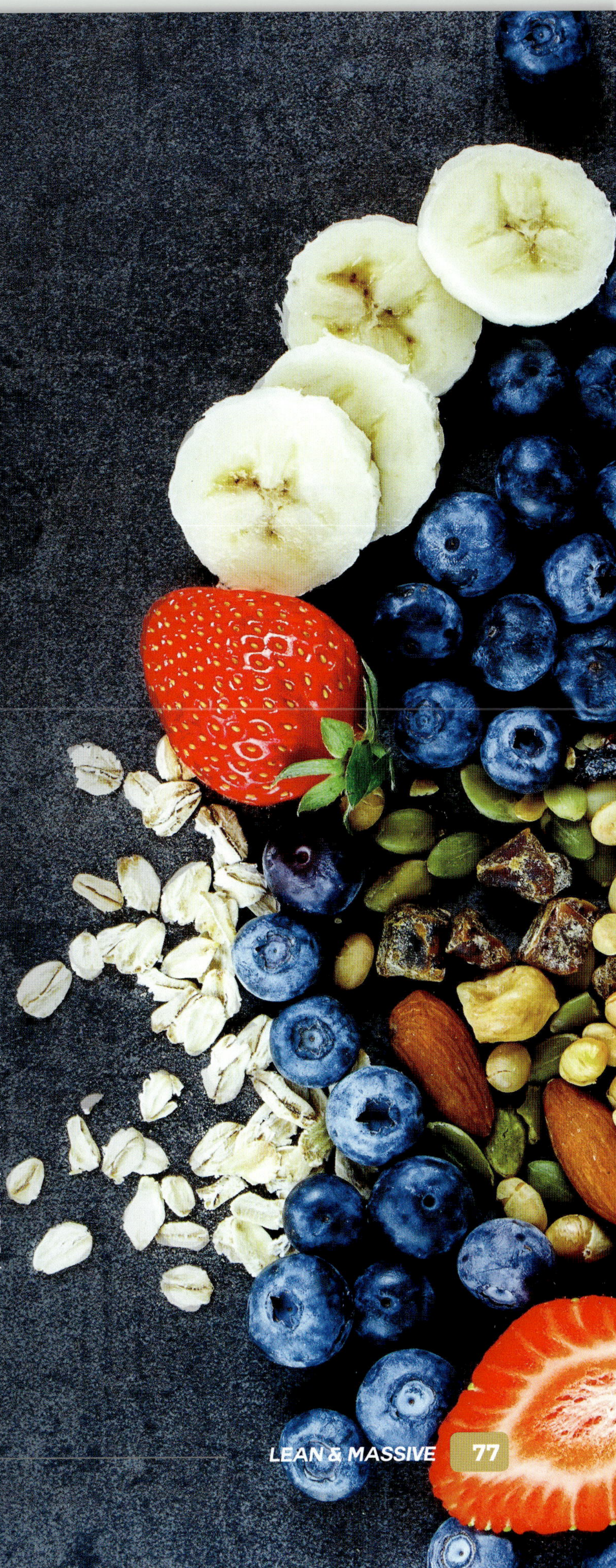

ZUSAMMENFASSUNG: **ERNÄHRUNG SCHRITT FÜR SCHRITT**

Schritt 1:

Berechne dir deine Kalorien und Makronährstoffe im Kapitel „Kalorien ausrechnen" laut deiner Person, je nachdem ob du eine saubere oder eine schnellere Aufbauphase startest.

Beachte auch den Spielraum der Makros, in dem du dich befinden darfst. Die Mengen müssen einfach immer am Ende des Tages im Bereich liegen.

Schritt 2:

Lade dir eine App zum Kalorien zählen hinunter, nimm täglich deine ausgerechneten Kalorien und Makros zu dir und unter- sowie überschreite diese nicht. Achte ebenso, die täglichen Mindestmengen von 500 g Gemüse und 250 g Obst zu dir zu nehmen. Trinke außerdem genug Wasser!

Wie dies im Alltag funktioniert, findest du im Kapitel „Kalorien zählen mit IIFYM" sowie auf meinem YouTube Channel, wozu ich ein eigenes Video gedreht habe.

Ebenso hast du optimale Beispiel-Ernährungspläne, damit du sehen kannst, wie die Ernährung an einem Tag bei dir aussehen könnte.

Schritt 3:

Wiege dich ab sofort jeden Tag auf nüchternem Magen, sowie nach dem Toilettengang ab und notiere dein Gewicht.

Schritt 4:

Führe nach den ersten zwei Wochen die Phase 1 der Anpassung deiner Kalorien durch, wie dies im Kapitel „Kalorien anpassen" beschrieben ist.

Schritt 5:

Berechne danach immer im Abstand von 4 Wochen dein Durchschnittsgewicht. Vergleiche dieses Gewicht dann immer mit dem, von vor 4 Wochen. Verändere dann, falls notwendig, die Kalorien laut Angabe.

Führe anschließend die Anpassung der Kalorien laut deiner Person durch, je nachdem ob du eine saubere oder eine schnellere Aufbauphase machst und verändere, falls notwendig, die Kalorien laut Angabe.

Schritt 6:

Beachte alle weiteren Inhalte und Tipps auf den folgenden Seiten. Themen wie Zucker und Cheatdays werden dort genau erklärt.

Schritt 7:

Lies den Supplement Ratgeber am Ende von LEAN&MASSIVE gut durch und setze diesen um. Diese Supplemente kann ich dir definitiv empfehlen.

Wenn du Fragen hast, und die Antworten dazu nicht in diesem Buch findest, poste sie bitte in die Teamgruppe.

CHEATDAYS

Was sind „Cheatdays" und wofür sollen sie überhaupt gut sein?

Cheatdays sind Tage, an denen man einfach alles isst, was man möchte. Es wird weder auf die Anzahl an Kalorien geachtet, noch darauf, wie viel Zucker oder Fett man konsumiert, geschweige denn, ob es gesunde oder ungesunde Lebensmittel sind. Hauptsache, es schmeckt so gut wie möglich, alles andere ist Nebensache.

Der Sinn dahinter besteht darin, sich beispielsweise einmal pro Woche an einem Cheatday alles zu gönnen, was man sonst nicht essen darf. Es ist sozusagen ein Weg, weiter durchzuhalten und trotzdem Spaß während einer strikten Ernährungsweise zu haben.

Die wenigsten verstehen jedoch, dass falls ihre Ernährung so aufgebaut ist, dass sie einen kompletten Cheatday brauchen, um weiter durchzuhalten, ihre Art sich zu ernähren absolut falsch, eingeschränkt und nicht zu empfehlen ist. Hier sollte man generell etwas an der Ernährungsweise ändern, denn diese sollte Spaß machen und lecker schmecken, und nicht so eingeschränkt sein, dass man es ohne ungesunde Cheatdays nicht mehr aushält.

Weshalb Cheatdays nicht zu empfehlen sind

Bei einem Cheatday essen leider die meisten sogar absichtlich extra ungesunde Lebensmittel, um so viel wie möglich zu „cheaten". Je „verbotener" und ungesünder die Lebensmittel sind, desto besser, so kommt es mir zumindest vor.

Dass das jedoch absolut nicht zu empfehlen ist und einem mehr schadet als man denkt, wissen viele nicht. Ein Cheatday, wie ihn viele praktizieren, kann dich beispielweise in einer Diät eine ganze Woche zurückwerfen. Es ist einfach Unsinn zu denken, dass man an einem Tag alles essen kann was man möchte, und dies dem Körper nichts ausmacht. Wenn du 6000 Kalorien zu dir nimmst, lösen sich diese nicht in Luft auf, sondern du setzt sie als Fett an.

Zusätzlich kommen noch diese Mengen an hinzugefügtem Zucker und ungesundem Fett dazu - einfach fatal und absolut nicht zu empfehlen. Ich selbst hatte erst ein paar Cheatdays in meinem Leben, und diese dienten alle für YouTube als Unterhaltung.

Die Lösung: Eine leckere Ernährung sowie CHEATMEALS

Doch wenn Cheatdays somit nicht empfehlenswert sind, wann darfst du dir dann etwas Leckeres gönnen? Die Antwort lautet: IMMER!

Der erste und wichtigste Teil der Lösung ist zunächst eine gute Ernährungsweise, die nicht eingeschränkt und eintönig ist. Denn so brauchst du für deine Psyche gar keinen Cheatday, weil du nicht „durchhalten" musst oder „endlich etwas Leckeres essen darfst". Es ist absolut möglich, maximale Erfolge zu erzielen und trotzdem köstlich und mit Spaß zu essen. Mit der individuellen Ernährungsweise von LEAN&MASSIVE sowie FIT&SHREDDED ist das absolut gewährleistet.

Auch aus diesem Grund haben wir unsere Kochbücher SHREDDED KITCHEN und MUSCLE KITCHEN herausgebracht, um lecker und trotzdem gesund essen zu können. Spaß an der Ernährung und an diesem Sport ist für mich einer der wichtigsten Faktoren um wirklich Erfolg zu haben, denn wenn es Spaß macht, wollen wir immer besser und besser werden.

Der zweite Teil der Lösung sind Cheatmeals statt Cheatdays. Ich persönlich liebe Süßes, weshalb ich nicht darauf verzichten möchte, da es auch überhaupt nicht notwendig ist! Ich gönne mir wirklich jeden Tag etwas Leckeres, weil es absolut erlaubt ist. Selbst wenn ich FIT&SHREDDED durchziehe, gibt es bei mir fast täglich eine Kugel Eis oder ein Stück Schokolade.

Wenn man also mit Cheatmeals arbeitet, kann man nahezu jeden Tag etwas Köstliches essen. Es ist absolut in Ordnung, wenn beispielsweise 10-15% der Kalorien mit ungesunden Lebensmittel gedeckt werden, solange sie in die Kalorien und Makros passen. So musst du nie auf etwas verzichten, kannst dir jeden Tag etwas kleines Süßes gönnen und brauchst keine unnötigen Cheatdays, die dir alles wieder kaputt machen.

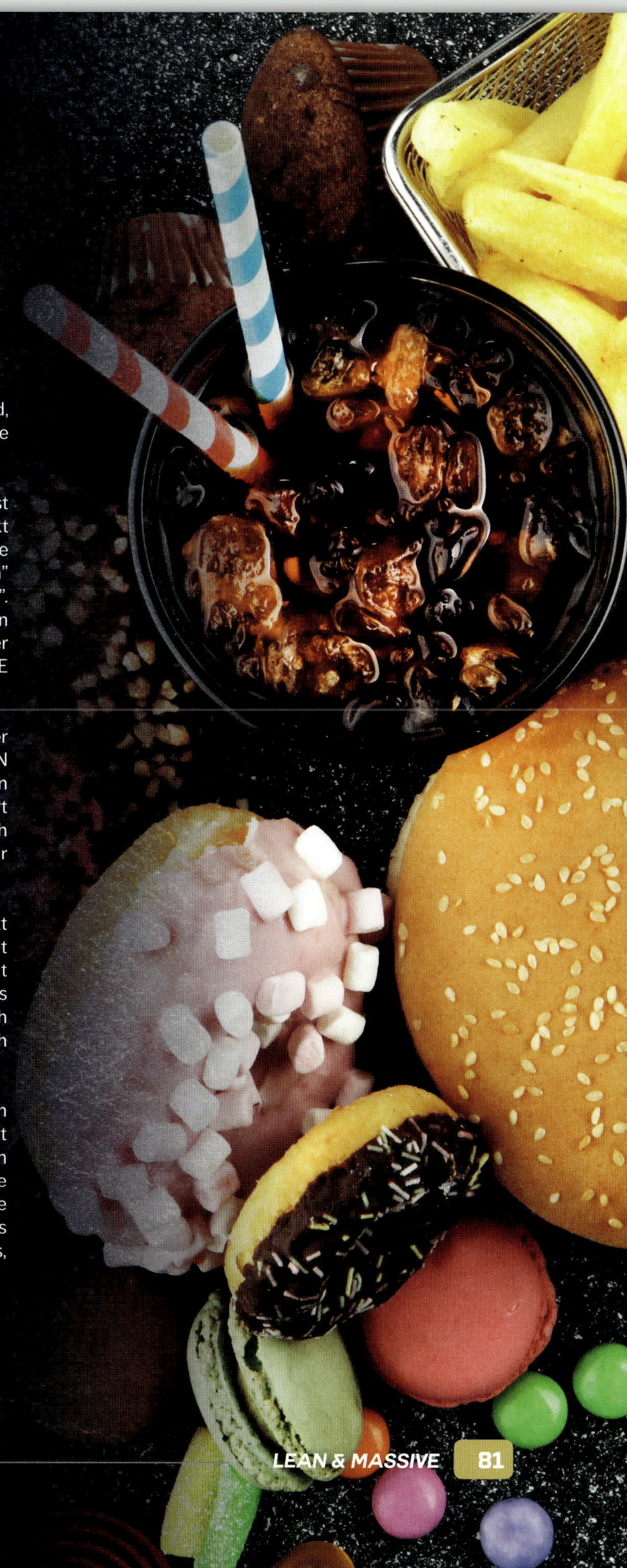

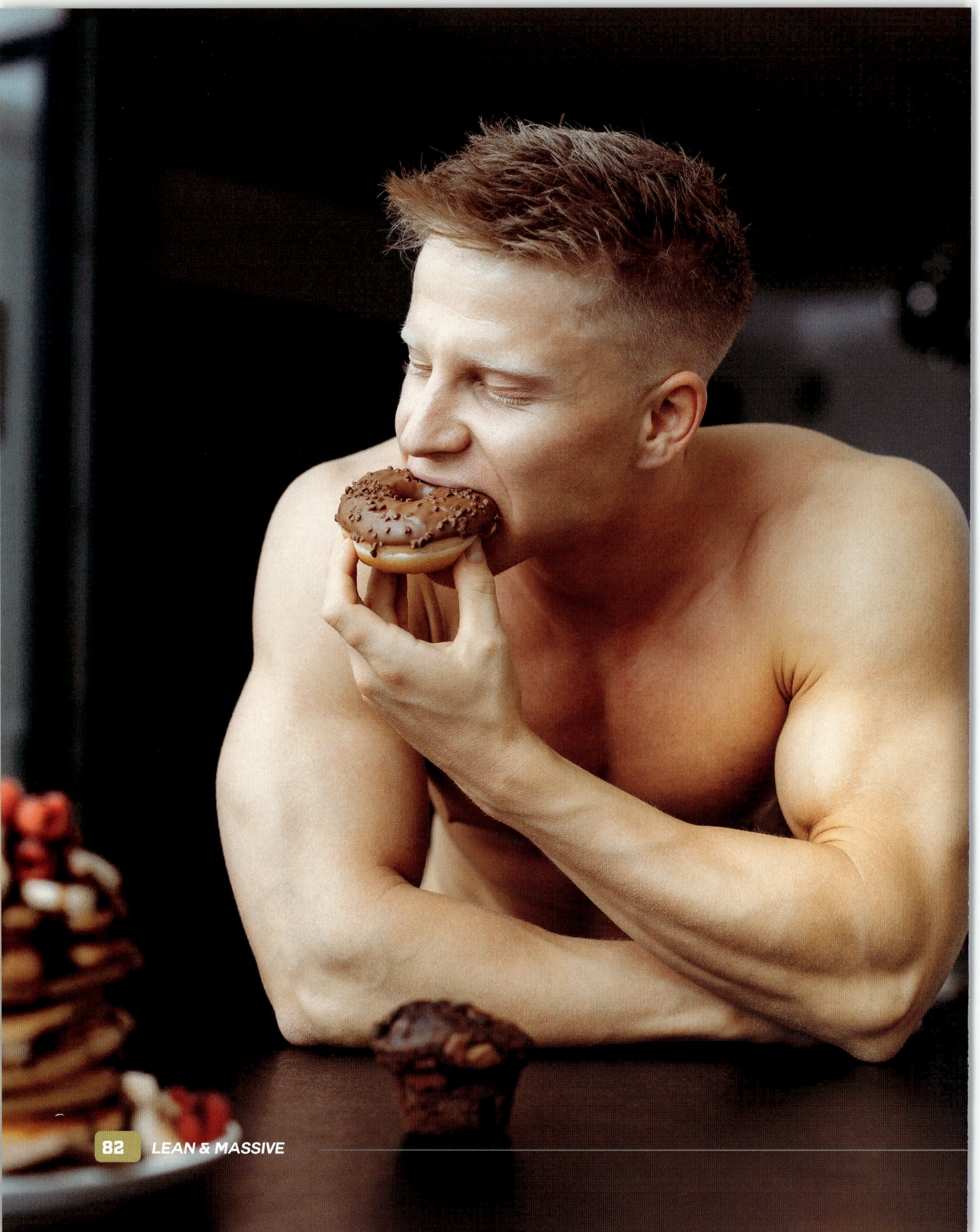

ZUCKER UND SÜSSES

Wie viel ist erlaubt?

Zucker ist nicht zu verteufeln, denn es ist auch nur ein Kohlenhydrat wie jedes andere. Was viele jedoch unter „Zucker" verstehen, ist der normale Haushaltszucker, der auch als Saccharose bezeichnet wird.

Um die Frage, wie viel Zucker du am Tag maximal zu dir nehmen solltest, zu beantworten, ist es wichtig, zwischen Zucker, der natürlich in Lebensmitteln vorkommt und künstlich hinzugefügtem Zucker zu unterscheiden, denn um den geht es eigentlich. Natürlich vorkommender Zucker im Essen ist meist nicht das Problem.

Laut Experten sollten Männer maximal 150 Kalorien (etwa 37 g) pro Tag an hinzugefügtem Zucker konsumieren, Frauen maximal 100 Kalorien (etwa 25 g). Dies entspricht ungefähr 9 Teelöffel Zucker bei Männern und 6 Teelöffel Zucker bei Frauen.

Der Zuckeranteil, der auf Lebensmitteln angegeben ist, ist jedoch nicht immer hinzugefügter Zucker, sondern kann auch natürlich vorkommender sein. Somit ist es nicht wirklich möglich, einen genauen Maximalwert an Zucker herauszufinden, den man am Tag generell konsumieren darf. Ich empfehle dir daher eher Lebensmittel ohne zugesetzten Zucker zu konsumieren - wie beispielsweise Müsli ohne Zuckerzusatz.

Musst du bei LEAN&MASSIVE auf Süßes verzichten?

Die Antwort ist: Nein. Solange du dich grundlegend gesund ernährst, kannst du definitiv einen kleinen Teil deiner Kalorienmenge mit „nicht so gesunden" Lebensmitteln decken, zu denen auch Süßigkeiten und Zucker gehören.

Achte bitte darauf, nicht jeden Tag zu viel Süßes zu konsumieren. Spaß ist jedoch das Wichtigste, deshalb sei flexibel und gönn' dir ab und zu einmal etwas Süßes, wenn du das möchtest.

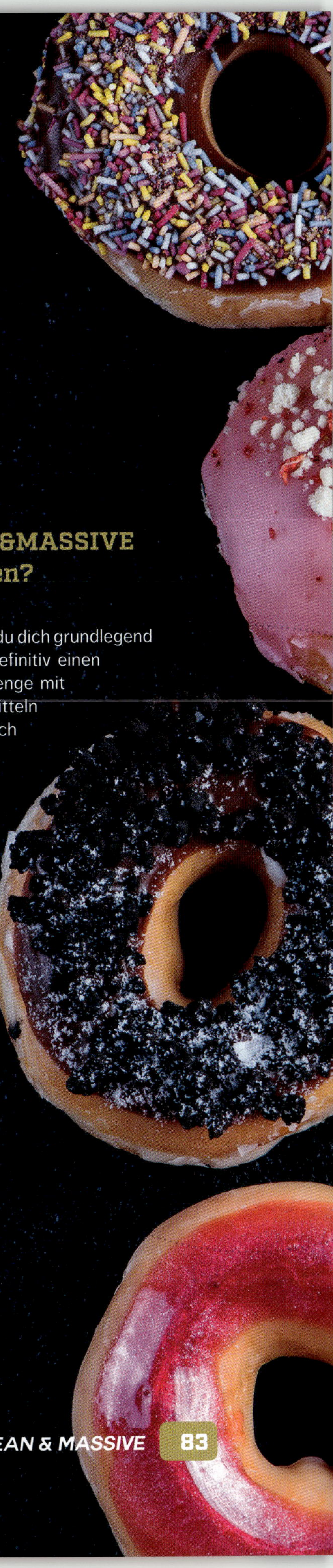

WEITERE **EMPFEHLENSWERTE LEBENSMITTEL**

Kohlenhydratquellen

Unverarbeitet:	• Kartoffeln / Süßkartoffeln • Reis • Haferflocken	• Kichererbsen • Bulgur • Quinoa
Verarbeitet:	• Vollkornbrot • Pasta • Reiswaffeln	• Maiswaffeln • Früchtemüsli
Obst:	• Beeren • Bananen • Äpfel	• Marillen • Pfirsiche • Rote Trauben

Proteinquellen

Tierische Produkte:	• Geflügel (Hühnerbrust, Pute) • Rotes, fettarmes Fleisch (Rind, Wild, Schwein)	• Fisch • Schinken • Eier
Milchprodukte:	• Magerquark / Magertopfen • Körniger Frischkäse / Cottage Cheese (fettarm)	• Magermilch • Magerjoghurt • Proteinpulver
Pflanzliches Protein:	• Bohnen • Linsen • Erbsen	• Tofu • Seitan • Mandeln

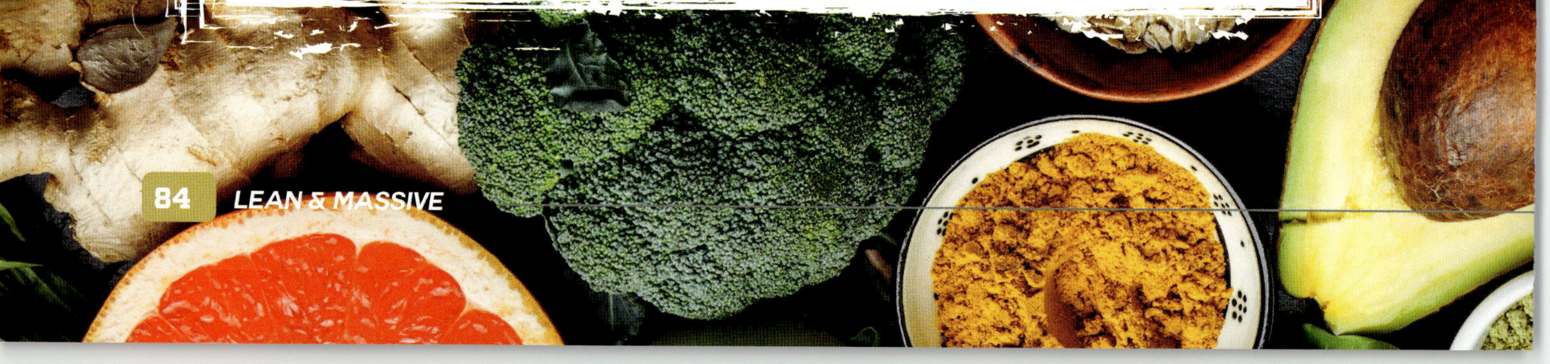

Fettquellen

- Nüsse und Kerne
- Butter
- Olivenöl
- Eier
- Avocado
- Fisch
- Kokosöl
- Käse
- Dunkle Schokolade
- Chia Samen
- Griechisches Joghurt
- Leinöl

Gemüse

- Grüne Bohnen
- Karotten
- Zucchini
- Paprika
- Tomaten
- Champignons
- Brokkoli
- Zwiebel
- Spinat
- Artischocken
- Aubergine
- Weiß-, Rosen- & Blumenkohl
- Kohlrabi

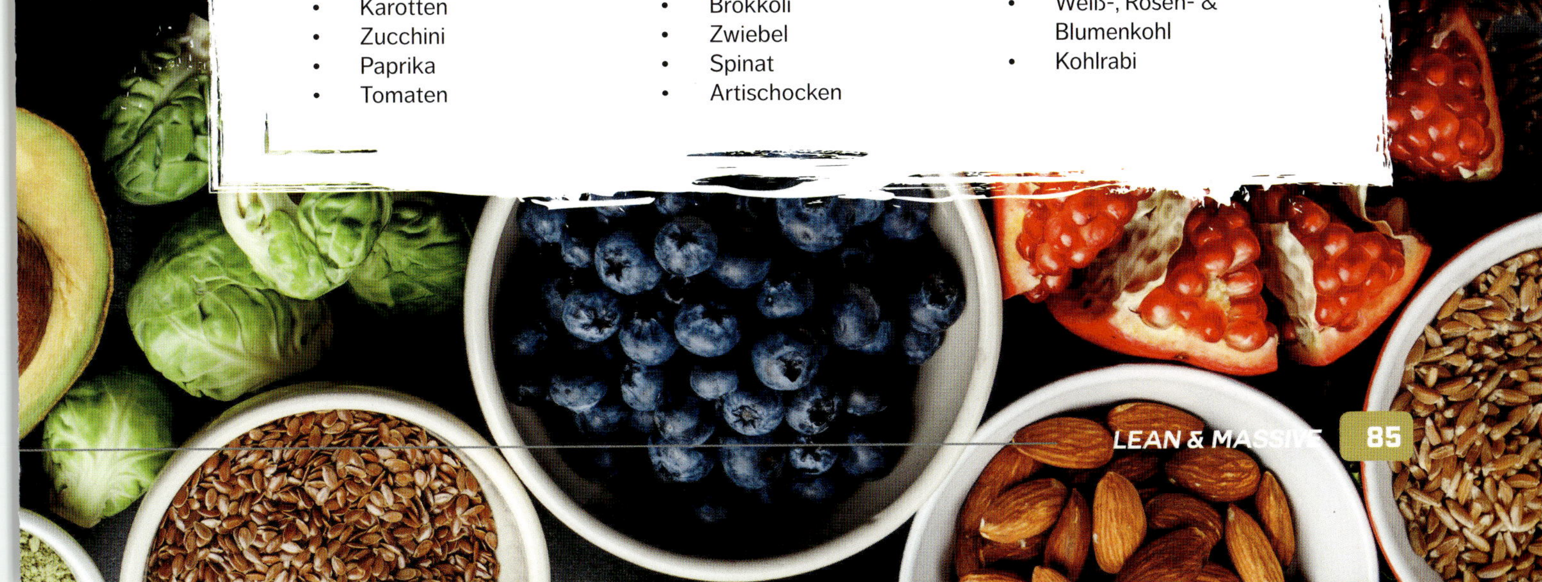

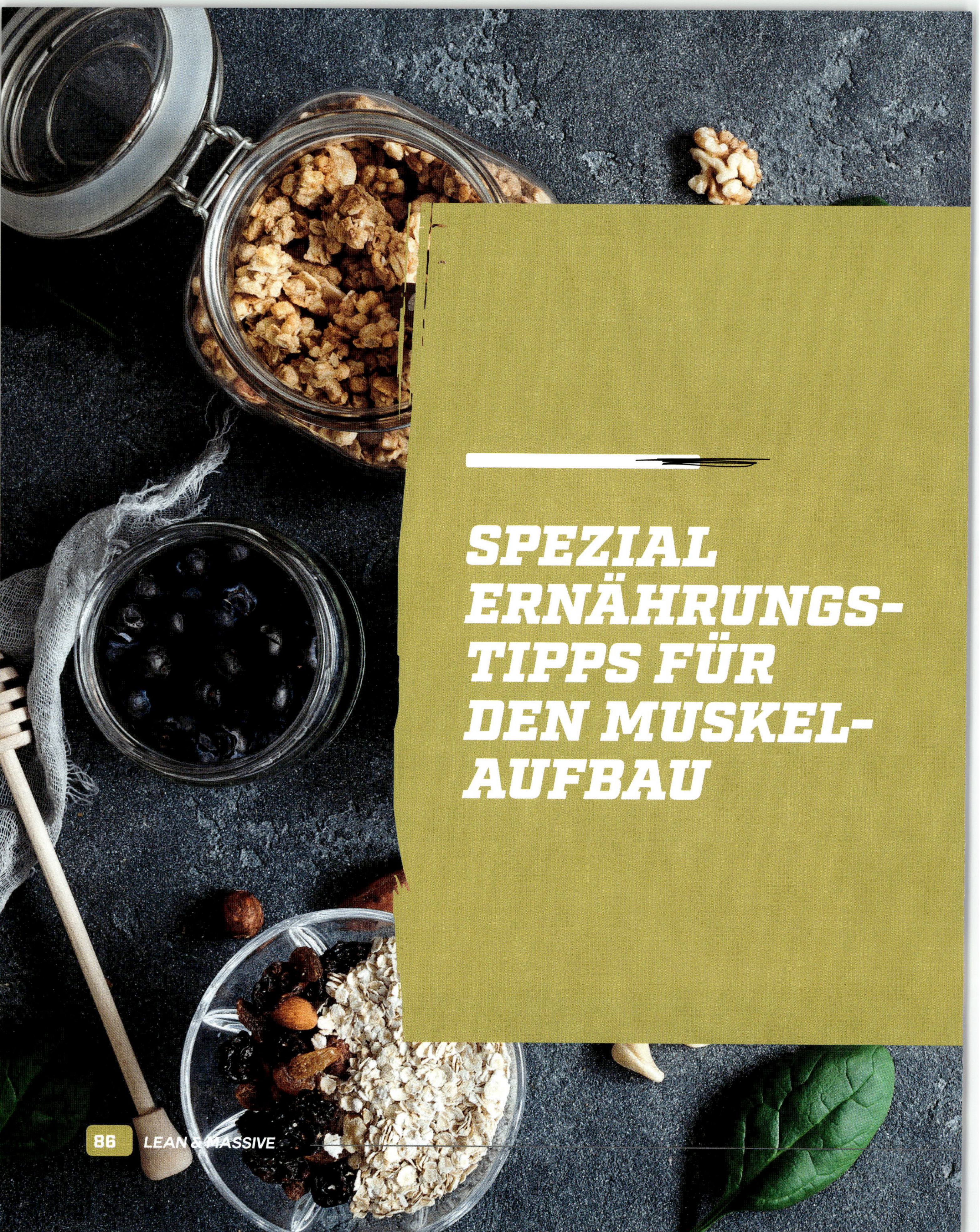

SPEZIAL ERNÄHRUNGS-TIPPS FÜR DEN MUSKEL-AUFBAU

„Ich bin ein Hardgainer und kann essen, was ich möchte, ich nehme einfach nicht zu.“ Meine Antwort lautet meistens „Absoluter Unsinn. Du musst einfach mehr essen, dann kann jeder Muskeln aufbauen!“

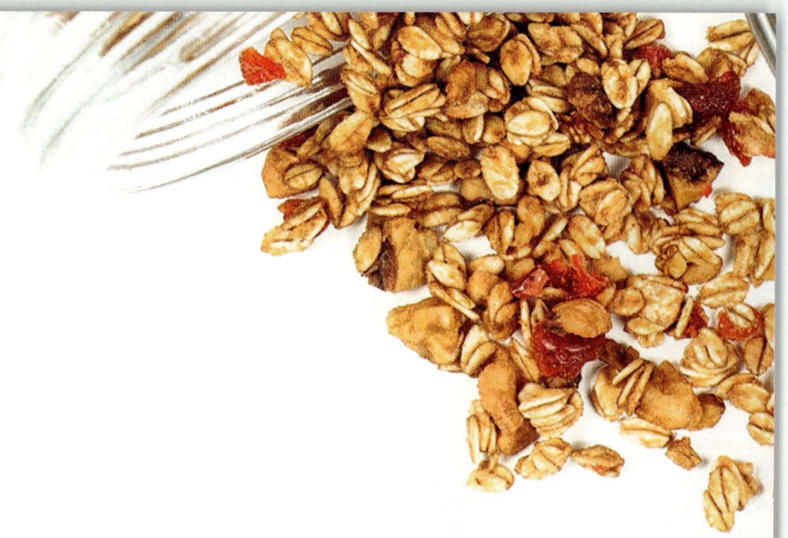

ENDLICH **MUSKELN AUFBAUEN**

Probleme beim Muskelaufbau haben leider viele. Eine häufige Frage, die mir oft gestellt wird, lautet: „Ich kann essen, was ich möchte, ich nehme einfach nicht zu. Was kann ich tun?". Meine Antwort lautet meistens „Absoluter Unsinn. Du musst einfach mehr essen, dann kann jeder Muskeln aufbauen!"

Wie du bereits erfahren hast, ist dies meist einfach zu lösen. Du brauchst im Bereich Ernährung einen Kalorienüberschuss, um Muskeln aufzubauen. Am besten ist dieser jedoch nur so groß, dass du dabei fast kein Körperfett ansetzt. Natürlich spielen hier noch enorm viele andere Faktoren eine Rolle, wie beispielsweise die Verteilung der Makronährstoffe oder das komplette Trainingssystem. Trotzdem gilt: Um Muskeln aufzubauen, musst du mehr Kalorien zu dir nehmen, als du verbrauchst. Deshalb solltest du unbedingt Kalorien zählen.

Die Lösung lautet somit:
Du musst mehr essen!

Hardgainer

Unter „Hardgainer" versteht man meist eine Person, der es schwerfällt, zuzunehmen. Meistens sind diese Menschen sehr dünn und behaupten, ihr Stoffwechsel sei zu schnell und sie könnten deswegen nie wirklich an Gewicht zulegen. Natürlich kann es auch sein, dass jemand wirklich krank ist und beispielsweise eine Schilddrüsenüberfunktion hat. Diese Personen sollen sich auch auf jeden Fall an einen Arzt wenden, um die für sie beste medizinische Lösung zu finden. Jedoch trifft das bei den meisten, die sich an mich wenden, nicht zu.

Ich kann dir hiermit versichern: Jeder gesunde Mensch kann zunehmen! Es gibt einfach keinen „Hardgainer", das ist meist eine reine Ausrede. Manche Personen haben es etwas schwerer als andere, da sie durch ihre Alltagsaktivitäten viel mehr Kalorien verbrauchen.

Wenn es dir schwerfällt, genug zu essen, um zuzunehmen, musst du noch mehr dafür tun. Wenn du dennoch Probleme hast, genug zu essen, möchte ich dir nun meine wichtigsten Tipps und Informationen mitgeben, damit du das ab sofort schaffst.

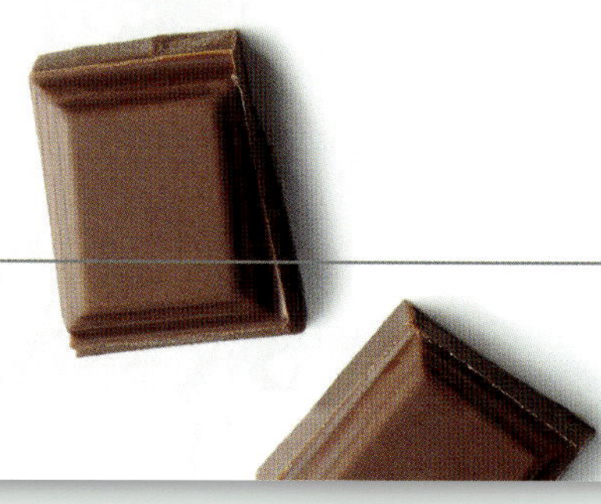

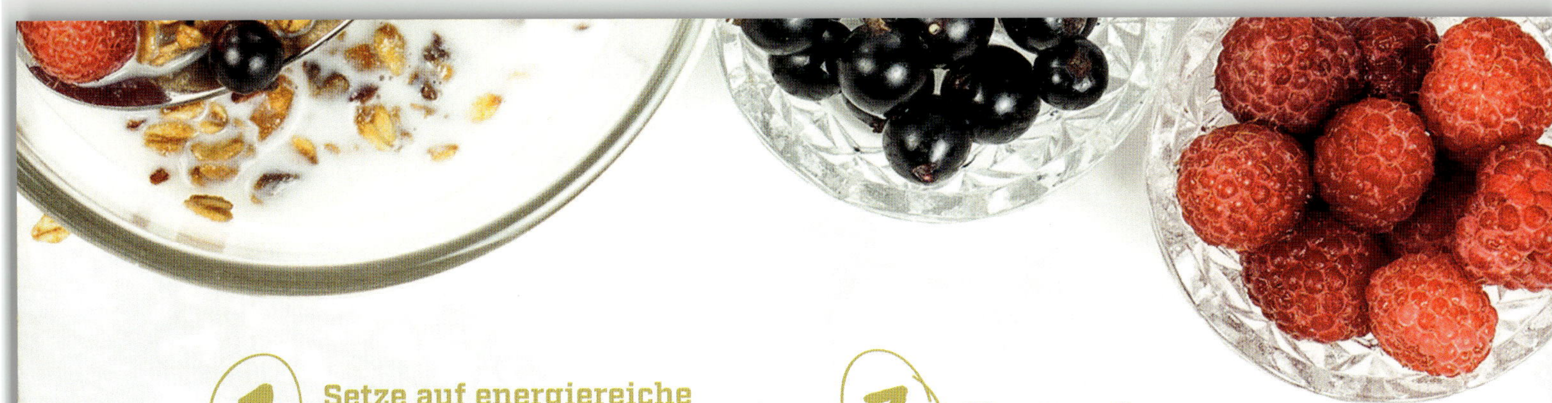

Setze auf energiereiche Lebensmittel!

Energiereiche Lebensmittel sind genau das Gegenteil von Lebensmitteln, die du beispielsweise bei FIT&SHREDDED bevorzugen sollst. Dort sind es vor allem Lebensmittel, die ein hohes Volumen haben, sprich den Magen gut füllen und das Sättigungsgefühl somit erhöhen, aber trotzdem eine niedrige Energiedichte, sprich wenig Kalorien besitzen. Der Grund ist, dass du dann nur ein paar hundert Kalorien gegessen hast, und trotzdem bereits satt bist. Das ist in einer Diät enorm wichtig, ein Beispiel dafür wäre eine Riesenschüssel Salat mit Gemüse und Hähnchenbrust.

Wenn du nun mehr Kalorien essen willst, solltest du jedoch auf Lebensmittel zurückgreifen, die ein niedriges Volumen haben, bei einer gleichzeitig hohen Kalorienanzahl. Sprich Lebensmittel, die dich nicht sofort füllen und sättigen, aber trotzdem viele Kalorien besitzen. Im nächsten Kapitel erfährst du optimale Beispiele von sehr energiereichen Nahrungsmitteln, die du somit in deine Ernährung integrieren kannst.

Iss mehrere Mahlzeiten!

Dieser Tipp hat mir damals sehr geholfen. Solltest du schnell satt werden und schaffst es nicht, deine benötigten Gesamtkalorien in Frühstück, Mittag- und Abendessen zu konsumieren, solltest du definitiv mehrere Mahlzeiten zu dir nehmen.

Baue zwischendurch immer wieder Zwischenmahlzeiten ein, beispielsweise zwischen Frühstück und Mittagessen, oder auch etwas später am Tag. Es ist einfacher, seine Kalorien auf 6-8 Mahlzeiten aufzuteilen, als in drei, bei denen du extrem satt bist.

Sei ruhig etwas experimentierfreudig und schau, was am besten für dich passt. Wie viele Kohlenhydrate, Proteine und Fette du optimalerweise pro Mahlzeit für den Muskelaufbau brauchst, berechnest du dir individuell im Kapitel „Kalorien ausrechnen".

Cheatmeals

Jeder, der mich kennt weiß, dass ich sehr viel von gesunder Ernährung halte. Sie ist für mich der wichtigste Faktor für unsere Gesundheit, aber auch für unseren körperlichen Erfolg. Trotzdem steht Spaß ebenso absolut im Vordergrund, dafür steht MUSCLE KITCHEN, dafür steht SHREDDED KITCHEN, dafür steht unser gesamtes Team sowie unsere beiden Programme: Spaß haben, lecker essen können und trotzdem mit voller Disziplin und Ehrgeiz seine Ziele und somit die beste Form des Lebens erreichen.

Deshalb bin ich absolut der Meinung, dass nicht 100% unserer täglichen Ernährung ausschließlich aus gesunden Lebensmitteln bestehen muss. Ein kleiner Teil, beispielsweise 10-15%, darf auch aus nicht so gesunden Lebensmitteln bestehen, wie beispielsweise aus „Cheatmeals". Das ist absolut kein Problem.

Wichtig ist nur, dass der Großteil gesund ist. Was nicht wirklich zu Cheatmeals zählt, sondern zu einfachen Lebensmitteln, sind zum Beispiel Cornflakes und Toast. Auch so etwas darfst du ruhig essen, wenn es in deinen Kalorienbedarf hineinpasst, solange es einen eher kleineren Teil deiner Ernährung einnimmt.

Cheatmeals können ebenfalls etwas helfen, genug Kalorien zu konsumieren, da sie logischerweise sehr viele Kalorien enthalten. Gönne dir ruhig manchmal etwas „Ungesundes", falls es dir hilft, auf deine Gesamtkalorien zu kommen und du das überhaupt möchtest. Es wird deinen Erfolg garantiert nicht verändern und es ist komplett egal, wenn du dich großteils gesund ernährst.

Ich esse beispielsweise sehr oft ein Eis und würde niemals darauf verzichten, weil es überhaupt nicht notwendig ist - nicht einmal in einer Diätphase wie mit FIT&SHREDDED. Ich stehe absolut dafür Spaß zu haben und dennoch meine Ziele mit Disziplin zu erreichen.

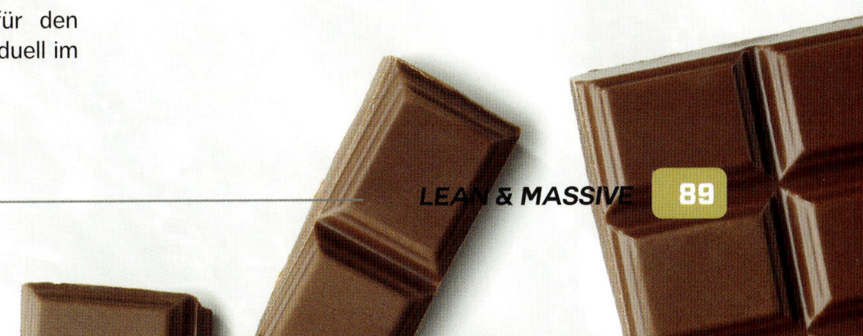

ENERGIEREICHE LEBENSMITTEL

Folgende Lebensmittel haben eine hohe Energiedichte und somit eine hohe Anzahl an Kalorien, sind jedoch absolut gesund und besitzen viele positive Eigenschaften. Sie sind perfekte Lebensmittel für den Muskelaufbau und ich kann jedem empfehlen, sie in seine Ernährung zu integrieren. Egal, ob sie einzeln gegessen, oder zu Mahlzeiten hinzugefügt werden, um diese noch energiereicher zu gestalten.

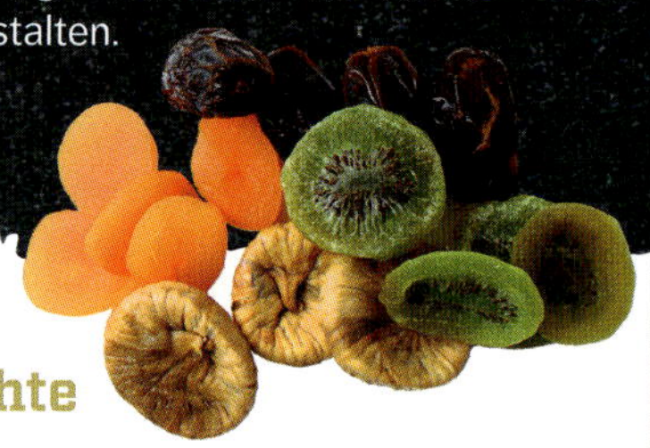

Trockenfrüchte

Trockenfrüchte sind eine der optimalsten Quellen für energiereiche Lebensmittel. Sie können sehr leicht und schnell verzehrt werden und haben gute Nährwerte. Besonders passend sind sie als Snack für unterwegs, in einem Porridge, sowohl vor als auch nach dem Training.

Datteln

Nährwerte pro Portion (30 g):
89 kcal – 1 g Eiweiß, 0 g Fett, 20 g KH

Getrocknete Mango

Nährwerte pro Portion (30 g):
95 kcal – 1 g Eiweiß, 0 g Fett, 21 g KH

Getrocknete Cranberries

Nährwerte pro Portion (20 g):
65 kcal – 0 g Eiweiß, 0 g Fett, 15 g KH

Reich an Mineralstoffen (Kalium, Calcium, Zink) und Vitaminen, gut für die Verdauung durch Ballaststoffe

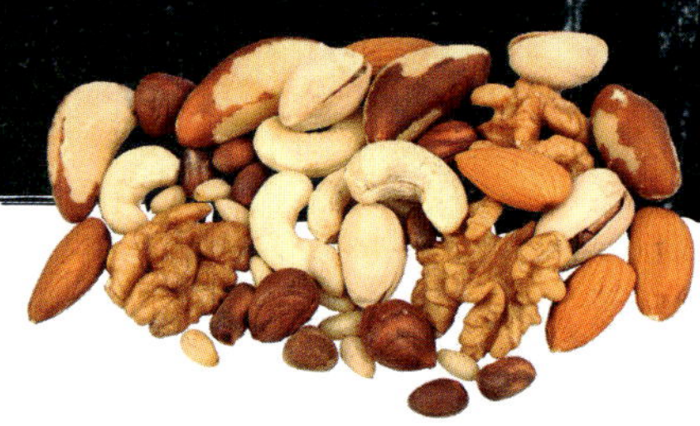

Nüsse

Nüsse sind meiner Meinung nach eines der besten Lebensmittel überhaupt. Sie sind nicht nur sehr gesund und ein optimaler Lieferant von gesunden Fettsäuren, sondern weisen auch eine sehr hohe Energiedichte auf und können optimal unterwegs gegessen werden. Ich persönlich füge sie auch oft zu einem Porridge hinzu.

Mandeln

Nährwerte pro Portion (25 g):
153 kcal – 6 g Eiweiß, 13 g Fett, 1 g KH

Walnüsse

Nährwerte pro Portion (25 g):
179 kcal – 4 g Eiweiß, 17 g Fett, 2 g KH

Macadamia Nüsse

Nährwerte pro Portion (25 g):
176 kcal – 2 g Eiweiß, 18 g Fett, 2 g KH

Reich an Mineralstoffen (Magnesium und Calcium), wirken sich positiv auf den Cholesterinspiegel aus, stärken unsere Knochen

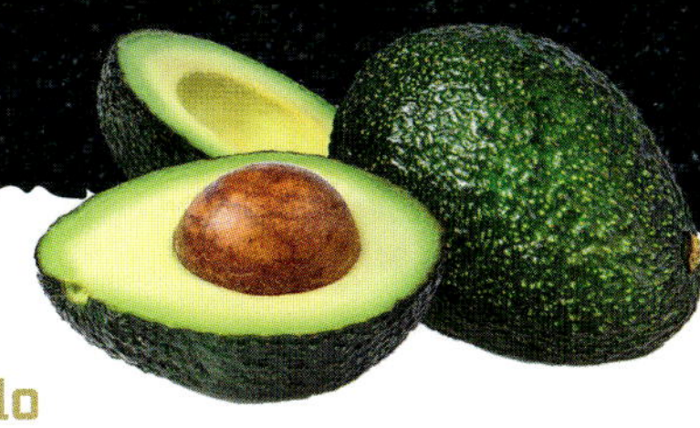

Avocado

Die Avocado zählt zu den gesündesten Lebensmitteln überhaupt und ist definitiv eine der besten Fettquellen, die es gibt. Sie schmeckt nicht nur gut, sie hat auch etliche positive Eigenschaften. Weiters kann sie in vielen verschiedenen Varianten gegessen werden. Beispielsweise kann sie als Aufstrich auf ein Brot geschmiert, über einen Salat geschnitten werden oder man kann sie einfach mit Salz, Pfeffer und etwas Zitrone löffeln.

Nährwerte pro Portion (250 g):
400 kcal – 3 g Eiweiß, 30 g Fett, 8 g KH

Positive Wirkung auf den Cholesterinspiegel, mineralstoffreich und besonders reich an Ballaststoffen

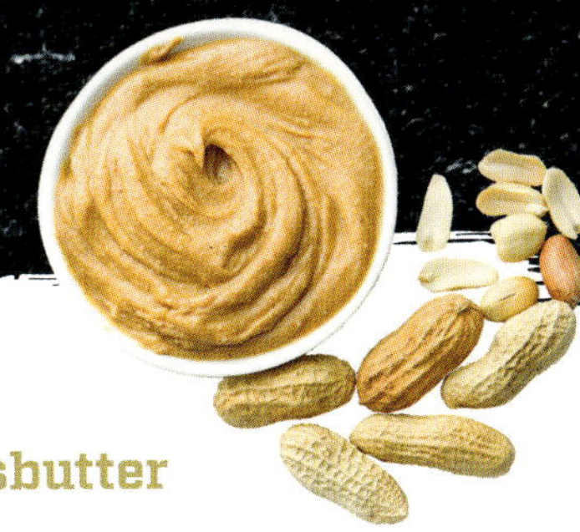

Erdnussbutter

Erdnussbutter ist zwar nicht gerade das gesündeste Lebensmittel, jedoch hat sie dennoch eine Berechtigung, bei diesen Lebensmitteln angeführt zu werden. Meiner Meinung nach schmeckt sie einfach unglaublich gut und kann in vielen Variationen eingesetzt werden, wie beispielsweise in einem Porridge.

Nährwerte pro Portion (20 g):
121 kcal – 5 g Eiweiß, 9 g Fett, 4 g KH

Kann vielseitig eingesetzt werden, hat eine hohe Energiedichte, perfekt für kleinere Snacks

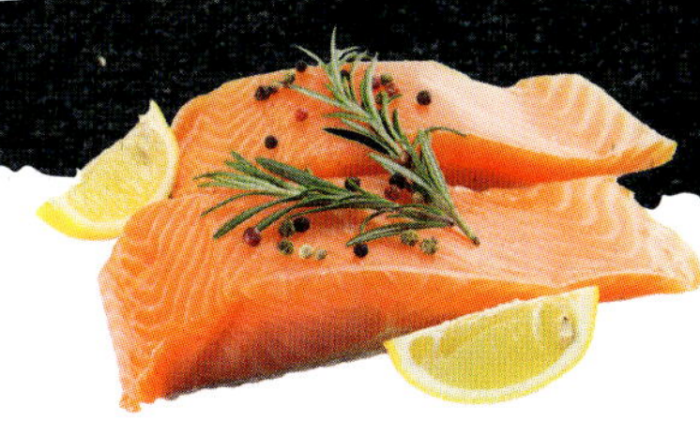

Lachs

Lachs ist ganz klar einer der gesündesten Speisefische und meiner Meinung nach einfach köstlich! Lachs zeichnet sich vor allem durch seinen hohen Gehalt an Omega-3-Fettsäuren aus, welche essentiell und somit lebensnotwendig sind.

Nährwerte pro Portion (125 g):
192 kcal – 26 g Eiweiß, 10 g Fett, 0 g KH

Reich an essenziellen Omega-3-Fettsäuren und wirkt somit entzündungshemmend. Mögliche positive Wirkung auf das Herz-Kreislauf-System und auf unsere Blutfettwerte

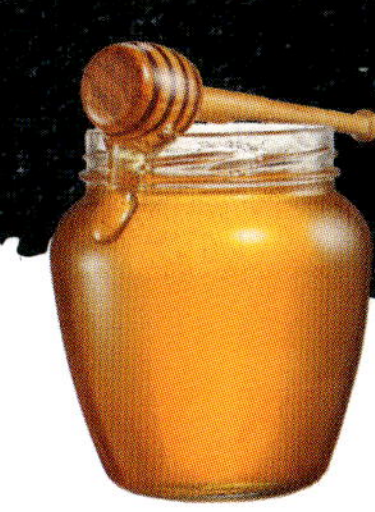

Honig

Honig darf unter den energiereichsten Lebensmitteln ebenfalls nicht fehlen. Er ist wie Erdnussbutter super geeignet, um Mahlzeiten noch energiereicher und schmackhafter zu machen, beispielsweise als Süßungsmittel in einem Porridge oder Joghurt.

Nährwerte pro Portion (20 g):
61 kcal – 0 g Eiweiß, 0 g Fett, 15 g KH

Besonders hilfreich bei Husten, wirkt antibakteriell (speziell bei Halsschmerzen)

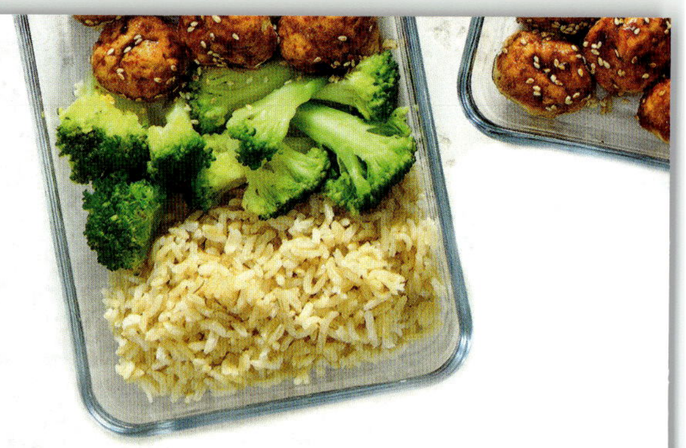

MEALPREP

Was bedeutet „Mealprep“ und wozu ist es so wichtig?

„Mealprep“, ausgeschrieben „meal preparation“, bedeutet die Vorbereitung und Planung der Mahlzeiten für unterwegs. Dies kann entweder am Vortag durch Vorkochen geschehen, in der Früh, oder auch erst direkt unterwegs. Es bedeutet einfach, dass die Mahlzeiten geplant sind und es nicht vorkommen kann, dass du nicht weißt, was du essen sollst, wenn du gerade nicht zuhause bist. Dies passiert vielen oft in der Schule sowie in der Arbeit, weshalb sie oft auf ungesunde und nicht optimale Lebensmittel zurückgreifen und keine Kontrolle mehr über die zugeführte Kalorienmenge für den restlichen Tag haben. Jedoch ist es - wie du bereits weißt - absolut notwendig, am Ende des Tages die optimale Kalorienbilanz sowie Makroverteilung für dein jeweiliges Ziel zu haben, und zwar Muskeln aufzubauen oder Körperfett zu verlieren.

1 Vorkochen

Vorkochen ist ganz klar die einfachste Variante des Mealpreps. Es gibt sicher nichts Besseres, als wenn du dir eine optimale Mahlzeit für die Arbeit oder Schule vorkochst. Ein einfacher Tipp von mir: Koche von deiner Abendmahlzeit gleich die doppelte Menge, und nimm eine Portion am nächsten Tag mit.

Ebenfalls kannst du dir auch in der Früh noch etwas herrichten, wie beispielsweise unser Rezept „Proteinbombe“ aus SHREDDED KITCHEN oder den Oat Cake aus MUSCLE KITCHEN. Zubereitet, in eine Tupperware gefüllt und fertig ist deine optimale Mahlzeit für unterwegs. Die Community liebt diesen Tipp.

2 Snacks für zwischendurch

Snacks für zwischendurch helfen in einer ausgewogenen Ernährung enorm. Es ist wichtig zu wissen, was du zwischen den Mahlzeiten essen kannst, damit du nicht zu ungesunden und unpassenden Lebensmitteln greifst.

Vor allem, wenn du gerade unterwegs bist, ist dies oft sehr hilfreich. Viele Menschen kaufen dann Pizza und Döner, doch in einem Supermarkt findest du viele optimale Lebensmittel, die du auch unterwegs essen kannst und gesund sind. So bist du niemals gezwungen, unpassende und ungesunde Mahlzeiten zu dir zu nehmen und kannst deine Ernährung mit Spaß und Disziplin durchziehen.

Ich zeige dir nun optimale Beispiele von Snacks für zwischendurch, sowie für unterwegs.

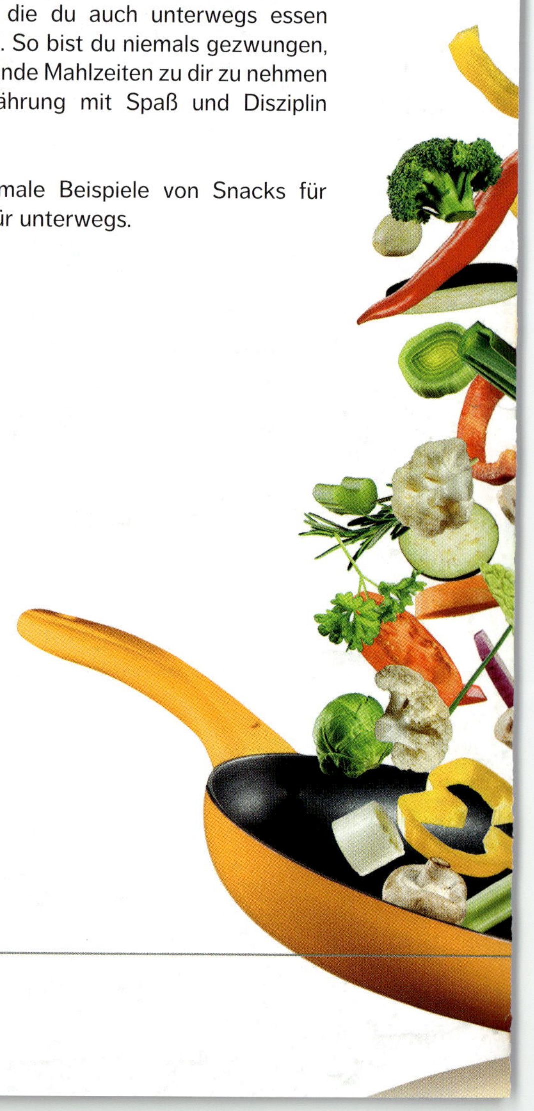

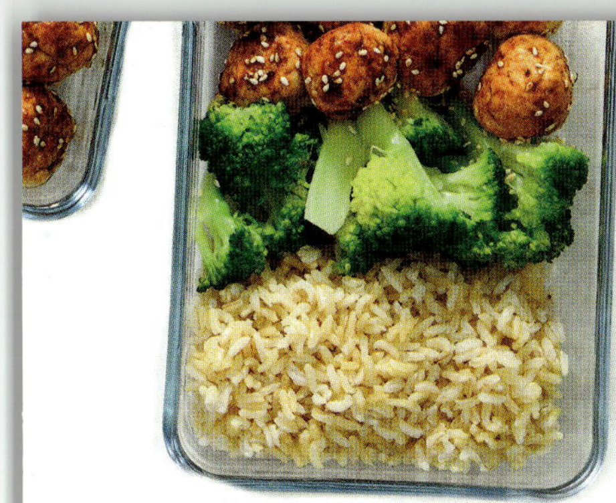

Beispiele für optimale Snacks:

Proteinquellen

- fettarmer Hüttenkäse (Cottage Cheese)
- Skyr
- Harzer Käse
- Fettarmer Schinken
- Magerquark & Magerjogurt
- Whey Protein
- Hartgekochte Eier
- Griechisches Joghurt fettarm

Kohlenhydratquellen

- Früchte, wie Bananen, Äpfel, Weintrauben, etc.
- Trockenfrüchte, wie Cranberries oder getrocknete Mangos
- Reis- und Maiswaffeln
- Müsliriegel ohne Zuckerzusatz
- Gebäck
- Gemüse, wie kleine Tomaten oder kleine Paprika
- Apfelmus ohne Zuckerzusatz

Fettquellen

- Nüsse, wie Mandeln, Walnüsse und Haselnüsse
- Studentenfutter
- Naturjoghurt

Mein Tipp

Am Ende gebe ich dir noch drei zusätzliche Tipps zum Thema „Mealprep":

1

Falls du vorkochst: Bereite Mahlzeiten zu, die auch kalt gut schmecken, falls du keine Mikrowelle oder eine andere Aufwärmmöglichkeit zur Verfügung hast.

2

Besorge dir die nötigen Behälter, in denen du deine Mahlzeiten für unterwegs mitnehmen kannst. Im Internet kannst du alle Größen für wenig Geld kaufen.

3

Planung ist das Wichtigste! Überlege bereits am Vortag ungefähr deinen nächsten Tagesablauf, damit es nicht passieren kann, dass du in der Schule oder Arbeit nichts zu essen hast und auf unpassende Lebensmittel zurückgreifen musst.

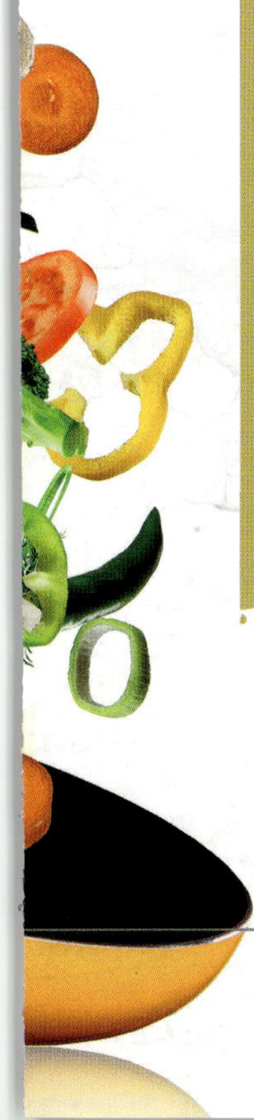

ESSEN IM RESTAURANT

oder mit der FAMILIE

Ich bekomme auf Instagram und YouTube enorm viele Fragen gestellt, wie: „Wie zählt man das Essen, wenn man im Restaurant isst? Was soll man tun, wenn die Familie zuhause kocht?", weshalb ich glaube, dass dies oft ein Problem für viele darstellt.

1 Essen im Restaurant

Auswärts zu essen, ist leider etwas problematisch, da du meist nicht wissen kannst, wie viele Kalorien die Speisen haben. Vor allem weißt du nie, in wie viel Öl das Gericht angebraten wurde und ob es nicht eventuell extrem fettig ist, was natürlich niemand von uns möchte. Denn alleine 2 Teelöffel Öl, das mehr in dem Gericht steckt, hat etwa 100 Kalorien sowie 9 g Fett. Und das passiert sehr schnell, wenn man essen geht.

Wenn du mit diesem Programm gerade erst beginnst, würde ich dir empfehlen, nicht allzu oft deine Mahlzeiten im Restaurant einzunehmen, da du die Kalorien nicht wirklich zählen kannst, vor allem, wenn du dich erst seit kurzem mit Ernährung und dem Kalorienzählen auseinandersetzt. Trotzdem gilt auch hier wieder: Spaß ist enorm wichtig, und jeder liebt es ab und zu essen zu gehen - dies ist auch für mich persönlich eines der schönsten Hobbys, und darauf möchte ich keinesfalls verzichten.

Falls du nun im Restaurant isst, habe ich folgende Tipps für dich, damit du deine Ernährung trotzdem gut durchziehen kannst und es schaffst, die Kalorien im Restaurant möglichst gut zählen zu können.

Beachte folgende Punkte:

- ✓ Suche dir passende Restaurants aus, in denen es dir leichter fällt, die Kalorien und Makros zu zählen.
- ✓ Ich persönlich gehe gerne Sushi essen, da man in den Apps genau eingeben kann, wie viele Sushi oder Maki man gegessen hat. Ein anderes Beispiel wäre ein Restaurant, wo du gegrilltes Hühnerfilet mit Reis und Salat bestellen kannst, dies kann man auch gut abschätzen. Eine Schüssel Reis beim Asiaten würde ich übrigens meist mit 60-70 g Rohgewicht schätzen.
- ✓ Wenn du zuhause kochst und die Zutaten abwiegst, merke dir, wie viel das ungefähr ist. So lernst du im Restaurant noch genauer zu schätzen.
- ✓ Frage ruhig nach, ob du beispielsweise statt Pommes auch Reis oder gekochte Kartoffeln dazu haben kannst. Dies sind Beilagen die du gut zählen kannst ohne dass die Gefahr besteht, dass verstecktes Fett dabei ist.
- ✓ Bitte den Kellner, dein Gericht eher mit wenig Öl und Fett zuzubereiten, da du das nicht gerne magst. Dies mache ich jedes mal und es klappt echt super.
- ✓ Falls Saucen dabei sind: Bitte den Kellner, die Sauce getrennt zu servieren. Dann kannst du selbst entscheiden, ob und wie viel du dazuhaben möchtest, da du auch diese Kalorien sehr schwer zählen kannst.
- ✓ Zähle immer 10-15 g Olivenöl zu deinem Essen dazu, wenn du etwas gebratenes isst, beispielsweise eine Hühnerbrust oder ein Fischfilet mit Reis. Da du nicht weißt, mit wie viel Öl der Koch gekocht hat, bist du damit auf der sicheren Seite.

2 Essen mit Familie oder Freunden

Dies ist eine der häufigsten Fragen, die mir gestellt werden: „Was tun, wenn man mit der Familie zuhause isst oder mit Freunden etwas kocht?" Schließlich möchte man nicht jedes Mal sagen, dass dies nicht möglich sei, denn dieser Sport und die Ernährung sollen vor allem Spaß machen.

Folgende Tipps habe ich für dich:

- ✓ Schlage deiner Familie oder deinen Freunden vor, etwas Gesundes zu kochen, beispielsweise unsere Gerichte aus SHREDDED KITCHEN oder MUSCLE KITCHEN. Diese Kochbücher sind deshalb so perfekt, da sie auch für eine Familie geeignet sind und sich alle lecker und gesund ernähren können. Mach' ihnen klar, dass die Speisen auch extrem lecker schmecken, denn das glaubt oft niemand.

- ✓ Bitte sie, etwas zu kochen, wo du dir leicht tust, Kalorien zu zählen. Sag ihnen, du möchtest dich gerne auf deine Ernährung konzentrieren und deine Ziele erreichen und dass das enorm wichtig ist für dich. Sie verstehen das sicher!

- ✓ Mach ihnen klar, dass auch sie davon etwas haben. Gesunde Ernährung ist unglaublich wichtig für alle. Zeige ihnen, wie lecker gesundes Essen schmecken kann und hilf damit auch anderen, sich gesund zu ernähren.

- ✓ Schau, dass Rezepte gekocht werden, wo du möglichst gut die Kalorien berechnen kannst, wie beispielsweise bei Hähnchenbrust mit Gemüse und Reis oder bei Fischfilet mit Kartoffeln.

- ✓ Wiege deine Portion auf deinem Teller ab, falls du möchtest. Selbstverständlich kannst du die Kalorien auch schätzen, doch du kannst auch einfach dein Gericht auf deinem Teller abwiegen, bevor es aufgeteilt wird. So kannst du genau zählen, wie viel du isst. Übrigens: Achte dann darauf, kein Rohgewicht in der App zu zählen, sondern die gekochte Variante!

- ✓ Lass' gewisse Beilagen einfach weg. Deine Familie oder Freunde wollen Hähnchenbrust mit Gemüse und Pommes? Perfekt! Mach dir eine kleine Portion Reis statt der Pommes und schon hast du deine optimale Mahlzeit. Möchtest du Ketchup dazu, verwende beispielsweise Ketchup Light statt einer fettigen Sauce und schon sparst du Kalorien!

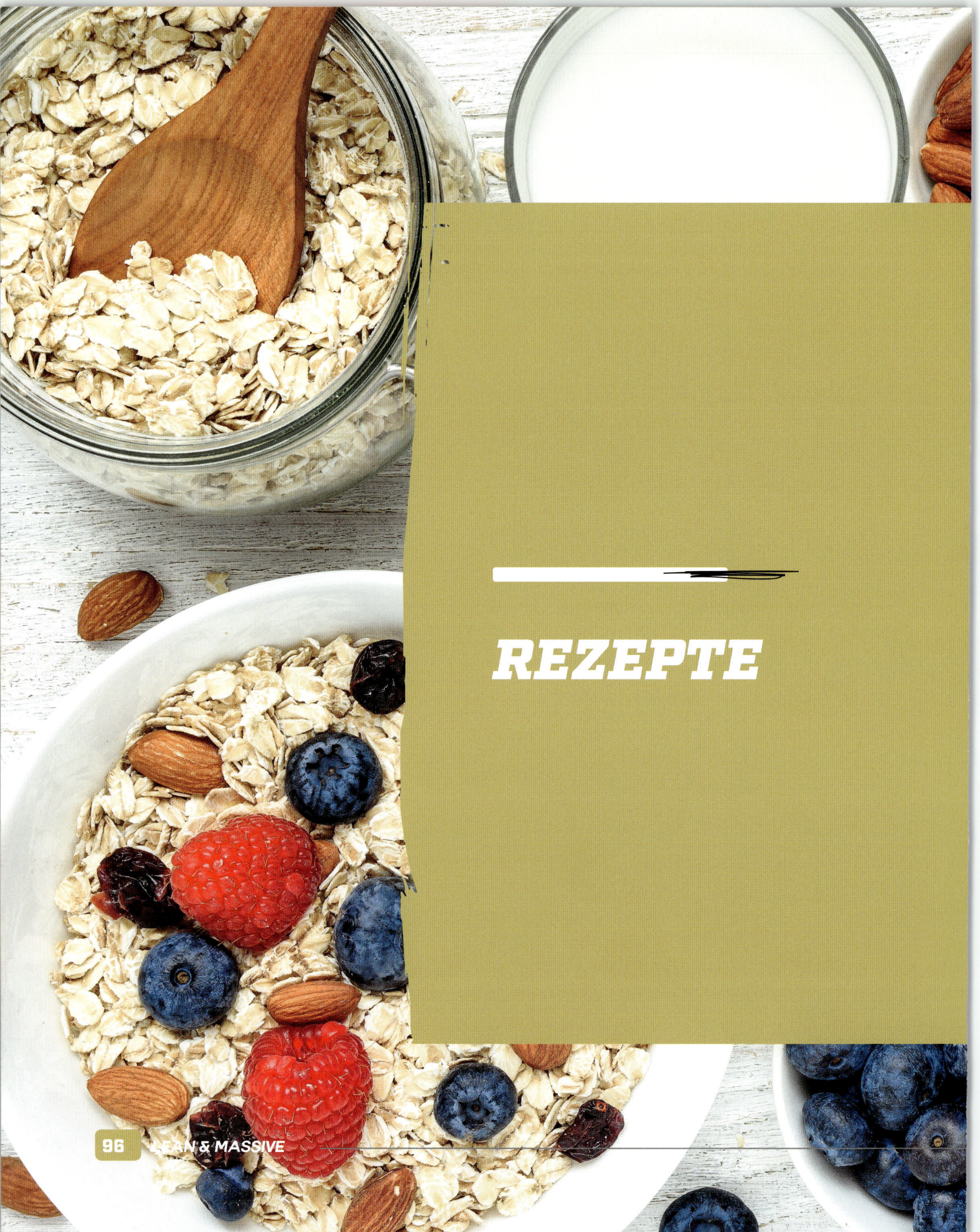

REZEPTE

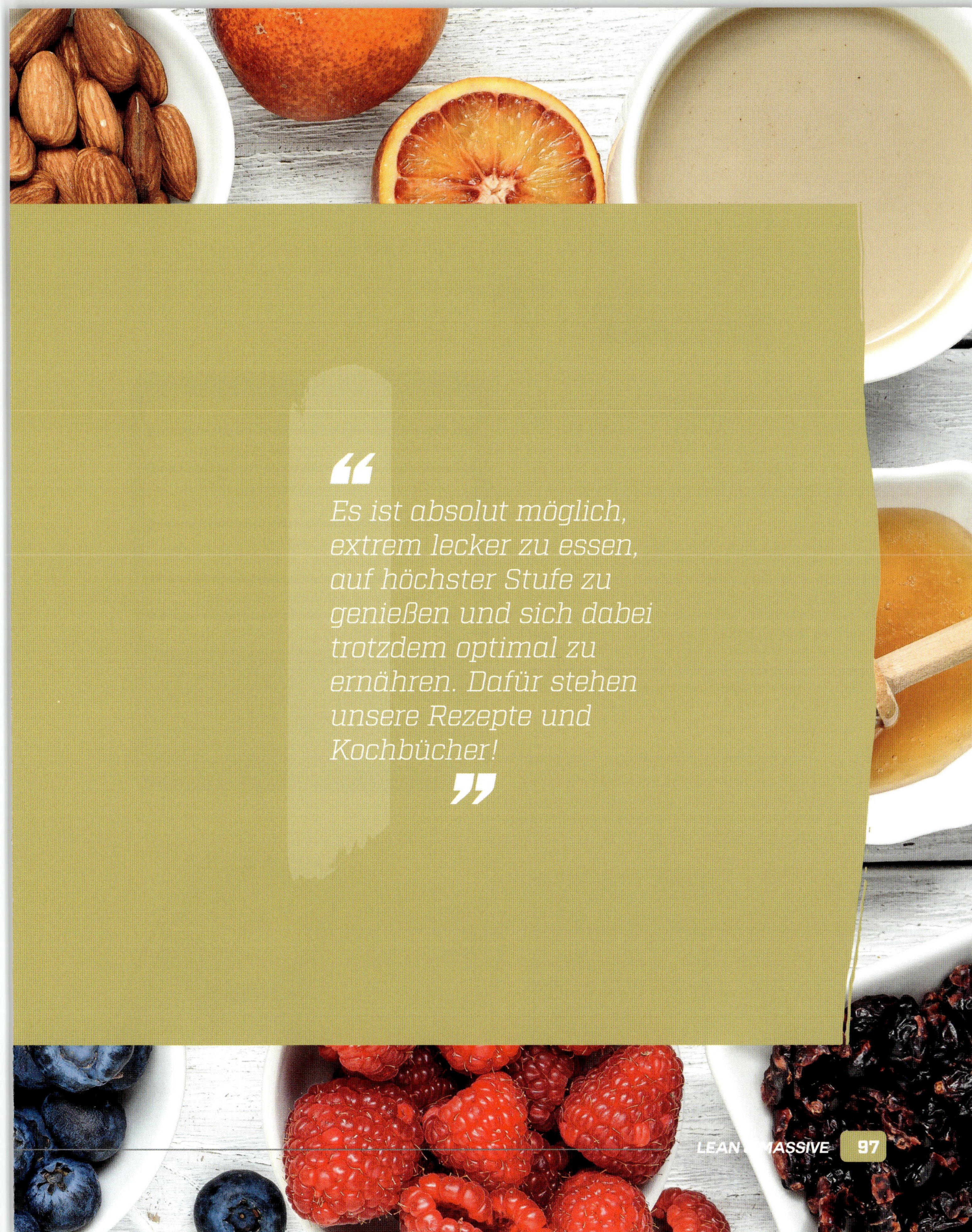

> Es ist absolut möglich, extrem lecker zu essen, auf höchster Stufe zu genießen und sich dabei trotzdem optimal zu ernähren. Dafür stehen unsere Rezepte und Kochbücher!

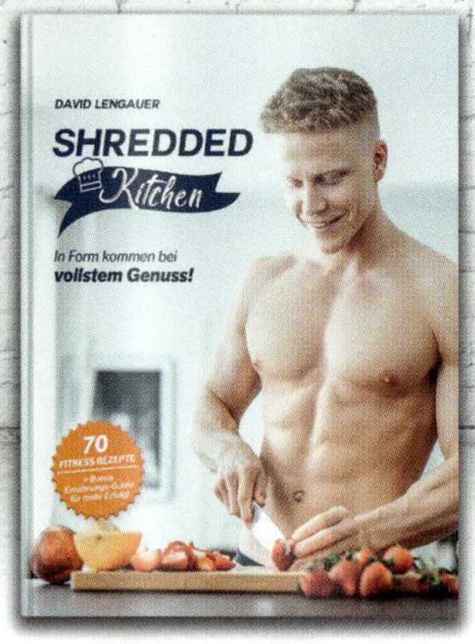

SHREDDED Kitchen

SHREDDED KITCHEN ist mein Fitness Kochbuch mit vielen leckeren und eiweißreichen Rezepten, die kalorienarm sind, sich vor allem optimal für den Fettabbau, sprich zum Abnehmen eignen und trotzdem ausgezeichnet schmecken. In Form kommen und trotzdem in vollen Zügen genießen - das habe ich gemeinsam mit meinem Team mit SHREDDED KITCHEN geschafft.

Auch wenn du nicht unbedingt abnehmen willst, sondern einfache, kalorienarme, gesunde, leckere und eiweißreiche Rezepte haben möchtest, ist SHREDDED KITCHEN genau wie MUSCLE KITCHEN absolut richtig für dich. Zusätzlich kannst du die Zutaten teilweise einfach verändern, je nachdem, ob du eher mehr oder weniger Kalorien zu dir nehmen möchtest. Die Rezepte kannst du außerdem perfekt in deine individuelle Ernährung von FIT&SHREDDED sowie LEAN&MASSIVE integrieren, denn all meine Kochbücher sind der perfekte Zusatz zu den Programmen.

Ich selbst bin auf SHREDDED KITCHEN sehr stolz, denn dies ist das erste Kochbuch, das im eigenen gegründeten Verlag erschienen ist. Seitdem können alle sehen, wie wichtig es mir ist, viel Qualität und Liebe zum Detail in meine Bücher zu verpacken.

- **70 optimale Fitness Rezepte**
- **Lecker, eiweißreich und kalorienarm**
- **Optimal kombinierbar mit all unseren Programmen für noch bessere Erfolge**
- **In Form kommen und dabei absolut genießen**
- **Nie wieder auf Süßes verzichten**
- **Endlich schnell und einfach kochen**

Genauere Informationen zu SHREDDED KITCHEN erfährst du unter:

www.davidlengauer.com

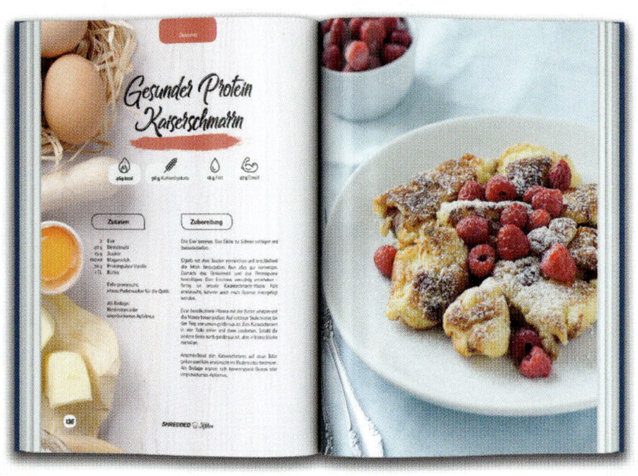

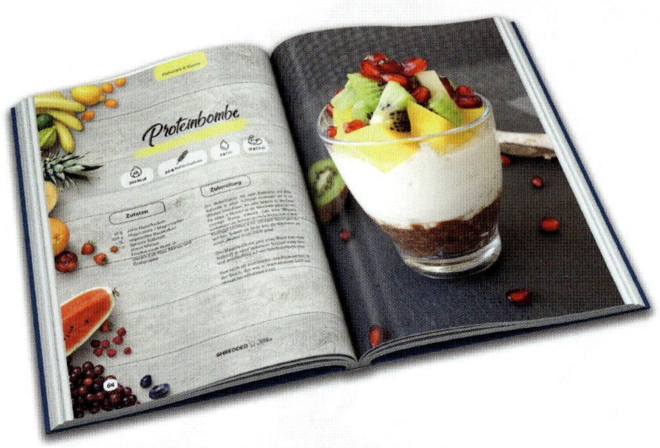

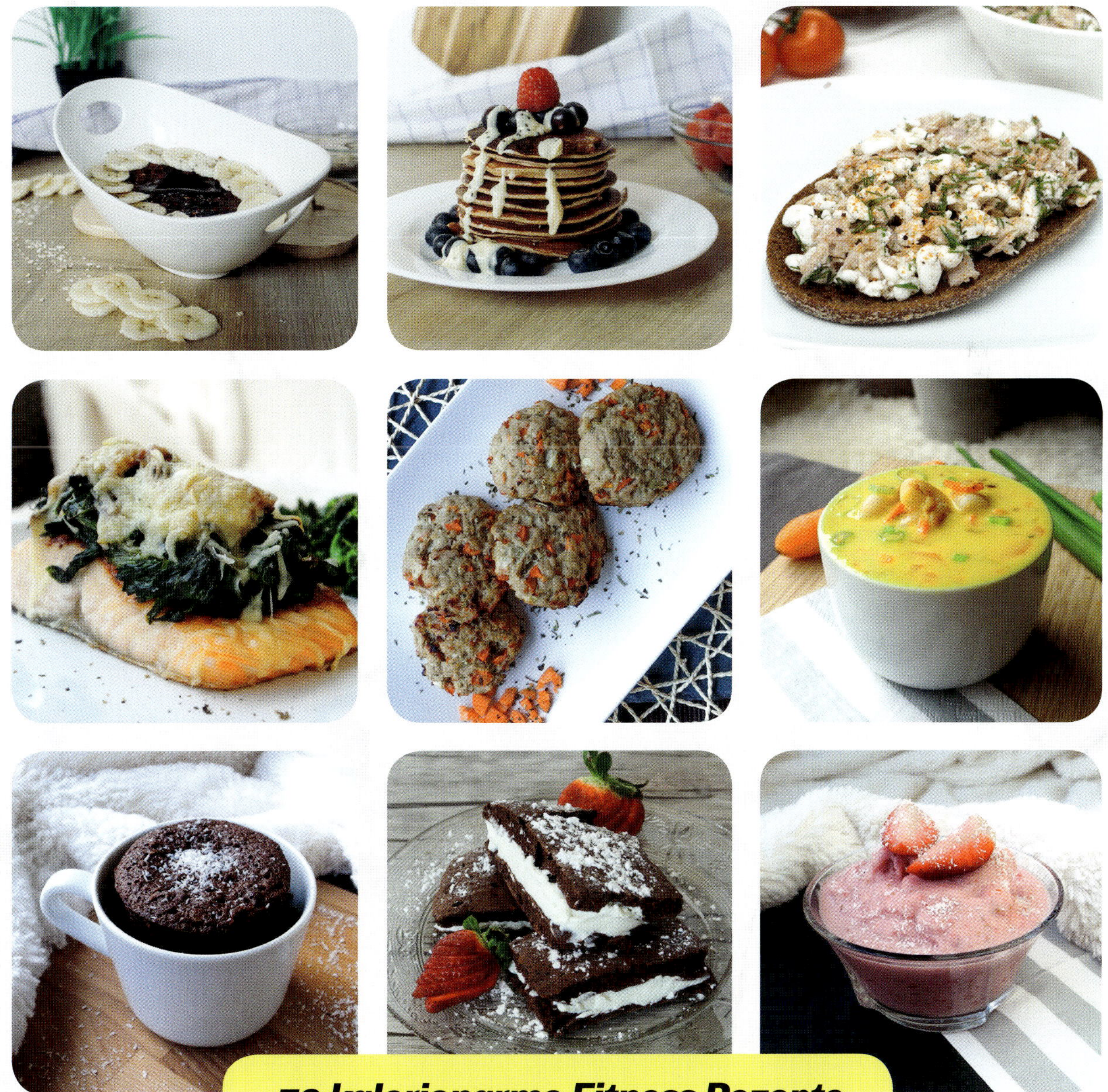

70 kalorienarme Fitness Rezepte

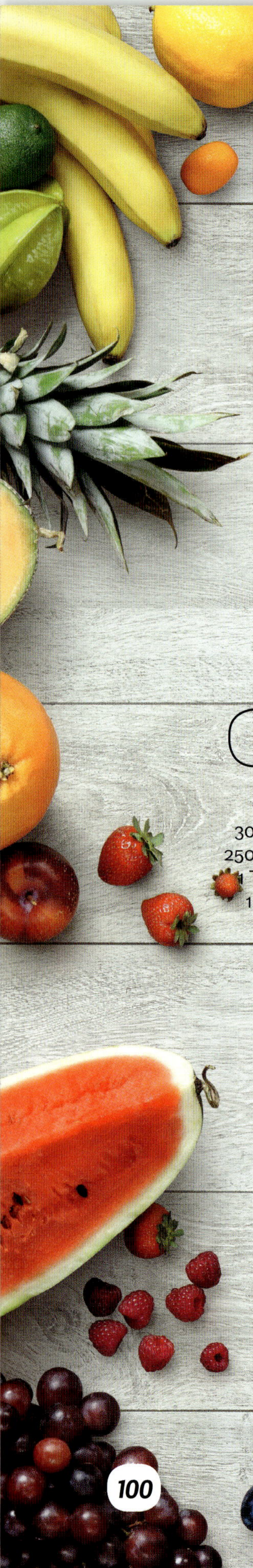

Proteinbombe

322 kcal | **32 g** Kohlenhydrate | **4 g** Fett | **37 g** Eiweiß

Zutaten

30 g	zarte Haferflocken
250 g	Magerquark / Magertopfen
1 TL	ungesüßter Backkakao
1-2	Spritzer Süßstoff
	etwas Wasser
	Früchte nach Wahl, in diesem Fall: Kiwi, Mango und Granatapfel

Zubereitung

Die Haferflocken mit dem Backkakao und etwas Süßstoff in einer Schüssel vermengen und so viel Wasser hinzufügen, bis alles bedeckt ist. Das Ganze für etwa 2 Minuten in die Mikrowelle geben, bis eine cremige Masse entsteht. Falls keine Mikrowelle vorhanden ist, können die Haferflocken auch in einem Kochtopf am Herd unter ständigem Rühren zubereitet werden. Sobald sie fertig sind, die Haferflocken wie einen „Boden" in ein Gefäß geben.

Den Magerquark mit ganz wenig Wasser sowie etwas Süßstoff in einer getrennten Schüssel cremig rühren und anschließend auf den Haferflockenboden geben.

Nun noch ein paar Früchte darauflegen und fertig ist der Snack, den man in einem passenden Gefäß auch überall hin mitnehmen kann!

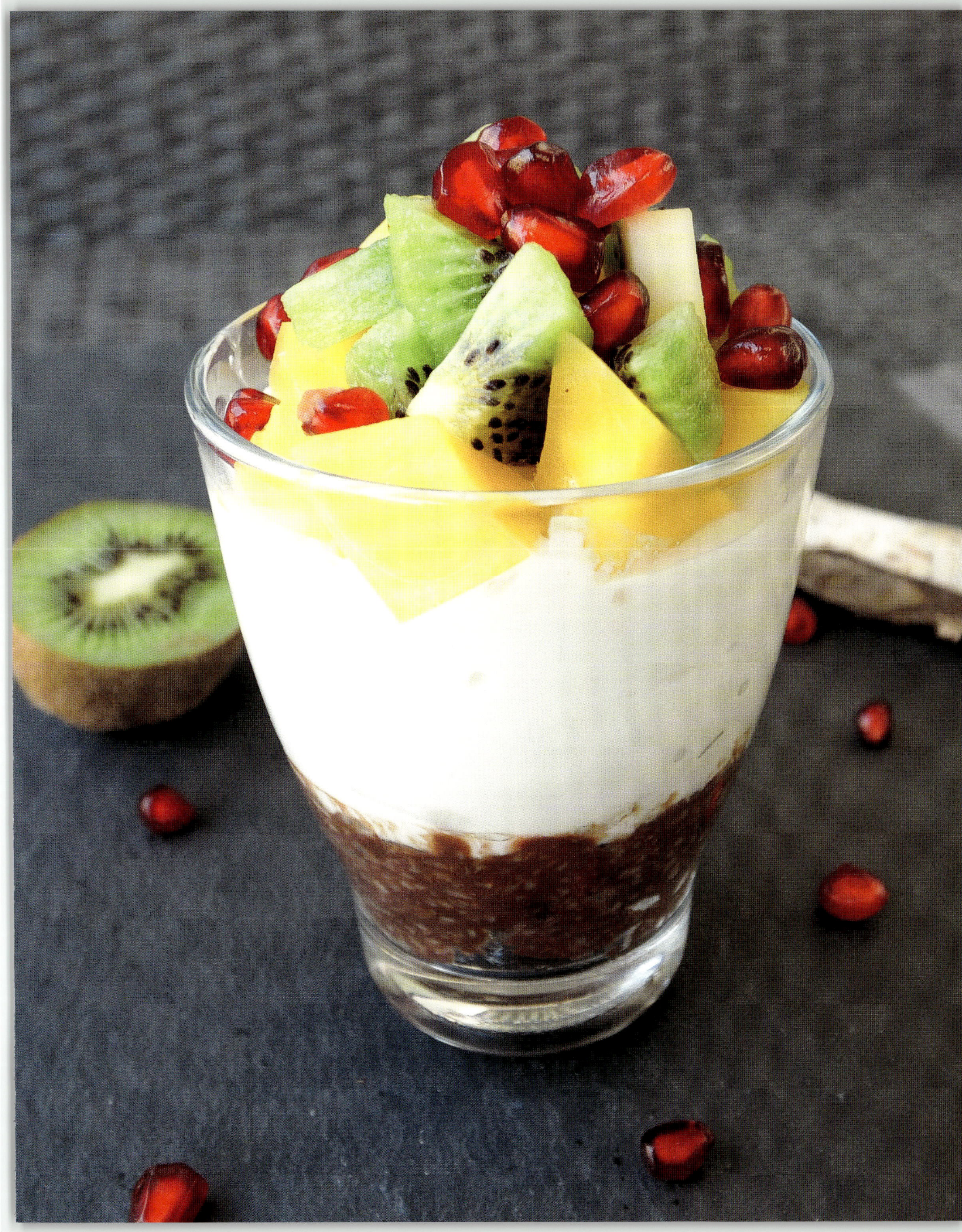

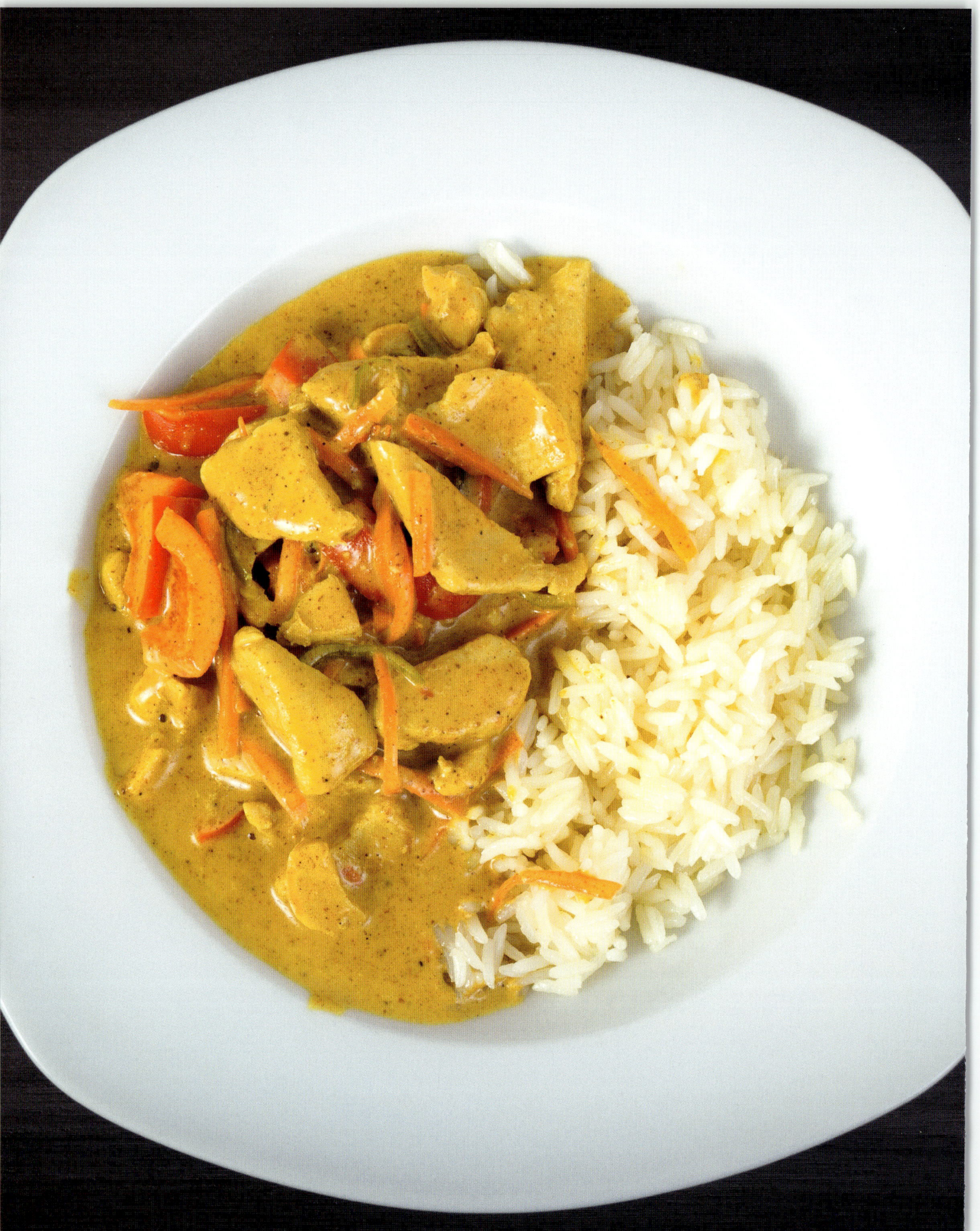

Spicy Hühner Curry

405 kcal | 14 g Kohlenhydrate | 16 g Fett | 48 g Eiweiß

Zutaten

200 g	Hühnerbrust
1 TL	Olivenöl
½	Zwiebel
125 ml	Kokosmilch light
50 g	Karotte
50 g	Paprika
	Currypaste oder Currypulver
	Salz, Pfeffer

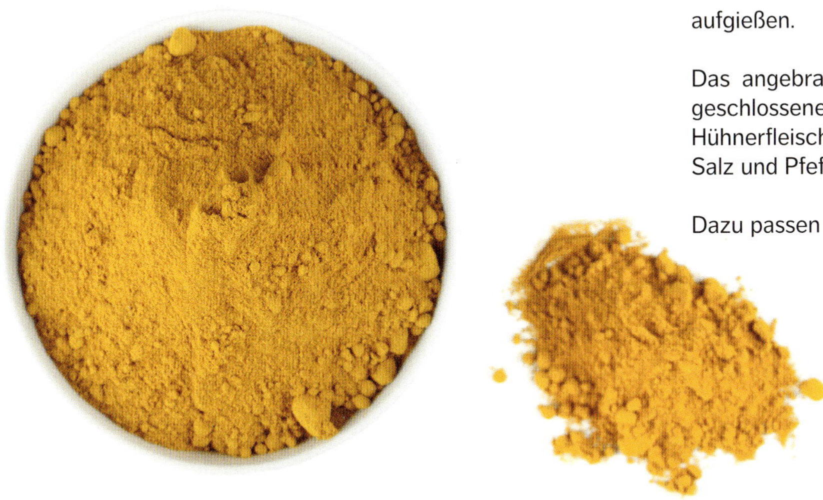

Zubereitung

Zwiebel, Karotte und Paprika in kleine Stücke schneiden. Das Hühnerfleisch würfeln und in Olivenöl in einer Pfanne anbraten. Danach auf einen Teller geben und beiseitestellen.

Anschließend das Gemüse in der Pfanne andünsten. Nach ein paar Minuten die Currypaste oder das Currypulver je nach gewünschter Schärfe hinzufügen, kurz umrühren und dann sofort mit der Kokosmilch aufgießen.

Das angebratene Hühnerfleisch hinzufügen und mit geschlossenem Deckel schmoren, bis das Hühnerfleisch durchgegart ist. Die Currysauce mit Salz und Pfeffer abschmecken.

Dazu passen Reis, Kartoffeln oder weiteres Gemüse.

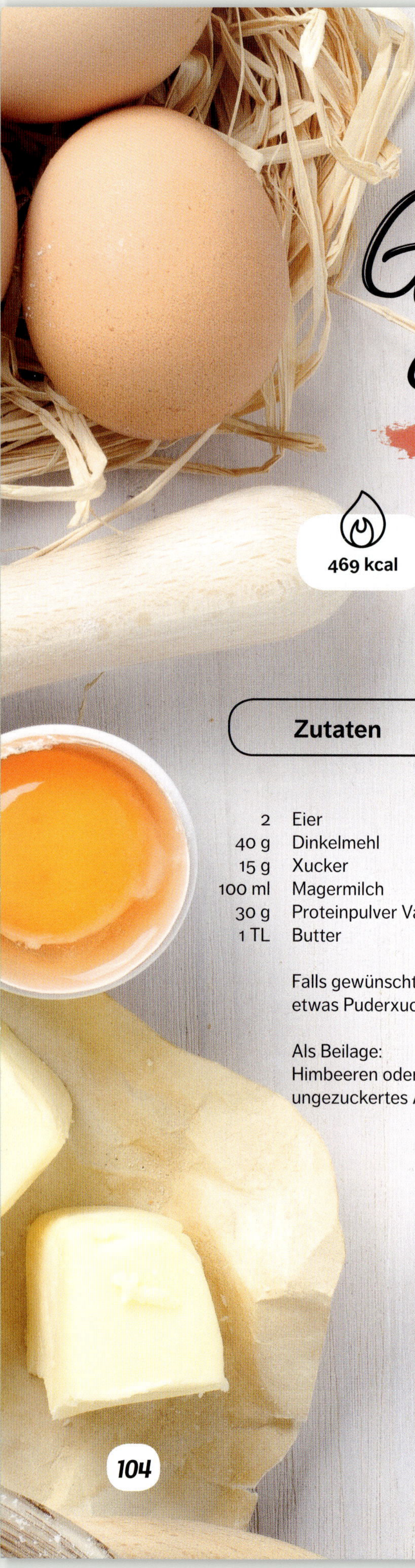

Gesunder Protein Kaiserschmarrn

469 kcal | **36 g** Kohlenhydrate | **16 g** Fett | **47 g** Eiweiß

Zutaten

2	Eier
40 g	Dinkelmehl
15 g	Xucker
100 ml	Magermilch
30 g	Proteinpulver Vanille
1 TL	Butter

Falls gewünscht:
etwas Puderxucker für die Optik

Als Beilage:
Himbeeren oder
ungezuckertes Apfelmus

Zubereitung

Die Eier trennen. Das Eiklar zu Schnee schlagen und beiseitestellen.

Eigelb mit dem Xucker vermischen und anschließend die Milch hinzugeben. Nun alles gut vermengen. Danach das Dinkelmehl und das Proteinpulver hinzufügen. Den Eischnee vorsichtig unterheben - fertig ist unsere Kaiserschmarrn-Masse. Falls erwünscht, können auch noch Rosinen hinzugefügt werden.

Eine beschichtete Pfanne mit der Butter erhitzen und die Masse hineingießen. Auf mittlerer Stufe braten, bis der Teig von unten goldbraun ist. Den Kaiserschmarrn in vier Teile teilen und dann umdrehen. Sobald die andere Seite auch goldbraun ist, alles in kleine Stücke zerteilen.

Anschließend den Kaiserschmarrn auf einen Teller geben und falls erwünscht mit Puderxucker bestreuen. Als Beilage eignen sich hervorragend Beeren oder ungezuckertes Apfelmus.

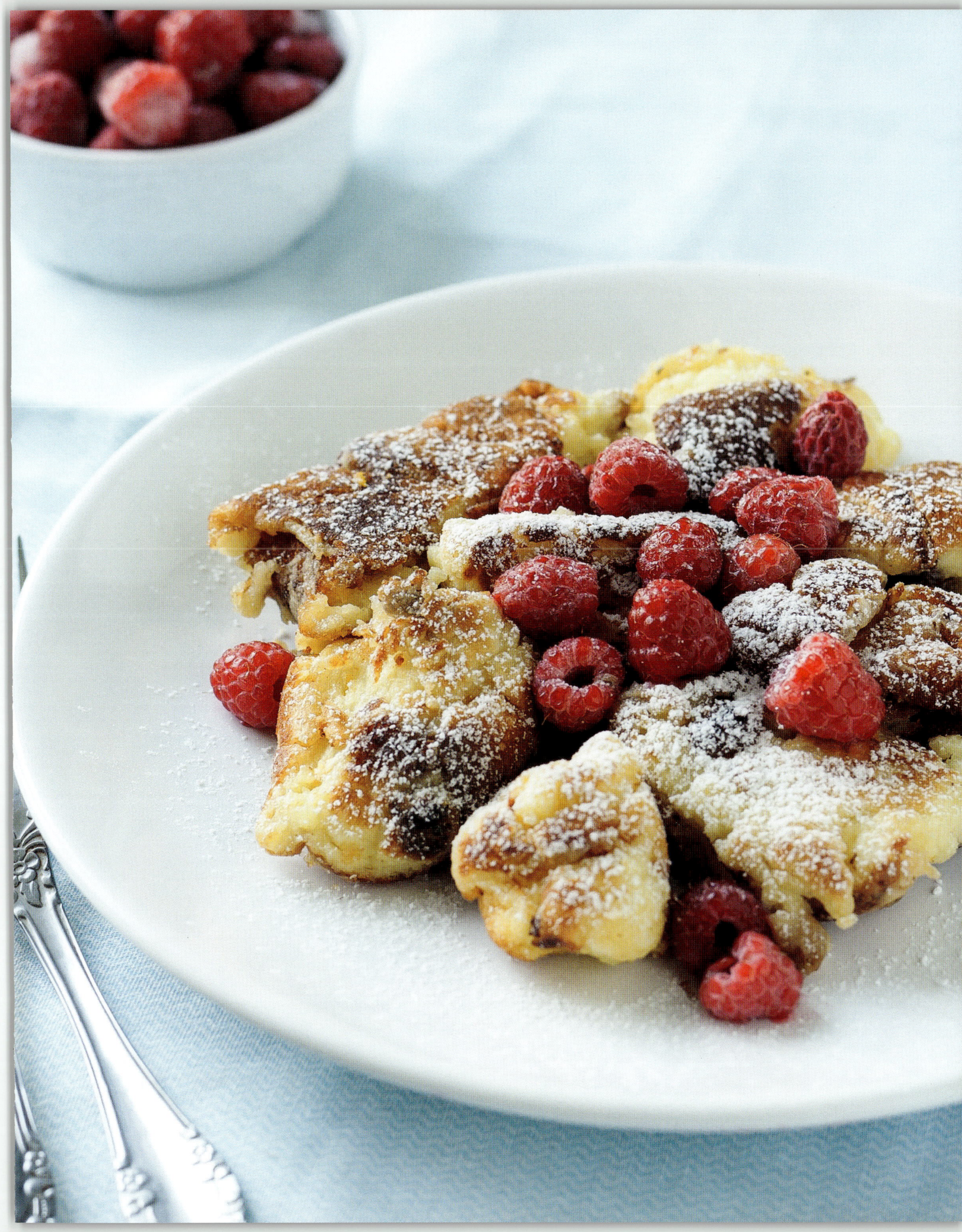

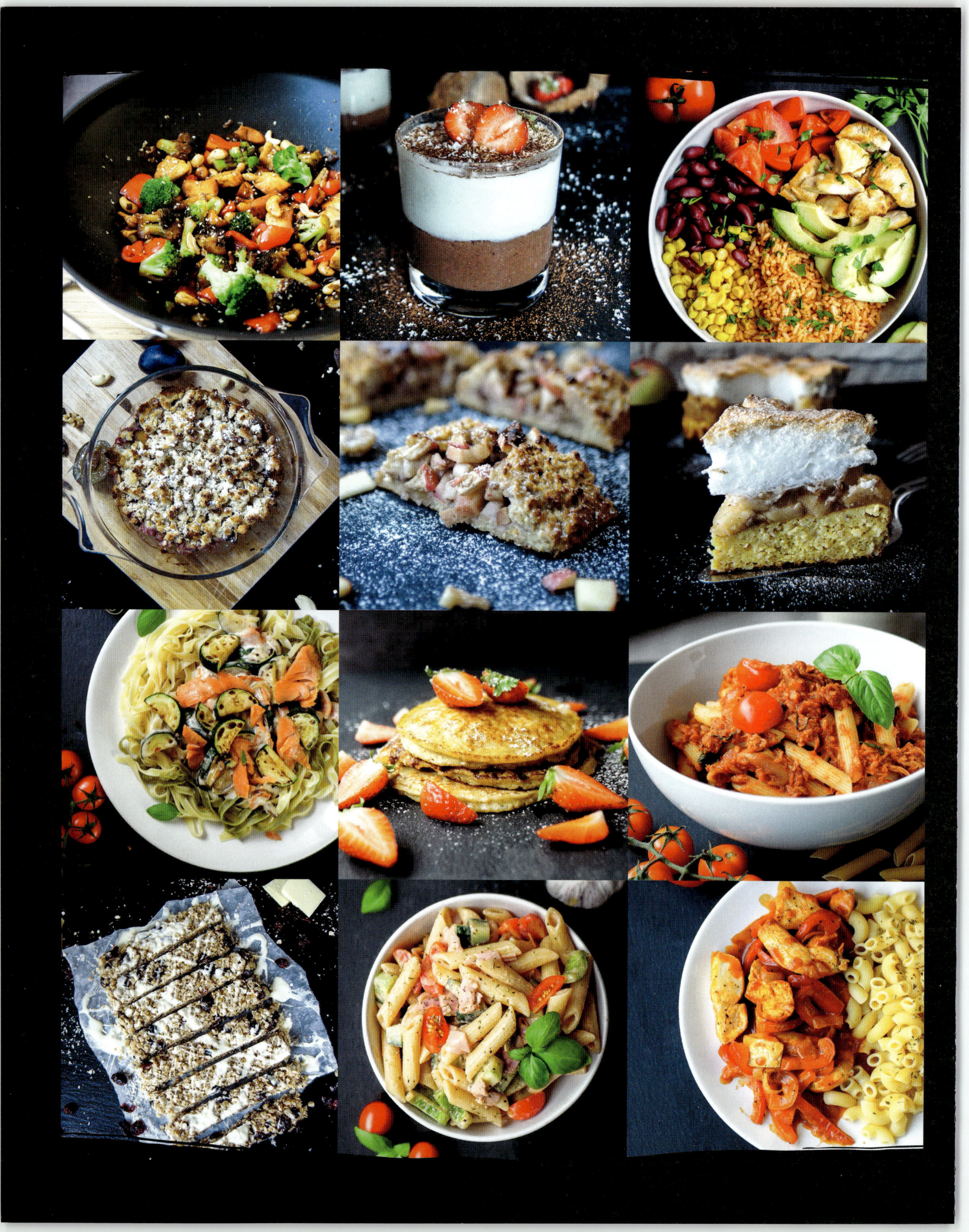

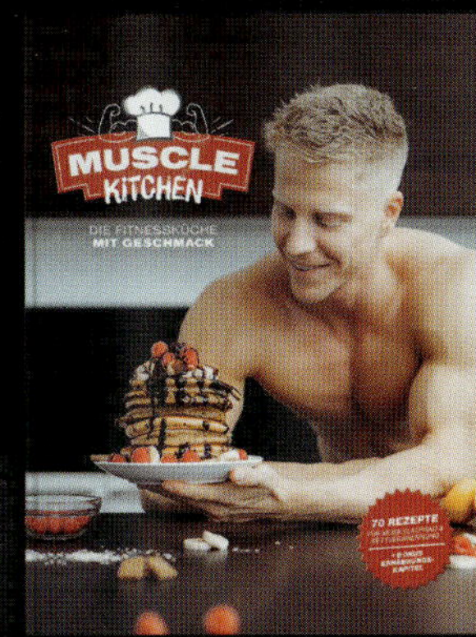

MUSCLE KITCHEN

MUSCLE KITCHEN ist das Allround-Fitness-Kochbuch für deine alltägliche Ernährung. Es steht für maximalen Genuss wie nie zuvor, in fitnessgerechter Art. Egal, welches Ziel du verfolgst, sprich ob du Muskeln aufbauen oder Fett verlieren möchtest – ich habe es gemeinsam mit meinem Team geschafft, die besten und leckersten Rezepte für wirklich jeden zu kreieren, der sich gesund und fitnessgerecht ernähren möchte.

Angefangen von kalorienarmen und proteinreichen Rezepten wie Protein Crêpes, einer kalorienarmen Biskuitrolle oder dem Paprikahuhn, bis hin zu optimalen Muskelaufbaurezepten wie den Energyballs, einem Apfelstrudel aus Haferflocken oder dem High Carb Oat Cake, den du perfekt überall hin mitnehmen kannst. All das erhältst du in MUSCLE KITCHEN.

Als Bonus gibt es in diesem Kochbuch exklusive Ernährungsthemen, die dir im Alltag zusätzlich weiterhelfen. Mit Kapiteln wie „Mealprep“ oder „Rezepte pimpen“ möchten wir dich im Bereich Ernährung so gut wie möglich unterstützen, damit du noch bessere Erfolge erzielen kannst.

- ✓ **Die leckerste Fitness Küche**
- ✓ **Das Allround-Fitness-Kochbuch für deine alltägliche Ernährung**
- ✓ **Maximaler Genuss, wie nie zuvor**
- ✓ **Muskelaufbau oder Fettabbau – die besten protein- und nährstoffreichen Rezepte für dein Ziel**
- ✓ **Zusätzliche Bonus-Ernährungsthemen für deinen Alltag**
- ✓ **Optimal kombinierbar mit all unseren Programmen für noch bessere Erfolge**

Genauere Informationen zu MUSCLE KITCHEN erfährst du unter:

www.davidlengauer.com

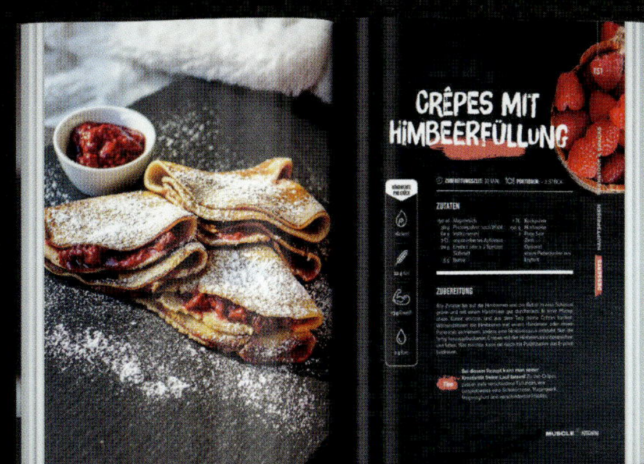

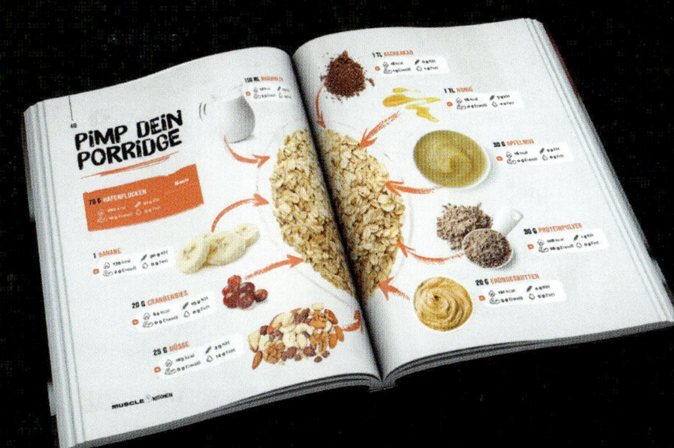

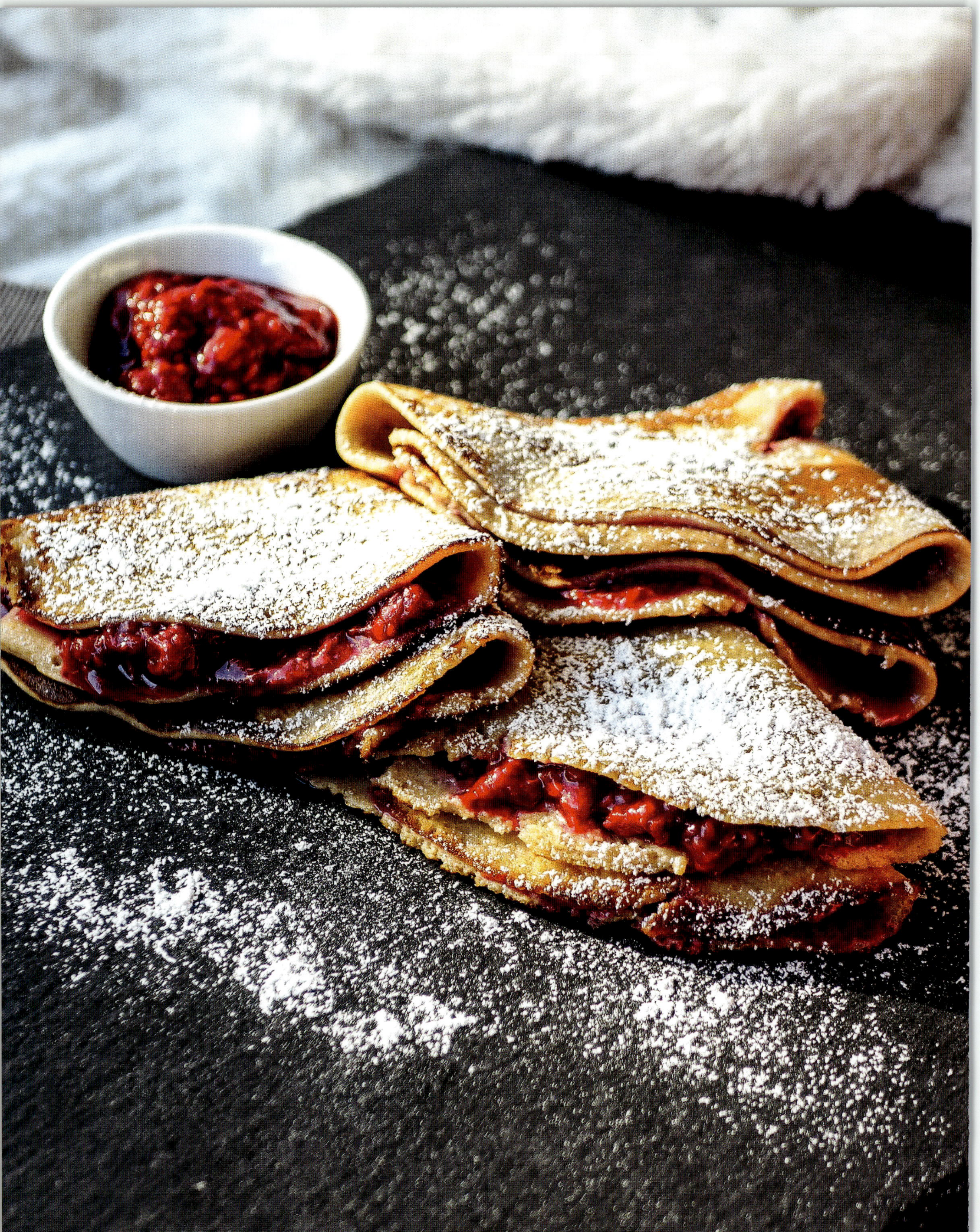

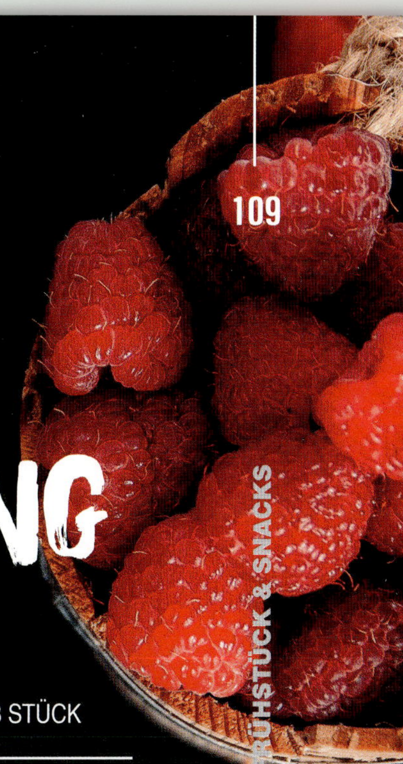

CRÊPES MIT HIMBEERFÜLLUNG

NÄHRWERTE PRO STÜCK

- **161** kcal
- **22 g** KH
- **13 g** Eiweiß
- **2 g** Fett

ZUBEREITUNGSZEIT: 30 MIN. **PORTIONEN:** ~ 3 STÜCK

ZUTATEN

150 ml	Magermilch
30 g	Proteinpulver nach Wahl
60 g	Vollkornmehl
2 EL	ungezuckertes Apfelmus
20 g	Erythrit oder 1-2 Spritzer Süßstoff
5 g	Butter
1 TL	Backpulver
150 g	Himbeeren
1	Prise Salz
	Zimt
	Optional: etwas Puderzucker aus Erythrit

ZUBEREITUNG

Alle Zutaten bis auf die Himbeeren und die Butter in eine Schüssel geben und mit einem Handmixer gut durchmixen. In einer Pfanne etwas Butter erhitzen und aus dem Teig dünne Crêpes backen. Währenddessen die Himbeeren mit einem Handmixer oder einem Pürierstab zerkleinern, sodass eine Himbeersauce entsteht. Nun die fertig herausgebackenen Crêpes mit der Himbeersauce bestreichen und falten. Wer möchte, kann sie noch mit Puderzucker aus Erythrit bestreuen.

Tipp

Bei diesem Rezept kann man seiner Kreativität freien Lauf lassen! Zu den Crêpes passen viele verschiedene Füllungen, wie beispielsweise eine Schokocreme, Magerquark, Magerjoghurt und verschiedenste Früchte.

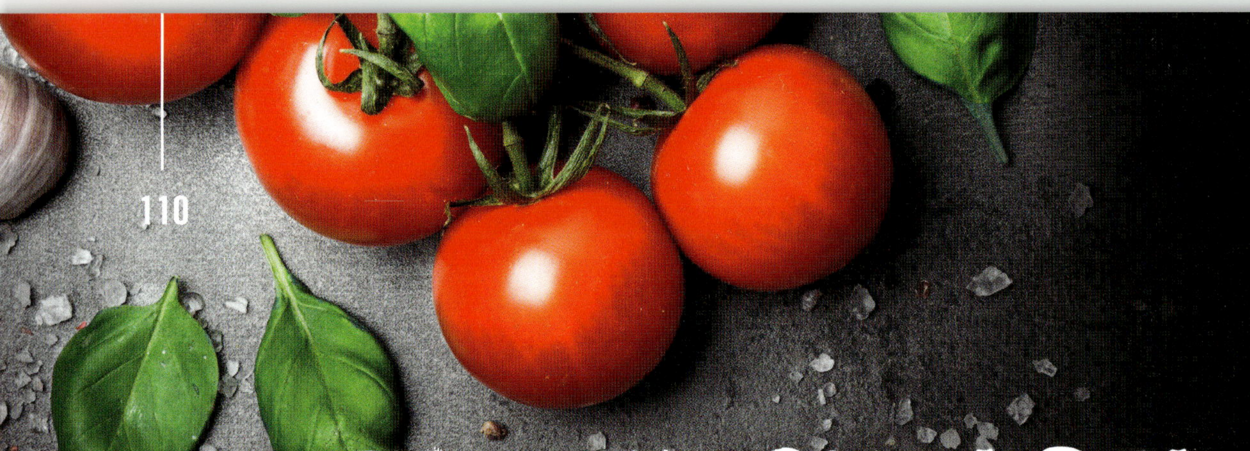

THUNFISCHPASTA

NÄHRWERTE

746 kcal

108 g KH

59 g Eiweiß

8 g Fett

ZUBEREITUNGSZEIT: 20 MIN. **PORTIONEN:** 1

ZUTATEN

120 g	Pasta nach Wahl	½	Zwiebel
1	Dose Thunfisch in eigenem Saft	1 TL	Olivenöl
			ein paar Cherrytomaten
200 g	passierte Tomaten		ein paar Blätter Basilikum
30 g	Tomatenmark		Salz, Pfeffer, Chilipulver

ZUBEREITUNG

Die Pasta nach Wahl kochen. Die Zwiebel klein schneiden und in Olivenöl anbraten. Den Thunfisch gut abtropfen und gemeinsam mit den passierten Tomaten und dem Tomatenmark hinzugeben. Nun die Cherrytomaten vierteln, die Basilikumblätter klein schneiden und zu der Thunfischsauce dazugeben.

Mit Salz und Pfeffer würzen und - falls gewünscht - noch etwas Chilipulver hinzufügen.

Zu guter Letzt die fertig gekochten Nudeln mit der Thunfischsauce vermischen.

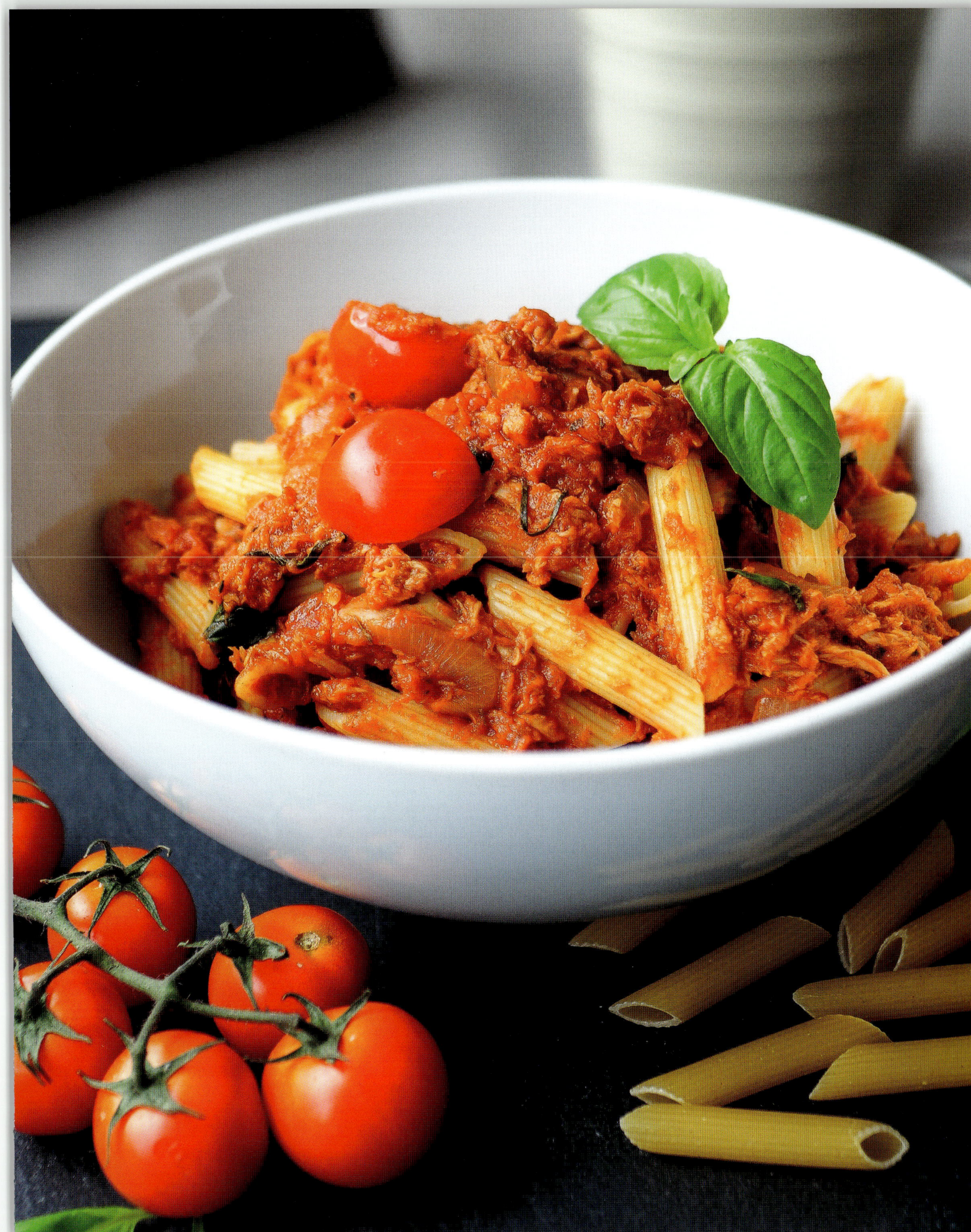

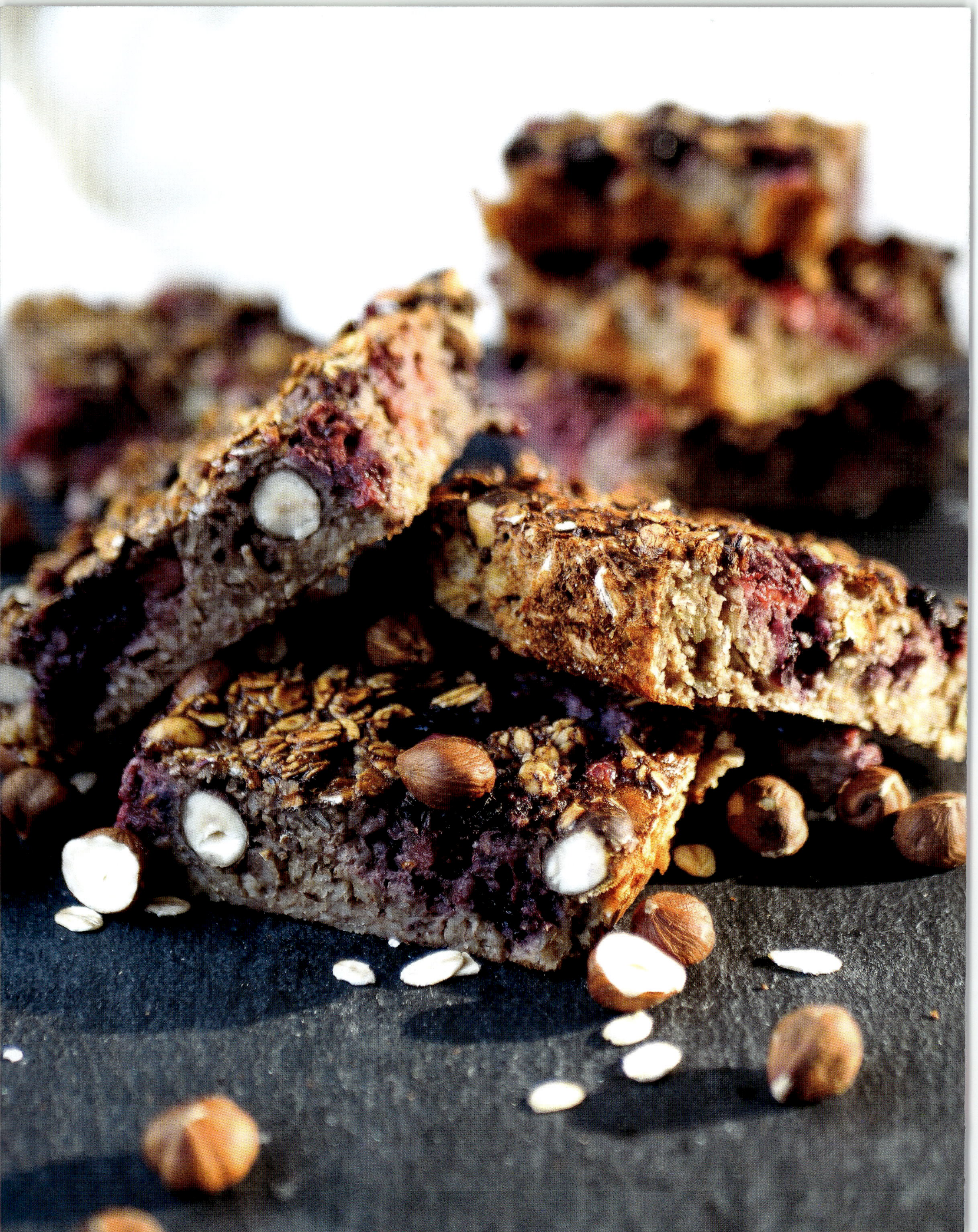

OAT CAKE

ZUBEREITUNGSZEIT: 45 MIN. **PORTIONEN:** ~ 9 STÜCK

NÄHRWERTE PRO STÜCK

- **174** kcal
- **20 g** KH
- **10 g** Eiweiß
- **5 g** Fett

sehr energiereich

ZUTATEN

250 g	Haferflocken
500 ml	Magermilch
35 g	Proteinpulver nach Wahl
1	Ei
1 TL	ungesüßter Backkakao
30 g	Erythrit oder 2-3 Spritzer Süßstoff
30 g	Nussmix (z.B. Haselnüsse, Walnüsse, Mandeln etc.)
200 g	Beerenmix

ZUBEREITUNG

Den Backofen auf 180°C Ober-/Unterhitze vorheizen.
Alle Zutaten gut vermengen und in eine geeignete Form geben. Wer möchte, kann sich noch ein paar Nüsse und Beeren als Topping aufheben.

Den Kuchen für ungefähr 35 Minuten in den Backofen geben, bis eine feste Masse entstanden ist. Diese nun etwas auskühlen lassen und in mehrere kleine Stücke schneiden.

Tipp **Der Kuchen ist perfekt zum Mitnehmen für die Schule, Uni oder Arbeit.** Einfach am Vortag zubereiten und am nächsten Tag genießen!

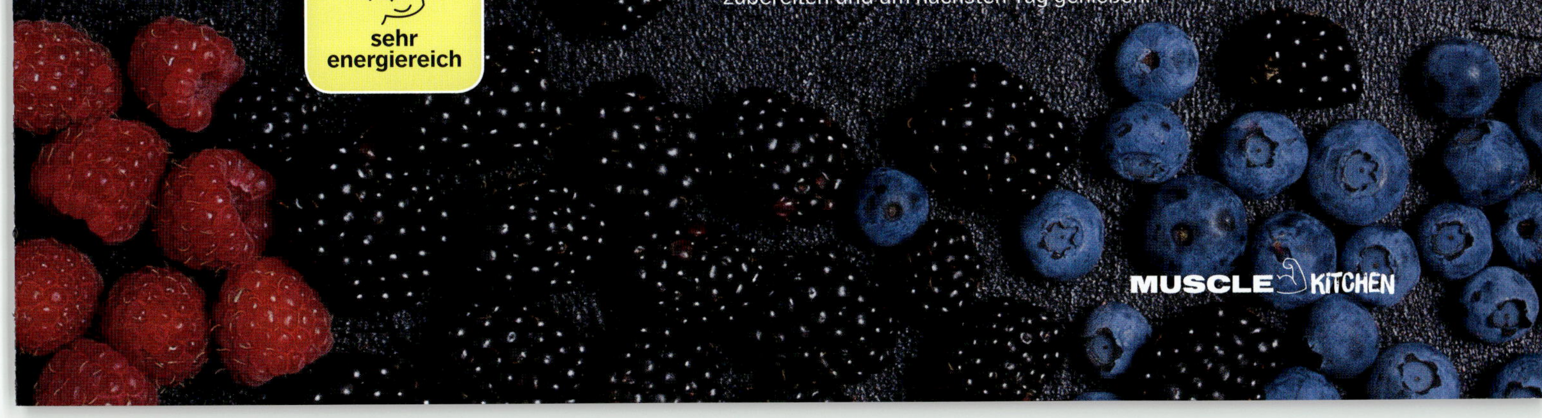

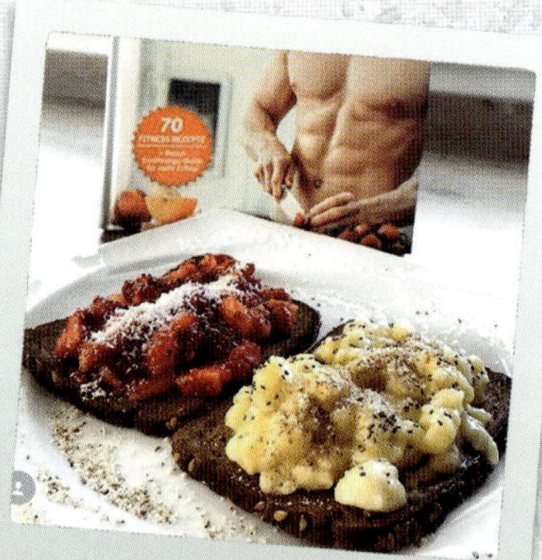

@_ELA___91

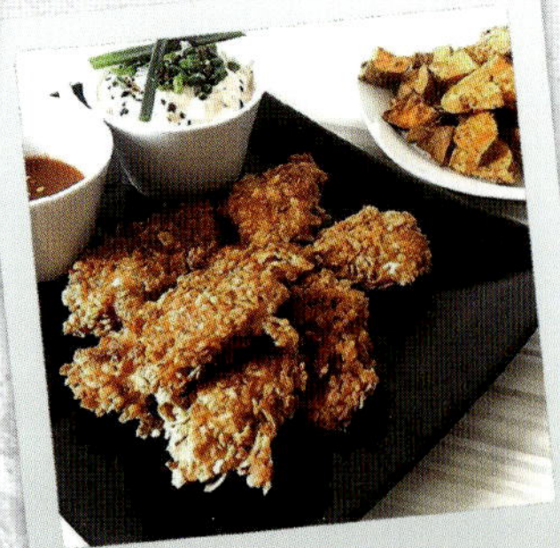

@BASTI__X90

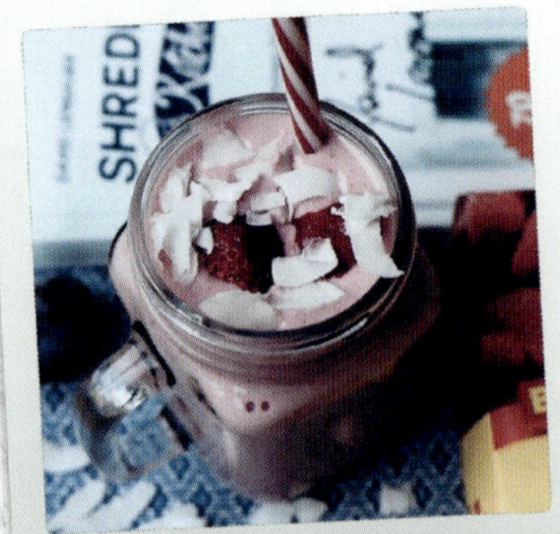

@BODYBYRAABER

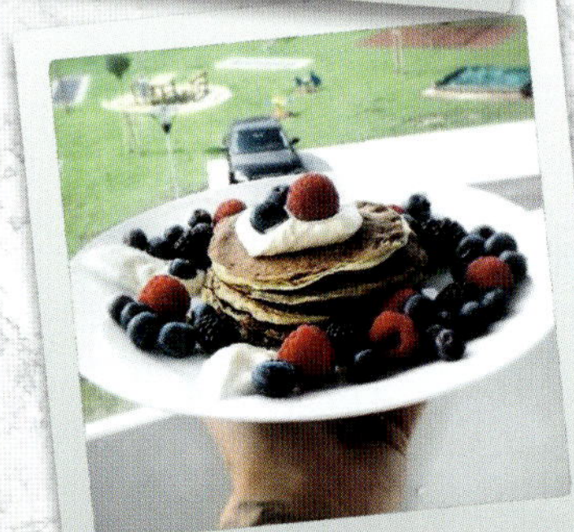

@_SCHAARIIIo_

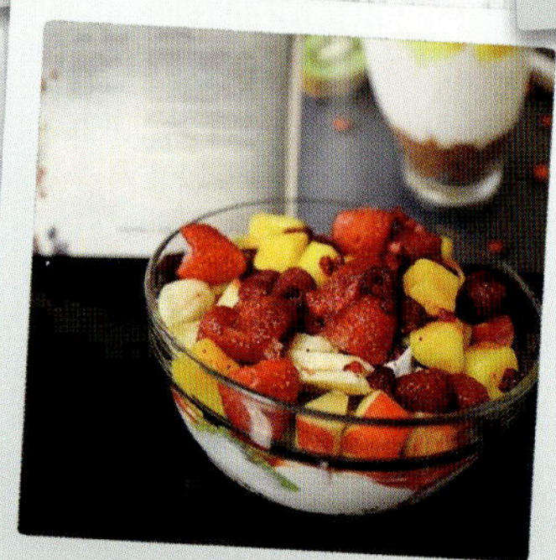

@MRDUC.DT

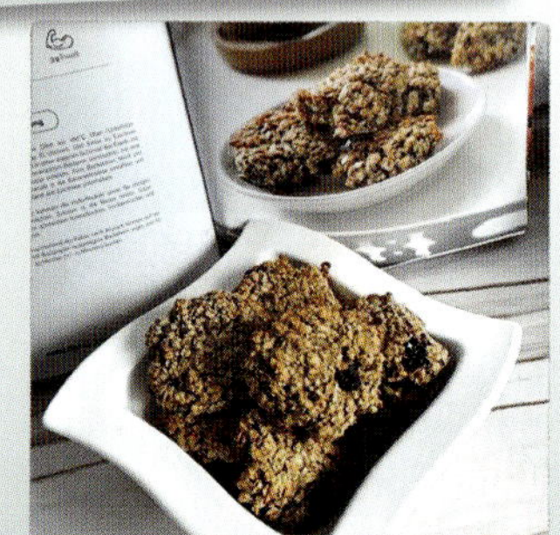

@ANNIS__ZAUBERWELT

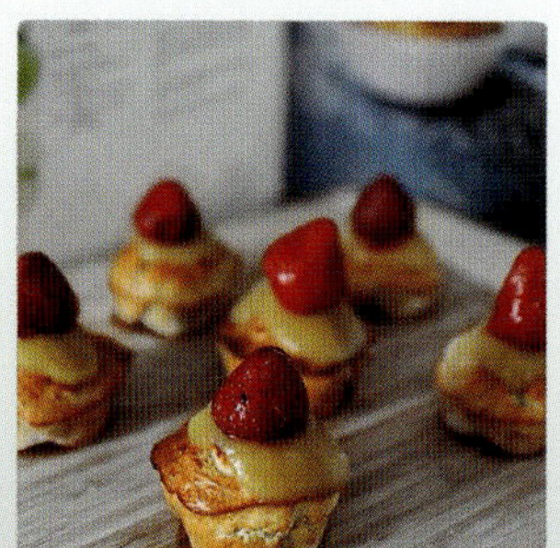

@MRDUC.DT

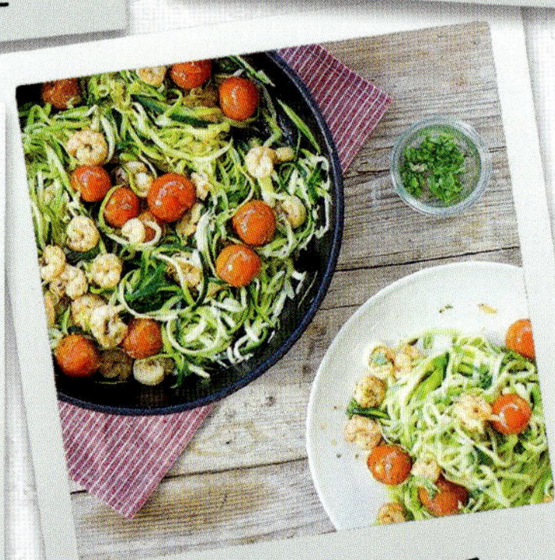

@FRANCESCO__0505

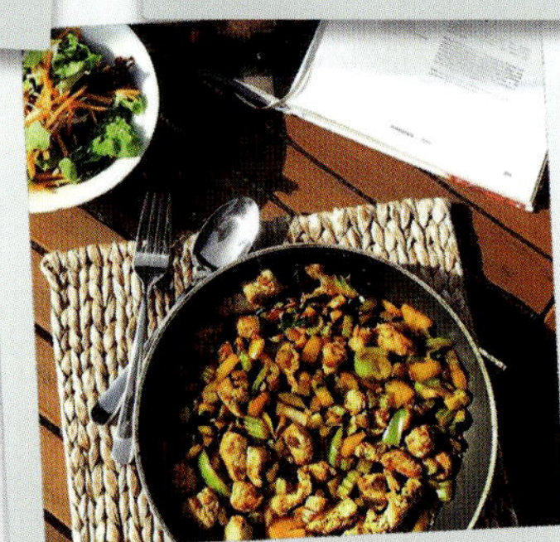

@SONII__LIN

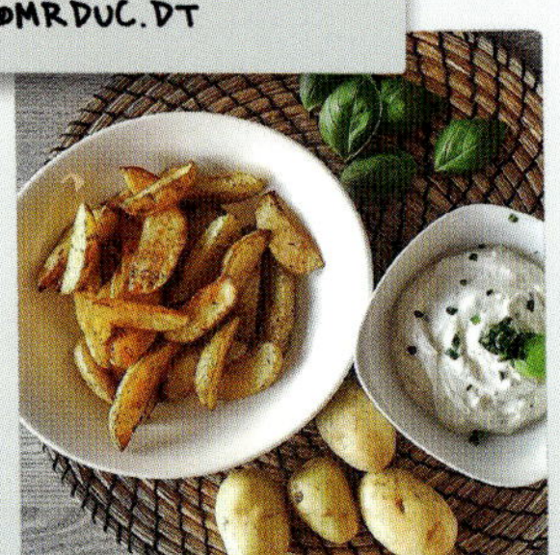

@MRS__HAYLEYBABY

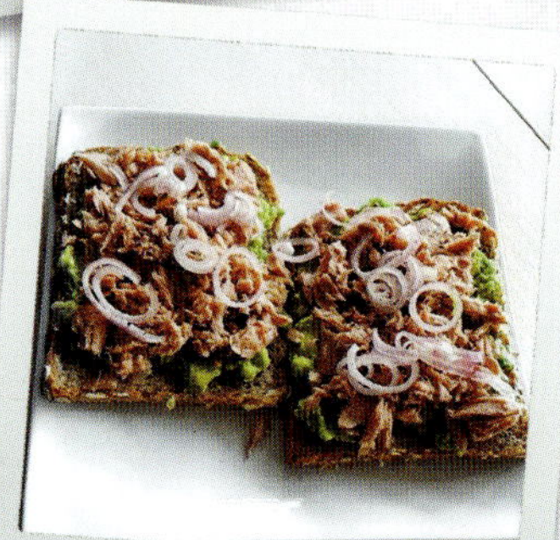

@FRANCESCO__0505

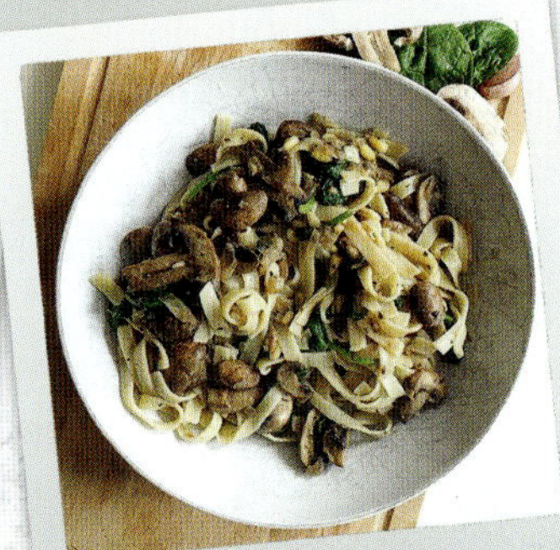

@KIRSTEN__I

MACHE FOTOS **VON DEINEN REZEPTEN**

Wir posten gerne deine Bilder!

Wir würden uns sehr freuen, wenn du deine leckeren Rezepte und Gerichte aus unseren Kochbüchern fleißig fotografierst und die Bilder auf Social Media teilst, wie beispielsweise auf Instagram und Facebook.

Ziel ist es, andere zu inspirieren und ihnen zu zeigen, dass gesundes Essen trotzdem lecker ist, enorm viel Spaß macht und ganz einfach zuzubereiten ist. Lasst uns alle gemeinsam an einem Strang ziehen und diese Message verbreiten. Wir wollen alle ein Vorbild für andere sein und dieses Wissen und diese Motivation weitergeben. Das ist unsere Aufgabe. Wir freuen uns hier über jeden Support von dir! Bitte beachte, nicht das Rezept zu posten, sondern nur das Foto und schreibe gerne darunter, um welches Gericht es sich handelt und wie du es findest.

Bitte markiere mich sowie unseren FIT&SHREDDED ARMY Account auf Instagram im Foto und auch gerne im Text von deinem Post:

Mein Instagram:
@davidlengauer

FIT&SHREDDED ARMY:
@fit.and.shredded

Verwende dabei die Hashtags #musclekitchen, #shreddedkitchen und auch gerne #oneteam bei deinen Bildern. Du kannst dies gerne ebenso bei Rezepten machen, die nicht aus diesem Kochbuch sind, aber trotzdem mit gesunder Ernährung zu tun haben. So können auch andere Leute viele leckere Rezepte unter diesem Hashtag suchen.

Dies hat wiederum den Sinn, Menschen zu motivieren und ihnen zu zeigen, wie lecker und einfach gesundes Essen sein kann. Wenn du hier super Bilder machst, werden wir diese auch bei uns veröffentlichen und dich selbstverständlich markieren. Lass uns gemeinsam Gas geben, die tollsten Bilder und Kreationen auf Instagram posten und allen zeigen, wie lecker gesunde Ernährung sein kann. Denn dafür stehen wir!

OFFIZIELLER FIT&SHREDDED INSTAGRAM ACCOUNT

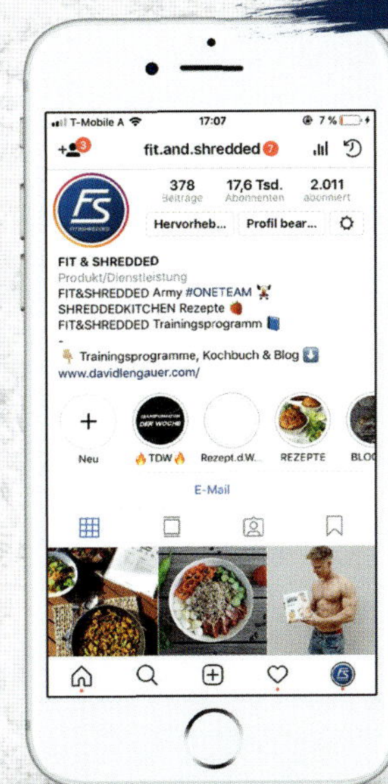

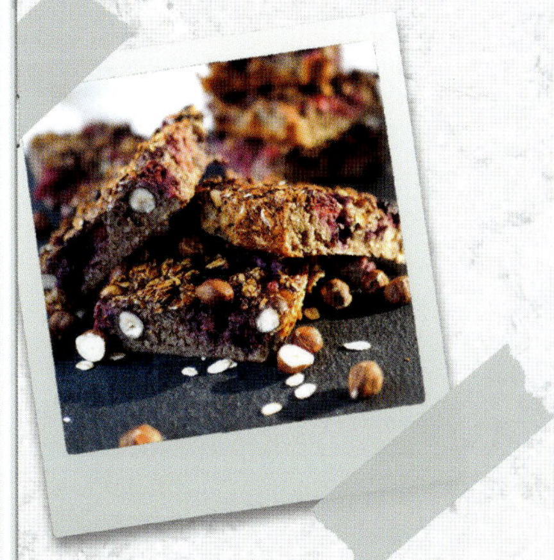

3 TRAINING

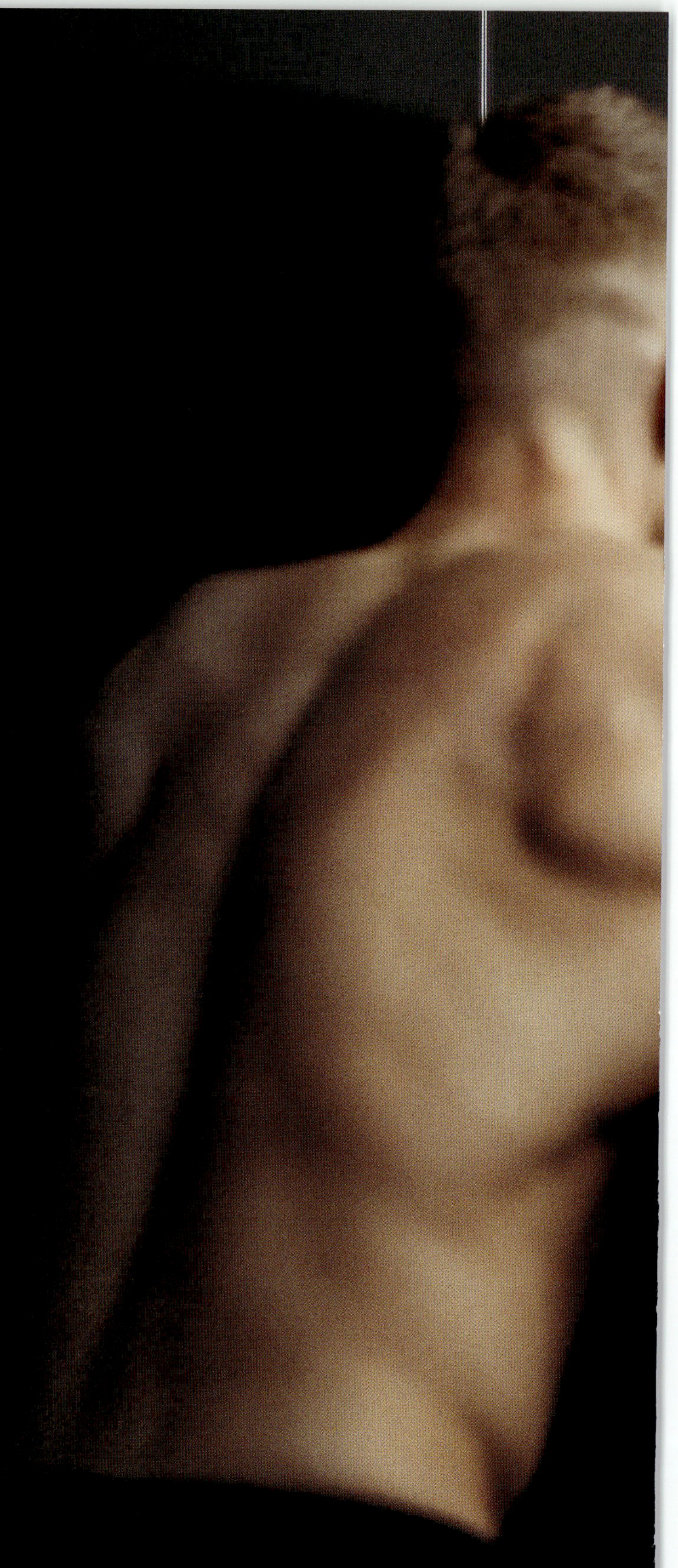

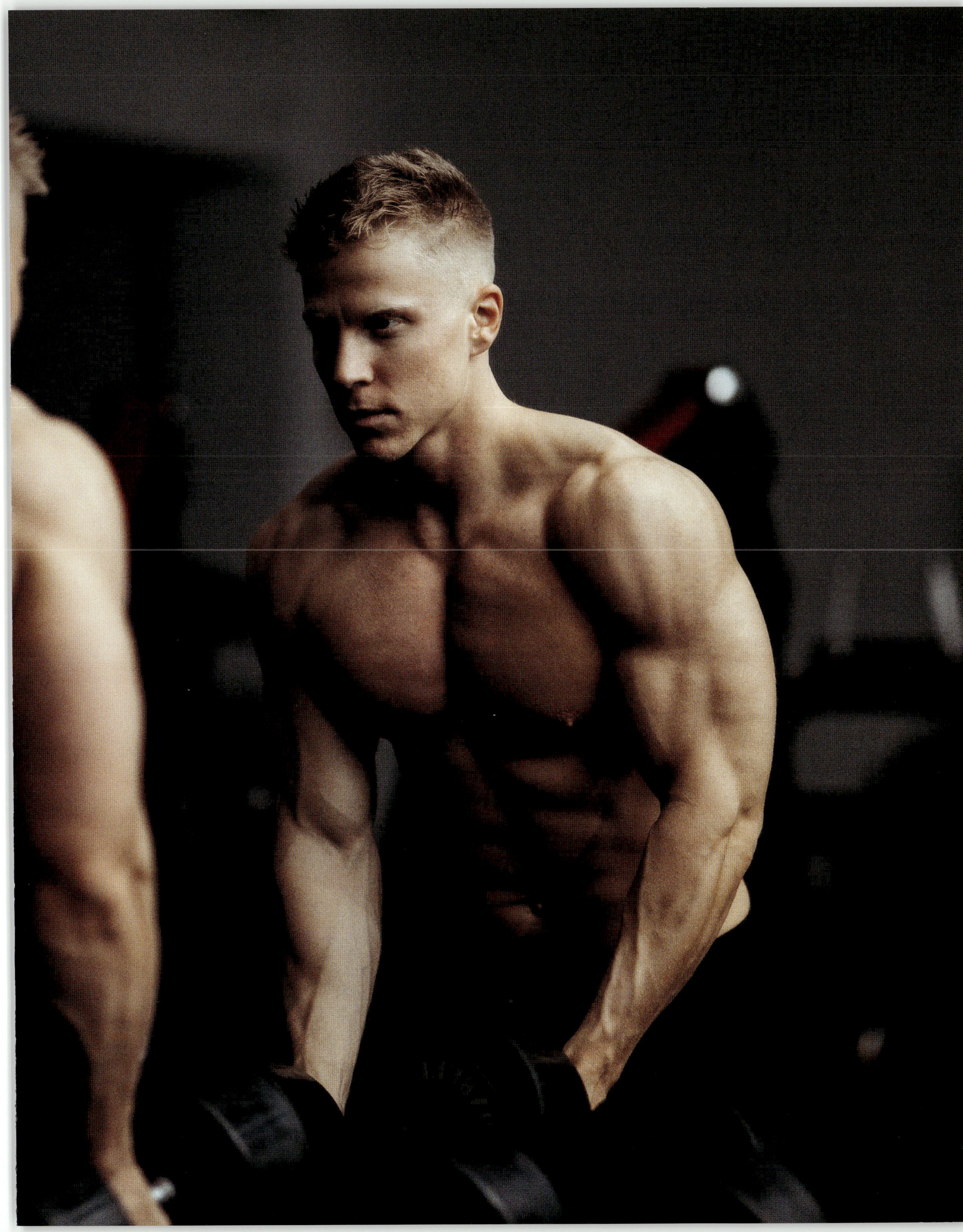

DAS **LEAN&MASSIVE TRAININGSSYSTEM**

Übersicht

Zwei-Komponentiges Trainingssystem A und B

Für LEAN&MASSIVE wurde – gemeinsam mit mehreren Experten - ein spezielles Trainingssystem entwickelt. Dieses System wurde konzipiert, damit du so effektiv wie möglich Muskulatur und Kraft aufbaust. Dies ist absolut das Ziel von LEAN&MASSIVE.

Um dies zu gewährleisten und diese Ziele bestmöglich zu erreichen, ist das Trainingssystem in zwei verschiedene Bereiche und somit auch Trainingstage aufgeteilt, nach denen jeweils abwechselnd trainiert wird. Diese nennen wir im Trainingsplan „Tag A" sowie „Tag B" und haben folgende Ziele:

1. **Hypertrophie = Muskelaufbau (Tag B)**
2. **Kraftaufbau (Tag A)**

Wenn wir in diesen beiden Bereichen auf höchstem Niveau arbeiten, werden wir das Ziel von maximalem Muskelaufbau auf bestem und schnellstem Wege erreichen. Um beide Bereiche optimalerweise abzudecken, werden wir jeden Muskel mindestens 1 Mal pro Woche eher im Hypertrophiebereich trainieren, sowie mindestens 1 Mal pro Woche im Kraftbereich, bei dem jedoch nur die ersten Übungen im Kraftbereich absolviert werden und der Rest der Übungen ebenso im Hypertrophiebereich. Wie wir dies genau umsetzen und welcher Sinn dahintersteckt, erfährst du gleich im Kapitel „Trainingsfrequenz".

Periodisierung

Beim LEAN&MASSIVE-Trainingssystem wird auch auf die sogenannte „Periodisierung" gesetzt. Hierbei geht es vor allem um die Variation von gewissen Trainingsvariablen, um noch mehr aus dem Training herauszuholen und die Ergebnisse noch weiter zu verbessern. Hierfür wirst du im Verlauf deiner Trainingswochen das Volumen, dies bedeutet zum Beipiel die Anzahl der Sätze pro Muskelgruppe, steigern.

Ebenso erhöht sich in diesem Trainingssystem in der 4. Woche die Intensität, indem wir näher ans Muskelversagen trainieren. Durch diese Periodisierung versuchen wir den Muskelreiz absolut ans Maximum zu bringen und bestmögliche Ergebnisse im Bereich Muskelaufbau zu erzielen. Ebenfalls arbeiten wir im Zuge der Periodisierung mit Deloads, um die Ermüdung des Körpers miteinzubeziehen.

Deloads

Deloads sind, wie du nun erfahren hast, ein Teil der Periodisierung. Es ist für deinen Erfolg enorm wichtig, dass du mit maximaler Regeneration sowie verletzungsfrei trainieren kannst. Du kannst dich im Training nur dann konstant steigern, wenn du über einen längeren Zeitraum fit bleibst. Und wie du bereits weißt, ist die Steigerung des Trainingsreizes einer der größten Faktoren für maximalen Muskelaufbau. Um dies zu erreichen und somit absolut das Maximum aus unserem Training herauszuholen, arbeiten wir bei LEAN&MASSIVE mit sogenannten „Deloads". Diese werden ebenso wie die anderen Bereiche noch Schritt für Schritt erklärt, damit du sie optimalerweise umsetzen kannst.

Progression

Progression bedeutet „Fortschritt" oder auch „Entwicklung" und gehört zu den wichtigsten Faktoren für den Muskelaufbau. Dabei muss man versuchen, dem Muskel immer einen neuen Reiz und somit einen Grund zum Wachsen zu geben. Dies bedeutet, sich im Training zu steigern. Dadurch erhöht man den Wachstumsreiz in der Muskulatur. Progression kann durch verschiedene Parameter geschehen:

- Erhöhung des Gewichts
- Erhöhung der Wiederholungen
- Erhöhung der Sätze
- Verbesserung der Qualität der Übung - damit ist eine Verbesserung der Technik sowie eine bessere Kontrolle des Gewichtes gemeint

Uns interessiert im Bereich Progression jedoch nur die Erhöhung des Gewichts. Die Erhöhung der Sätze gehen wir im Kapitel „Periodisierung" an.

Progression ist der Faktor, mit dem wir in der Praxis am besten arbeiten können. Grund dafür ist, weil wir durch Progression die wichtigsten Variablen für den Muskelaufbau erhöhen, wie Volumen oder Intensität, die ich dir auf der nächsten Seite genau erkläre.

Wenn wir durch Progression stärker werden, erhöhen wir somit die Intensität, welche für den Muskelaufbau einer der wichtigsten Faktoren ist. Ebenso erhöhen wir dadurch das Volumen, da wir durch Progression mehr Gewicht bewegen können. Dies führt dazu, dass sich unser Körper der neuen Belastung anpassen muss, und somit neues Muskelgewebe aufbaut.

Im Kapitel „Progression" erfährst du genau, wie du bei LEAN&MASSIVE arbeitest und dich Schritt für Schritt im Training steigerst, um immer neue Muskelreize zu setzen und somit maximal Muskulatur aufzubauen. Bitte gehe dieses Kapitel genau durch und setze dies ab sofort in jedem Training um.

Zyklen

In LEAN&MASSIVE gibt es nicht verschiedene Phasen A, B und C wie bei FIT&SHREDDED, nach denen das Programm beendet ist. Wir arbeiten hier mit sogenannten „Trainingszyklen", die sich nach Beendigung immer wiederholen und von vorne beginnen, da LEAN&MASSIVE ein Programm ist, mit dem man viel länger arbeitet.

Ein Zyklus dauert exakt 5 Wochen, danach starten wir diesen wieder von vorne. Innerhalb dieser Wochen ändern sich ein paar wenige Punkte im Training. Beispielsweise werden wir in der 3. Woche bei bestimmten Übungen die Satzzahl, sowie in der 4. Woche die Variable „Intensität" durch Trainingseinheiten, in denen wir bis ans Muskelversagen gehen, erhöhen.

Zudem werden wir in der 5. Woche immer einen Deload machen, bevor wir den nächsten Zyklus komplett regeneriert und mit voller Kraft beginnen.

Den genauen Ablauf der Zyklen, sprich was genau in welcher Woche im Training geändert wird, erfährst du im Kapitel „Periodisierung". Selbstverständlich ist dies überhaupt nicht kompliziert und wirklich einfach umzusetzen, was uns bei der Entwicklung dieses Programms sehr wichtig war.

Fazit

Dies ist lediglich eine grobe Übersicht des Trainingssystems von LEAN&MASSIVE. Nun werden wir alle Themen Schritt für Schritt durchgehen, damit möglichst gewährleistet ist, maximale Wachstumsreize der Muskulatur zu erzielen. Denn dies ist, wie du bereits erfahren hast, neben einer perfekten Ernährung einer der Hauptfaktoren für den Muskelaufbau.

Auf der nächsten Seite erkläre ich dir die zwei großen Ziele des LEAN&MASSIVE-Trainingssystems genauer.

ZIEL 1: **HYPERTROPHIE** (TAG B)

Muskelhypertrophie bedeutet die Verdickung vorhandener Muskelfasern, sprich die Vergrößerung der Muskulatur, welche absolut unser Ziel ist.

Vereinfacht erklärt, funktioniert dies folgendermaßen: Wenn wir durch gezieltes Training die Muskulatur über ihr herkömmliches Leistungsniveau beanspruchen, werden Wachstumsreize in der Muskulatur ausgelöst. Dadurch können Eiweißeinlagerungen in Muskelzellen bewirkt werden, sprich die Muskelzellen vergrößern sich. So bauen wir Muskulatur auf.

Eine andere Art des Muskelaufbaus ist die sogenannte „Muskelhyperplasie". Dies bedeutet nicht die Vergrößerung der Muskelfasern, sondern deren Neubildung. Dass dies bei Menschen vorkommt, ist laut aktueller Studienlage jedoch sehr unwahrscheinlich.

Hypertrophietraining bei LEAN&MASSIVE

Hypertrophietraining bedeutet somit ein Training, das auf maximale Wachstumsreize und somit auf maximalen Muskelaufbau abzielt. Hierzu gehören verschiedene Faktoren bzw. Parameter, von denen du nun die drei wichtigsten erfährst:

Intensität:

Recherchen haben gezeigt, dass die Intensität ein sehr wichtiger Faktor für die Hypertrophie ist.

Vereinfacht erklärt: Die Intensität sagt aus, wie viel Prozent man von seinem Maximalgewicht in einem Satz verwendet. Kann eine Person zum Beispiel 100 Kilogramm ein Mal auf der Bank drücken und verwendet in einem Satz 80 Kilogramm, so wäre die Intensität 80%. Solange man nicht bis zum Muskelversagen geht, ist eine Intensität von etwa 67,5-82,5% optimal für den Muskelaufbau.

Volumen:

Ein weiterer Faktor und vielleicht der wichtigste überhaupt, ist das Volumen. Das bedeutet die Summe aller Wiederholungen einer Übung oder die Summe aller Wiederholungen einer kompletten Muskelgruppe, wie beispielsweise der Brust. Ebenso kann man sagen: Unter dem Volumen verstehen wir das komplette Gewicht, das in einer Trainingseinheit bewegt wird.

Wichtig ist beim Volumen jedoch, dass die Intensität hoch genug ist. Es wäre beispielsweise kontraproduktiv, mit viel weniger Gewicht 20 statt 12 Wiederholungen zu machen, um mehr Volumen zu erzielen. Der Grund ist einfach erklärt: Die Intensität wäre dadurch zu niedrig.

Vereinfacht gesagt: Je mehr Volumen du in deinem Training bewältigst, desto mehr Muskulatur baust du auf, allerdings nur solange folgende Bereiche passen:

1. Solange du das Volumen regenerieren kannst, was ab einem gewissen Bereich nicht mehr möglich ist, da du sonst krank wirst oder nicht mehr fit bist.

2. Solange die anderen Parameter für den Muskelaufbau passen, wie beispielsweise, dass die Intensität hoch genug ist.

Frequenz:

Die Frequenz ist, vor allem bei uns naturalen Athleten, ebenso ein sehr wichtiger Faktor für den Muskelaufbau, aber zugleich einer der häufigsten Trainingsfehler vieler Fitnessstudiobesucher. Darunter versteht man, wie oft eine Muskelgruppe pro Woche trainiert wird.

Viele machen beispielsweise einen 4er-Split und trainieren einen Muskel 1x pro Woche. Meiner Meinung nach ist dies absoluter Unsinn! Studien beweisen, dass das Training jeder Muskelgruppe 2x pro Woche bessere Ergebnisse liefert, als beispielsweise 1x pro Woche.

Der Grund ist, dass die Proteinbiosynthese, die für den Muskelaufbau bedeutend ist, bis etwa 36-48 Stunden nach dem Training auf Hochtouren läuft und danach keinen ausschlaggebenden Effekt mehr hat. Nach diesen 48 Stunden wird der Muskel nicht mehr wirklich aufgebaut, ist meist genügend regeneriert und somit für einen neuen Trainingsreiz bereit.

ZIEL 2: **KRAFTAUFBAU** (TAG A)

Grundsätzlich kann man sagen, dass die Maximalkraft nicht direkt etwas mit der Masse an Muskulatur zu tun hat, die wir besitzen. Meist haben Kraftsportler viel weniger Muskeln als Bodybuilder, jedoch verfügen sie über viel mehr Maximalkraft und sind stärker. Somit bedeutet es überhaupt nicht, dass jemand, der stark ist, gleichzeitig unbedingt sehr muskulös sein muss.

Der Grund liegt darin, dass ein Training, welches das Ziel „Kraftaufbau" hat, sich von einem Training, das auf maximalem Muskelaufbau, sprich „Hypertrophie" aufgebaut ist, etwas unterscheidet. Kraftsportler, wie etwa Powerlifter, trainieren beispielsweise oft im Bereich 1-3 Wiederholungen, dies ist absolutes Maximalkrafttraining. Der einzige Sinn dahinter ist es, stark zu werden. Selbstverständlich gehören hier auch noch enorm viele weitere Bereiche dazu, die Kraftsportler berücksichtigen.

Kraftaufbau bei LEAN&MASSIVE

Weshalb ist Kraftaufbau aber trotzdem so wichtig für maximalen Muskelaufbau, sprich für Hypertrophie?

Die Antwort ist ganz einfach: Wenn wir mehr Kraft aufbauen und somit stärker werden, können wir an den Tagen, an denen wir im Hypertrophiebereich trainieren, ebenfalls mehr Gewicht bewegen und somit viel bessere Wachstumsreize in der Muskulatur setzen. Es ist absolut wichtig, ein gewisses Trainingsgewicht überhaupt verwenden zu können, um wirklich gute Muskelreize zu setzen. Vor allem für Anfänger ist dies absolut bedeutend.

Durch mehr Kraft haben wir im Hypertrophietraining ebenso einen viel höheren „Workload", sprich wir haben ein höheres Volumen, da wir insgesamt im Training viel mehr Gewicht bewegen. Da das Volumen einer der Hauptfaktoren für Hypertrophie ist, bedeutet das: Wir erzeugen einen höheren Wachstumsreiz der Muskulatur.

Zusätzlich wird durch mehr Kraft auch ein anderer Faktor der Hypertrophie erhöht, und zwar die Intensität. Wenn wir stärker sind, können wir auch an Hypertrophietagen die Intensität erhöhen und somit noch größere Wachstumsreize in der Muskulatur erzielen.

Das Trainingssystem von LEAN&MASSIVE wurde so entwickelt, dass die „Krafttage" keine Trainingseinheiten sind, die ausschließlich auf Maximalkraft wie bei einem Powerlifter abgesehen sind, wie beispielsweise 1-3 Wiederholungen bei jeder Übung.

Die „Krafttage" in diesem Programm beziehen sich eher nur auf die ersten Übungen, in denen wir meist im Bereich von 5 Wiederholungen arbeiten, das restliche Training im Bereich 8-10 Wiederholungen. Durch diese Vorgehensweise bauen wir in den Grundübungen vor allem Kraft auf, haben aber im restlichen Training ein hohes Volumen, um den Hypertrophiebereich in keinem Training zu vernachlässigen.

Es gibt jedoch auch „erste Übungen", die am Krafttag nicht im Bereich 5 Wiederholungen, sondern zum Beispiel im Bereich von 8 Wiederholungen stattfinden. Der Grund dafür ist, dass dies Muskelgruppen sind, bei denen ich einen Wiederholungsbereich von 5 zu niedrig finde, da es dann schwer wird, sich auf den Muskel zu konzentrieren und ihn auch wirklich gut zu treffen.

Ein Beispiel dafür ist das Rückentraining: Wenn man hier meiner Meinung nach zu viel Gewicht nimmt, ist es sehr schwer, auch wirklich mit dem Rücken zu ziehen. Meist zieht man das Gewicht dann einfach irgendwie, oft auch viel zu viel mit dem Bizeps, und wir treffen den Rücken somit um einiges schlechter, als bei 8 Wiederholungen.

Fazit

Durch unser Ziel „Kraftaufbau" werden wir somit stärker, um vor allem im Bereich Hypertrophie, das absolut unser Hauptziel ist, mehr Wachstumsreize zu erzeugen und somit maximalen Muskelaufbau zu erzielen. Die verschiedenen Faktoren von Muskelhypertrophie hast du nun kennengelernt, für die der Kraftzuwachs definitiv ein sehr wichtiger Faktor ist.

Trotzdem trainieren wir an den Krafttagen nicht ausschließlich auf Maximalkraft, um auch an diesen Tagen Muskelhypertrophie zu erzeugen, aber dennoch legen wir den Fokus auf etwas mehr Kraft.

Ich bringe dir folgendes Beispiel, um das noch einmal so einfach wie möglich zu veranschaulichen:

Du arbeitest beispielsweise am Hypertrophietag beim Bankdrücken 4x8 mit 60 kg. Hier wirst du dich langsam steigern, jedoch nicht sehr schnell.

Durch unsere „Krafttage", an denen du beim Bankdrücken 5x5 beispielsweise mit 70 kg absolvierst, wirst du direkt viel schneller Progression erzielen und deine Kraft auch viel schneller steigern. Mehr dazu erfährst du im Kapitel „Progression".

Durch diese Kraftsteigerung kannst du am „Hypertrophietag" im Wiederholungsbereich von 4x8 mehr Gewicht verwenden, dich dort schneller steigern und somit mehr Wachstumsreize und Muskelaufbau erzielen.

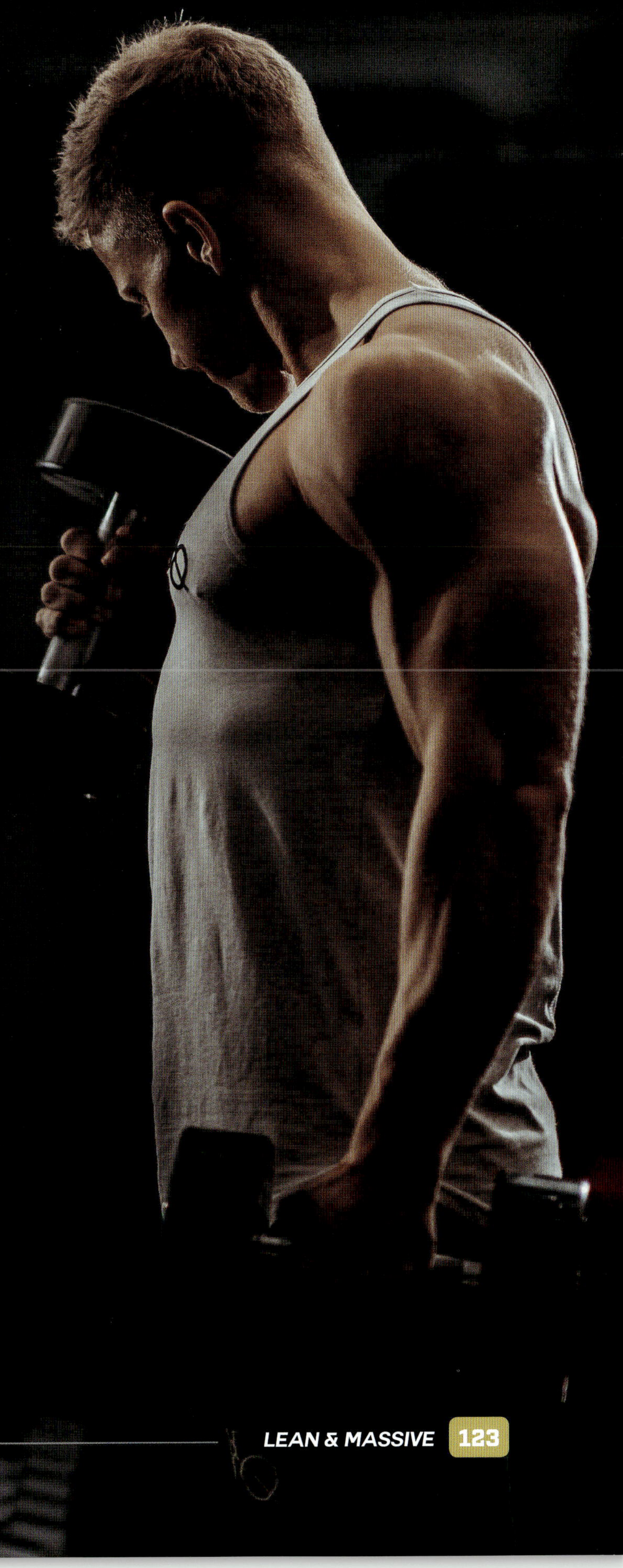

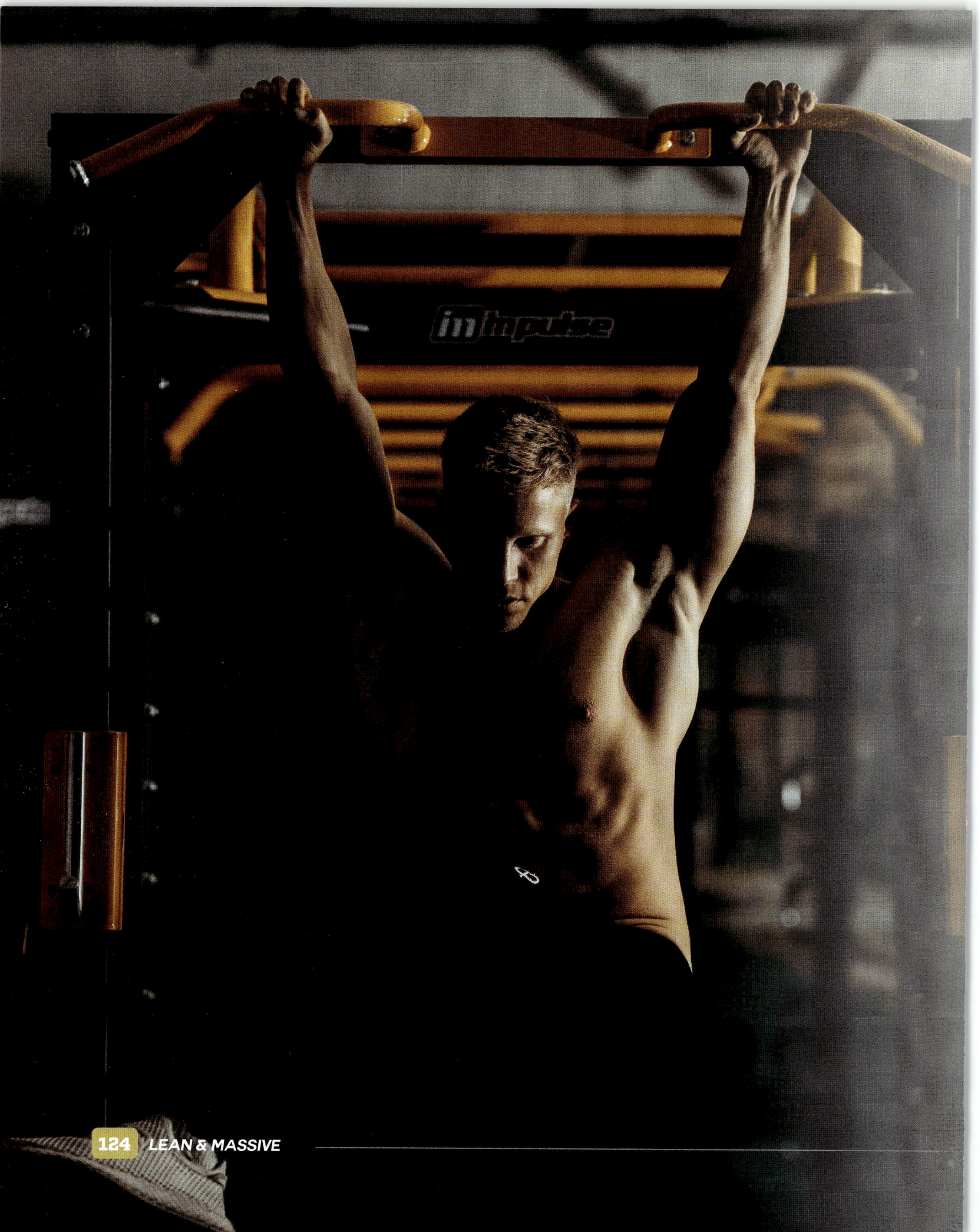
impulse

TRAININGSSYSTEM IM DETAIL

Die Trainingspläne

Es gibt zwei verschiedene Trainingspläne, unterschieden werden sie am Trainingssplit (dies bedeutet die Aufteilung des Trainings):

1. **Oberkörper/Unterkörper**
   kurz genannt: OK/UK

2. **Pull/Push/Beine**
   kurz genannt: P/P/B

Die Erklärung für OK/UK

An einem Tag wird der komplette Oberkörper trainiert, am anderen Tag der komplette Unterkörper inklusive Bauch.

Dies hat den Sinn, dass wir eine sehr hohe Trainingsfrequenz haben, sprich, dass wir jeden Muskel zwei bis drei Mal pro Woche trainieren. Das wiederum bringt mehr Erfolge, als den Muskel nur beispielsweise einmal pro Woche zu trainieren.

Die Erklärung für P/P/B

Pull

Pull bedeutet auf Deutsch „ziehen“. Alle Muskelgruppen, die das Gewicht somit ziehen, sind Pull-Muskelgruppen. Das bedeutet, an diesem Tag trainieren wir: Rücken, Nacken und Bizeps.

Push

Push bedeutet „drücken“. Alle Muskelgruppen, die ein Gewicht somit drücken, sind Push-Muskelgruppen. Das bedeutet, an diesem Tag trainieren wir: Brust, Schulter, Trizeps.

Beine

An diesem Tag trainieren wir Beine und Bauch.

Woher weißt du, für welches Trainingssystem du dich entscheiden sollst?

Um ehrlich zu sein, ist dies sehr einfach. Wie du schon erfahren hast, ist die Trainingsfrequenz, sprich wie häufig du einen Muskel in der Woche trainierst, sehr wichtig. Dies wird leider oft von vielen Leuten unterschätzt und falsch gemacht.

Die Wahl des Trainingssystems ist abhängig davon, wie oft du in der Woche trainieren kannst. Das hängt oft damit zusammen, wie sehr du in deinem Beruf beansprucht wirst. Optimal wäre es, wenn du pro Woche 5-6 Mal trainierst, jedoch kannst du bei 4 Mal pro Woche ebenso sehr gute Ergebnisse erzielen.

Womit du mehr Erfolg haben wirst, kann man definitiv nicht sagen. Meiner Meinung nach bereitet P/P/B ein bisschen mehr Spaß als OK/UK, das ist jedoch meine persönliche Ansicht. Spaß ist aber ein sehr wichtiger Faktor, der oft unterschätzt wird. Wenn das Training mehr Spaß macht, kann man sich meiner Meinung nach besser steigern, ist motivierter und kann somit sogar bessere Ergebnisse erzielen, als wenn der Spaß nicht so groß ist.

Rein theoretisch gesehen, denke ich jedoch, dass ein OK/UK Split ein wenig besser ist, da die Frequenz, sprich wie oft du einen Muskel trainierst, noch etwas höher ist. Ich persönlich arbeite jedoch meist mit P/P/B, weil mir der Spaß enorm wichtig ist und ich somit noch bessere Erfolge im Training erziele.

Das Wichtigste ist es, jeden Muskel mindestens 2 Mal pro Woche zu trainieren, was du mit LEAN&MASSIVE definitiv erreichst.

Wähle dein Trainingssystem

1 Du kannst 5-6 Mal pro Woche trainieren:

Wähle ein System deiner Wahl.

Du kannst wirklich frei entscheiden. Solltest du bei P/P/B mehr Spaß haben als bei OK/UK, empfehle ich dir wirklich, mit P/P/B zu arbeiten. Ich persönliche mache dies auch so.

2 Du kannst 4 Mal pro Woche trainieren:

Du arbeitest mit OK/UK.

Andernfalls würde die Frequenz, sprich wie oft du einen Muskel trainierst, zu niedrig sein. In diesem Fall kannst du dich nicht entscheiden, sondern du trainierst mit dem OK/UK Trainings-Split.

4 Mal zu trainieren reicht übrigens auch definitiv aus, um sehr gute Ergebnisse zu erzielen. Wenn du also nicht mehr Zeit hast, ist das schon in Ordnung.

Wie du die einzelnen Trainingseinheiten auf deine Wochentage aufteilst, erfährst du unter „Trainingsfrequenz“.

Müssen Männer und Frauen unterschiedlich trainieren?

Nein! Das ist ein Thema, das meiner Meinung nach viel zu oft falsch behandelt wird. Leider denken viele Frauen, sie müssten ganz anders trainieren als Männer - beispielsweise mit viel mehr Wiederholungen und ganz anderen Übungen. Oft sehe ich Frauen nur leichte Isolationsübungen mit 15-20 Wiederholungen machen, das ist jedoch grober Unfug.

Auch sie sollten wichtige Grundübungen wie Kniebeugen, Ausfallschritte, Bankdrücken und Rudern ausführen. Zu denken, dass diese Grundübungen nicht auch bei Frauen am effektivsten sind, ist absolut falsch. Wieso sollte die Muskulatur bei Frauen durch ausschließlich leichte Isolationsübungen mehr wachsen, als durch optimale Grundübungen, von denen bewiesen ist, dass man damit am besten Muskelreize setzt? Das ergibt überhaupt keinen Sinn.

Die Trainingspläne von LEAN&MASSIVE sind für Männer und Frauen gleich, jedoch kann der Fokus bei Frauen gerne vermehrt auf Beine und Po gelegt werden. Dazu kommen wir gleich.

Wenn du als Frau 5-6 Mal trainieren kannst:

Falls du den Fokus etwas mehr auf den Unterkörper setzen möchtest, sprich auf Beine und Po, würde ich dir eher empfehlen, mit OK/UK zu arbeiten. Denn, wenn du beispielsweise 5 Mal pro Woche trainieren gehst, könntest du 3 Mal UK trainieren, sprich Beine und Po, und 2 Mal Oberkörper. Dies finde ich für Frauen optimal.

Wenn du nebenbei eine andere Sportart ausübst:

Solltest du beispielsweise Fußballer sein oder übst eine andere Sportart mehrmals pro Woche aus, kannst du selbstverständlich nicht 5-6 Mal pro Woche ins Fitnessstudio gehen. Die Regel lautet hier: Trainiere, so oft du kannst!

Wenn du als Fußballer beispielsweise 3 Mal pro Woche Fußballtraining hast, würde ich dir empfehlen, 3 Mal Krafttraining zu absolvieren und beispielsweise 2 Mal Oberkörper sowie 1 Mal Unterkörper zu trainieren. Wechsel dann immer zwischen A und B bei den Trainingsplänen.

Absolviere dein Krafttraining hier bevorzugt an Tagen, wo du kein Fußballtraining hast, oder versuche einige Zeit Abstand zwischen den Trainings zu lassen, sollten sie am selben Tag sein.

Du musst selbst einschätzen, wie oft du trainieren kannst, damit du deinen anderen Sport auch noch mit voller Kraft ausüben kannst, wenn dir das wichtig ist. Wenn du dazu Fragen hast, poste einfach in unsere Teamgruppe.

TRAININGS-FREQUENZ

Wie oft solltest du trainieren, um optimal Muskeln aufzubauen?

Trainingsfrequenz bedeutet die Häufigkeit, wie oft du einen Muskel trainierst. Es ist laut aktueller Studienlage eindeutig, dass bessere Ergebnisse erzielt werden, wenn man einen Muskel zwei Mal pro Woche anstatt nur ein Mal pro Woche trainiert. Dies haben wir mit unserem Trainingssystem in LEAN&MASSIVE abgedeckt.

Grundsätzlich gilt: Je öfter du trainieren kannst, umso besser! Beispielsweise hast du ein noch höheres Wochen-Volumen, wenn du 5-6 Mal pro Woche trainierst, anstatt 4 Mal. Jedoch ist dies, wie bereits erwähnt, oft nicht möglich und du kannst auch bei 4 Mal Training pro Woche absolut perfekte Ergebnisse erzielen.

Aufteilung von den Trainingstagen A und B

Wie du bereits weißt, haben wir zwei verschiedene Trainingstage A und B, die wir beide absolvieren. Die Aufteilung hier ist folgendermaßen: Solltest du beispielsweise 4 Mal pro Woche trainieren, ist es sehr einfach. Dann kannst du einfach pro Woche 2 Mal Trainingstag A und 2 Mal Trainingstag B machen, immer abwechselnd.

Wenn du nun beispielsweise 5 Mal pro Woche trainierst, geht sich dies innerhalb einer Woche nicht ganz aus. Aus diesem Grund vereinfachen wir das Ganze: Die Trainingstage „A und B" werden einfach immer abgewechselt. Das bedeutet, wenn beim letzten Oberkörpertraining „A" am Plan stand, ist beim nächsten Oberkörpertraining „B" dran. Beim nächsten wieder „A", selbst wenn dieses erst in der nächsten Woche stattfindet. Es wird einfach immer abgewechselt.

Trainingsfrequenz bei OK/UK: 4 Mal

Falls du pro Woche nur 4 Mal ins Fitness-Studio gehen kannst, trainiere 2 Mal Oberkörper und 2 Mal Unterkörper. Dies ist ebenfalls mit der Aufteilung von A und B sehr einfach, da beide Trainingseinheiten einfach jeweils 1 Mal in der Woche absolviert werden. Dies sieht beispielsweise folgendermaßen aus:

Montag: Oberkörper A

Dienstag: Unterkörper A

Mittwoch: Pause

Donnerstag: Oberkörper B

Freitag: Unterkörper B

Samstag: Pause

Sonntag: Pause

Natürlich können auch hier die Wochentage verschoben werden, sprich du startest diese Reihenfolge einfach an einem anderen Tag. Hauptsache, du trainierst 4 Mal pro Woche.

Trainingsfrequenz bei OK/UK: 5-6 Mal

Wenn du 5-6 Mal pro Woche trainieren kannst und dich für OK/UK entschieden hast, gilt Folgendes:

Es gibt genau 5 Trainingseinheiten pro Woche. Bei Männern wird 3 Mal Oberkörper und 2 Mal Unterkörper trainiert, bei Frauen würde ich empfehlen: 3 Mal Unterkörper und 2 Mal Oberkörper. A und B wird auch hier einfach abgewechselt, auch wenn es sich innerhalb einer Woche nicht ganz ausgeht. In der Praxis sieht dies bei Männern z. B. folgendermaßen aus:

Montag: Oberkörper A

Dienstag: Unterkörper A

Mittwoch: Oberkörper B

Donnerstag: Pause

Freitag: Unterkörper B

Samstag: Oberkörper A

Sonntag: Pause

Montag: Oberkörper B

Und so weiter. Natürlich kann das Ganze auch verschoben werden, sprich du startest diese Reihenfolge einfach an einem anderen Tag.

Solltest du 6 Mal pro Woche trainieren gehen wollen, kannst du dies natürlich auch machen. Trainiere dann einfach 6 Mal pro Woche und lege deine Pause auf einen Tag deiner Wahl.

Trainingsfrequenz bei P/P/B

Wenn du dich für diesen Plan entschieden hast und du somit 5-6 Mal pro Woche trainieren kannst, gilt Folgendes:

Hier trainierst du immer 3 Mal in Folge, gefolgt von einem Tag Pause. Dadurch kann man keine genauen Wochentage festlegen, da es sich immer etwas verschiebt. Hätte eine Woche 8 Tage, könnte man es festlegen, dann würde es sich nicht verändern. In der Praxis sieht dies zum Beispiel so aus:

Montag: Pull A

Dienstag: Push A

Mittwoch: Beine A

Donnerstag: Pause

Freitag: Pull B

Samstag: Push B

Sonntag: Beine B

Montag: Pause

Dienstag: Pull A

Und so weiter. Solltest du 6 Mal pro Woche trainieren gehen wollen, kannst du dies natürlich auch tun. Trainiere dann einfach 6 Mal in Folge, gefolgt von einem Pausetag.

Wichtig ist, dass du diese Reihenfolge beibehältst:
PULL - PUSH - BEINE.

Der Grund dafür ist, dass bei Pull und Beine der untere Rücken immer mitbelastet wird. Wenn man diese zwei Einheiten nun hintereinander machen würde, könnte sich der untere Rücken nicht genug regenerieren. Das bedeutet, zwischen Pull und Beine kann der untere Rücken somit immer eine kleine Pause einlegen, entweder beim Push- oder Pause-Tag.

WIEDERHOLUNGS-BEREICHE

Jeder hat dies schon einmal gehört: Im Krafttraining gibt es verschiedene Wiederholungsbereiche, und angeblich haben diese auch unterschiedliche Auswirkungen. Ich erkläre dir nun alles, was du dazu wissen musst, jedoch ist dies eine reine Information. Deine Trainingspläne in LEAN&MASSIVE sind auf die optimalen Wiederholungsbereiche angepasst, sprich du musst dir darüber keine weiteren Gedanken machen. Dies ist nur Theorie, um dir diesbezüglich noch mehr zu lernen. Oft hört man folgende Aufteilung der Wiederholungsbereiche:

1-5 Wiederholungen:
Training, um die Kraft zu steigern

6-12 Wiederholungen:
Training für Hypertrophie, sprich optimal für den Muskelaufbau

13+ Wiederholungen:
Training für Kraftausdauer

Meine Erklärung diesbezüglich:

Es bedeutet nicht unbedingt, dass 12 Wiederholungen unbedingt besser für den Muskelaufbau sein müssen, als 5 Wiederholungen. Diese Aufteilung ist absolut nur eine Pauschalisierung, um grob zu sagen, welcher Wiederholungsbereich in der praktischen Anwendung für das jeweilige Ziel optimal wäre. Damit diese Aufteilung aber stimmt, müssen auch andere Faktoren, wie beispielsweise die Intensität mitberücksichtigt werden.

Wenn du bei 12 Wiederholungen viel zu wenig Gewicht bewegst und die Intensität nicht hoch genug ist, wirst du weniger Hypertrophie erzeugen, als wenn du 5 Wiederholungen mit einer hohen Intensität absolvierst.

Wenn die Intensität jedoch hoch genug ist und man sich beispielsweise immer 1-2 Wiederholungen vor dem Muskelversagen befindet, dann sind diese Wiederholungsbereiche aber ziemlich korrekt.

Sprich: Nur an die Wiederholungsbereiche zu denken und zu meinen, bei 6-12 baut man am meisten Muskeln auf, ist absolut falsch. Ja, dieser Wiederholungsbereich ist definitiv am besten für den Muskelaufbau, ABER NUR wenn auch andere Faktoren wie Intensität und Volumen berücksichtigt werden.

Ich erkläre dir nun die Wiederholungsbereiche, und auch welches Ziel diese verfolgen. Wichtig ist, wie eben erklärt: Wir nehmen an, dass wir bei allen Wiederholungsbereichen eine dementsprechend hohe Intesität haben. Nur dann können wir diese auch wirklich vergleichen.

1-5 Wiederholungen: KRAFT

In diesem Bereich arbeitet man etwa zwischen 85-100% des 1-Wiederholungs-Maximums. Hier belasten wir den Muskel am stärksten, zusätzlich aktivieren wir von der ersten Wiederholung an am meisten Muskelfasern und die Intensität ist eindeutig am höchsten.

In diesem Wiederholungsbereich ist die Kraftsteigerung definitiv am besten. Das Nervensystem wird hier am meisten gefordert, weshalb das Zusammenspiel mit der Muskulatur verbessert wird. Das Resultat darauf ist klar: Steigerung der Kraft.

Je mehr Gewicht du dann im Verlauf der Trainingseinheiten verwendest, desto mehr Muskelfasern kannst du effektiv nutzen.

6-12 Wiederholungen: HYPERTROPHIE / MUSKELAUFBAU

3X12
4X8
5X5

In diesem Bereich arbeiten wir etwa mit 67,5-82,5% des 1-Wiederholungs-Maximums. Der Grund dafür, dass dieser Bereich maximale Hypertrophie hervorbringt, ist dass bei 6-12 Wiederholungen das Volumen, sprich wie viel Gewicht insgesamt bewegt wird, sehr hoch und gleichzeitig aber auch die Intensität nicht zu gering ist, wie bei beispielsweise 20 Wiederholungen.

Volumen ist einer der größten Faktoren für den Muskelaufbau - wenn nicht sogar der größte - weshalb dieser Wiederholungsbereich sozusagen am bedeutendsten ist. Wichtig ist jedoch eben, dass die Intensität nicht zu gering ist.

13+ Wiederholungen: KRAFTAUSDAUER

Dies ist meist nicht optimal für den Muskelaufbau, weil die Intensität einfach zu niedrig ist, als wenn du im Bereich 6-12 Wiederholungen trainierst, da du dort durch mehr Gewicht eine höhere Intensität hast.

Sprich, nicht nur das Volumen, sondern auch die Intensität ist wichtig, denn sonst können wir ja 30 Wiederholungen machen und denken, man würde somit am meisten Volumen und somit Hypertrophie erzeugen.

TRAININGS-PLÄNE

Folgende Erklärung, damit du die Trainingspläne optimal verstehst:

Übungen: Diese sind alle im Kapitel "Übungserklärung" für dich erklärt.

Ist eine Übung Grün markiert, bedeutet dies, dass du sie nicht mit einer anderen Übung tauschen darfst. Das erfährst du genau im Kapitel „Übungen austauschen".

Ist eine Übung Gelb markiert, bedeutet dies, dass wir die Satzzahl dieser Übung nicht erhöhen. Das erfährst du genau im Kapitel „Periodisierung".

alternierende Sätze

Alternierende Sätze sind zwei Sätze unterschiedlicher Übungen, die mit nur etwa 60 Sekunden Pause dazwischen hintereinander ausgeführt werden. Ein Beispiel wären nun alternierende Sätze von Kurzhantel Curls und Trizepsdrücken im Liegen aus dem Oberkörper Plan Tag A:

Ich mache einen Satz Kurzhantel Curls, warte 60 Sekunden und starte dann meinen Satz Trizepsdrücken. Somit habe ich EINEN alternierenden Satz absolviert.

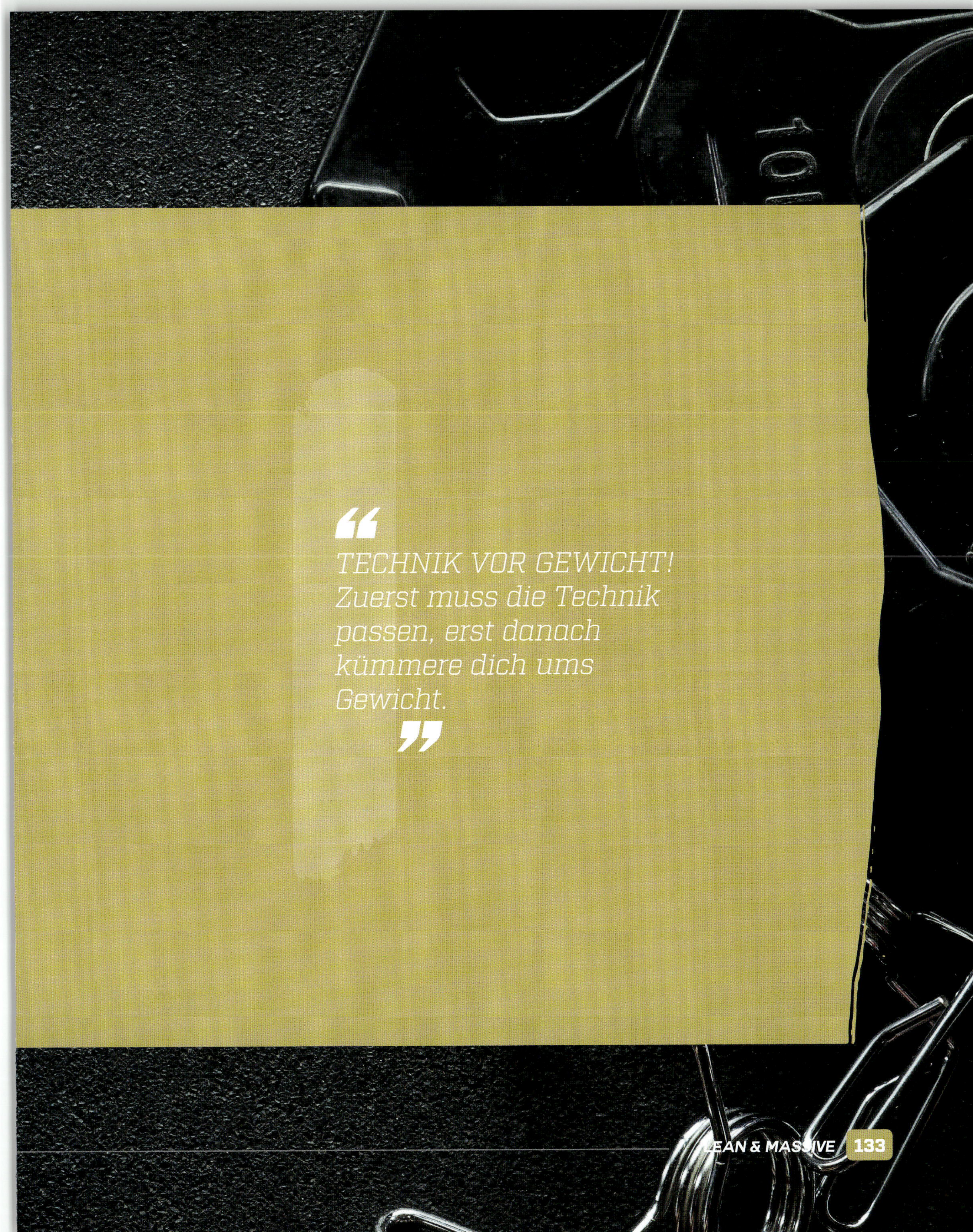

> "TECHNIK VOR GEWICHT! Zuerst muss die Technik passen, erst danach kümmere dich ums Gewicht."

TRAININGSPLAN **OBERKÖRPER - UNTERKÖRPER**

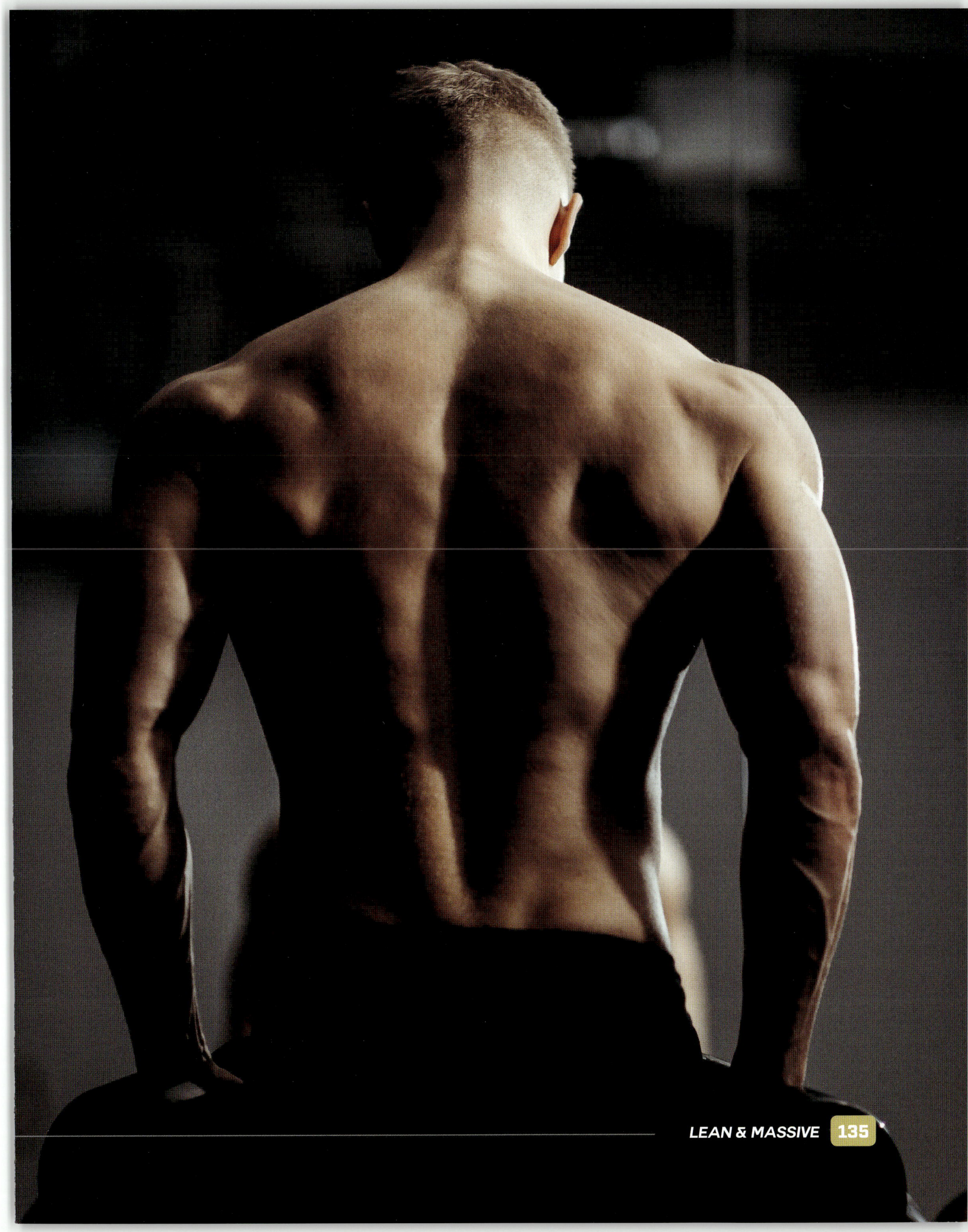

OBERKÖRPER - **TAG A**

	Übung	Sätze	Wiederholungen
1	Bankdrücken	5	5
2	Rudermaschine	4	8
3	Langhantel Schulterdrücken	5	5
4	Kurzhantel Schrägbankdrücken	3	8
5	Latzug Obergriff	3	10
	Alternierende Sätze		
6	Seitheben 1 Minute Pause	3	8
6	Langhantel Nackenheben oder Kurzhantel Nackenheben 1 Minute Pause	3	8
	Alternierende Sätze		
7	Trizepsdrücken im Liegen 1 Minute Pause	4	8
7	Kurzhantel Curls 1 Minute Pause	4	8

OBERKÖRPER - TAG B

	Übung	Sätze	Wiederholungen
1	**Bankdrücken**	4	8
2	**Klimmzüge Obergriff** Wenn du nicht stark genug für diese Übung bist, ersetze sie durch Latzug im Obergriff.	4	10
3	**Langhantel Schulterdrücken**	3	8
4	**Fliegende am Kabelzug oder Fliegende an der Maschine**	3	12
5	**Kabelrudern**	3	12
	Alternierende Sätze		
6	**Seitheben am Kabelzug** 1 Minute Pause	4	12
6	**Facepulls** 1 Minute Pause	4	12
	Alternierende Sätze		
7	**Trizepsdrücken über Kopf** 1 Minute Pause	4	12
7	**Kurzhantelcurls auf der Schrägbank** 1 Minute Pause	4	12

UNTERKÖRPER - **TAG A**

	Übung	Sätze	Wiederholungen
1	**Kniebeugen**	5	5
2	**Leg Curls**	4	8
3	**Ausfallschritte**	3	8 pro Bein
4	**Rumänisches Kreuzheben mit Kurzhanteln**	3	10
5	**Wadenheben sitzend**	4	8
6	**Beinheben hängend** Wenn du nicht stark genug für diese Übung bist, ersetze sie durch Beinheben am Gerät.	3	8
7	**Crunches**	2	15-20

UNTERKÖRPER - **TAG B**

	Übung	Sätze	Wiederholungen
1	**Kniebeugen**	4	8
2	**Leg Curls**	4	10
3	**Beinpresse**	3	12
4	**Rumänisches Kreuzheben mit Kurzhanteln**	3	12
5	**Wadenheben stehend**	4	12
6	**Beinheben hängend** Wenn du nicht stark genug für diese Übung bist, ersetze sie durch Beinheben am Gerät.	3	8
7	**Crunches**	2	15-20

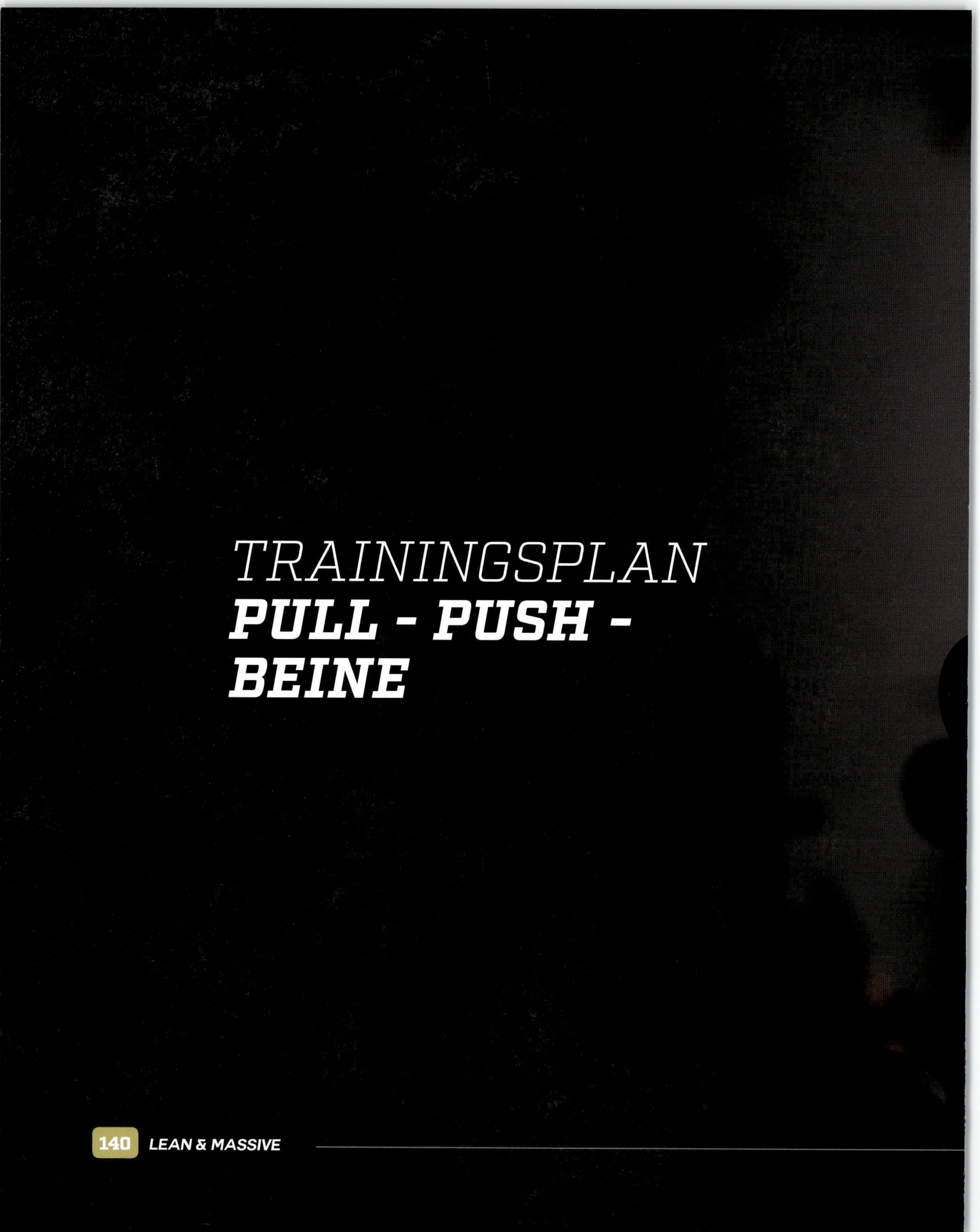

TRAININGSPLAN
PULL - PUSH - BEINE

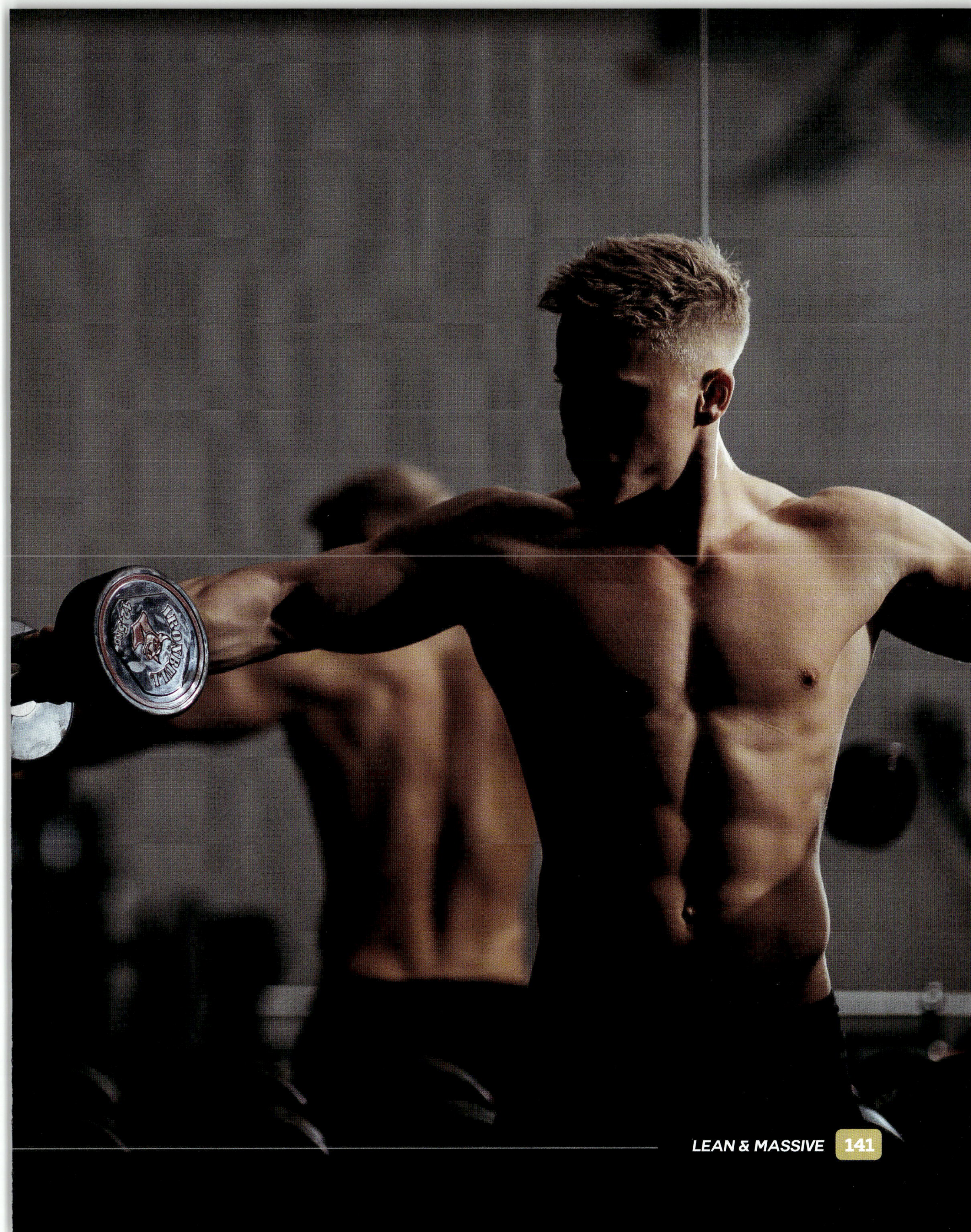

PULL - TAG A

Übung	Sätze	Wiederholungen
1 **Klimmzüge Obergriff** Wenn du nicht stark genug für diese Übung bist, ersetze sie durch Latzug im Obergriff.	3	8
2 **Rudermaschine**	3	8
3 **Latzug eng**	2	10
4 **Kurzhantel Rudern**	2 pro Arm	10
Alternierende Sätze		
5 **Langhantel Nackenheben oder Kurzhantel Nackenheben** 1 Minute Pause	3	10
5 **Reverse Butterfly oder vorgebeugtes Seitheben** 1 Minute Pause	3	10
6 **Kurzhantelcurls auf der Schrägbank**	3	8
7 **Langhantel Curls**	3	8

PULL - TAG B

	Übung	Sätze	Wiederholungen
1	Latzug Obergriff	3	12
2	Kabelrudern	3	10
3	Überzüge am Kabelzug	2	12
4	Rudermaschine	2	12
5	Facepulls	3	12
6	Kurzhantel Curls	3	10
7	Bizepscurls an der Maschine	3	12

PUSH - TAG A

Übung	Sätze	Wiederholungen
1 Bankdrücken	5	5
2 Langhantel Schulterdrücken	5	5
3 Kurzhantel Schrägbankdrücken	3	8
4 Fliegende am Kabelzug oder Fliegende an der Maschine	2	10
5 Seitheben	3	10
6 Trizepsdrücken im Liegen	3	8
7 Trizepsdrücken am Kabelzug	2	10

PUSH - TAG B

Übung		Sätze	Wiederholungen
1	Bankdrücken	4	8
2	Langhantel Schulterdrücken	4	8
3	Schrägbankdrücken an der Maschine	3	10
4	Fliegende am Kabelzug oder Fliegende an der Maschine	2	12
5	Seitheben am Kabelzug	3	12
6	Trizepsdrücken über Kopf	3	12
7	Trizepsdrücken im Liegen	2	10

BEINE - TAG A

	Übung	Sätze	Wiederholungen
1	Kniebeugen	5	5
2	Leg Curls	4	8
3	Ausfallschritte	3	8 pro Bein
4	Rumänisches Kreuzheben mit Kurzhanteln	3	10
5	Wadenheben sitzend	4	8
6	**Beinheben hängend** Wenn du nicht stark genug für diese Übung bist, ersetze sie durch Beinheben am Gerät.	3	8
7	Crunches	2	15-20

BEINE - **TAG B**

	Übung	Sätze	Wiederholungen
1	**Kniebeugen**	4	8
2	**Leg Curls**	4	10
3	**Beinpresse**	3	12
4	**Rumänisches Kreuzheben mit Kurzhanteln**	3	12
5	**Wadenheben stehend**	4	12
6	**Beinheben hängend** Wenn du nicht stark genug für diese Übung bist, ersetze sie durch Beinheben am Gerät.	3	8
7	**Crunches**	2	15-20

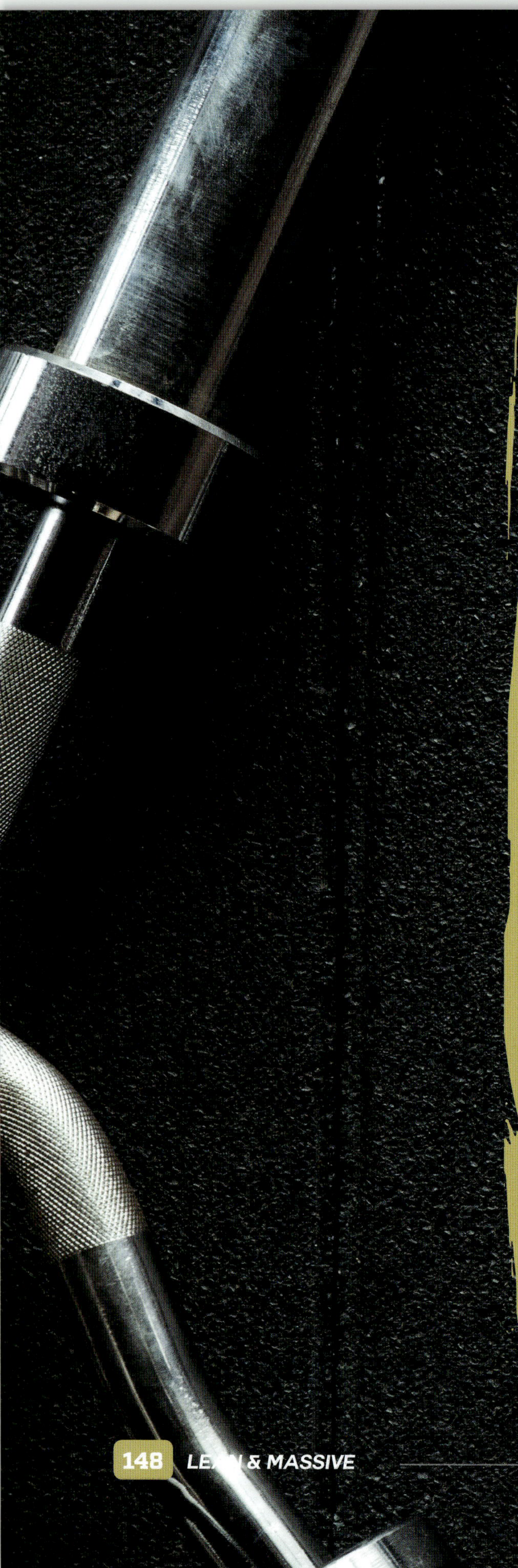

TRAININGS-THEORIE

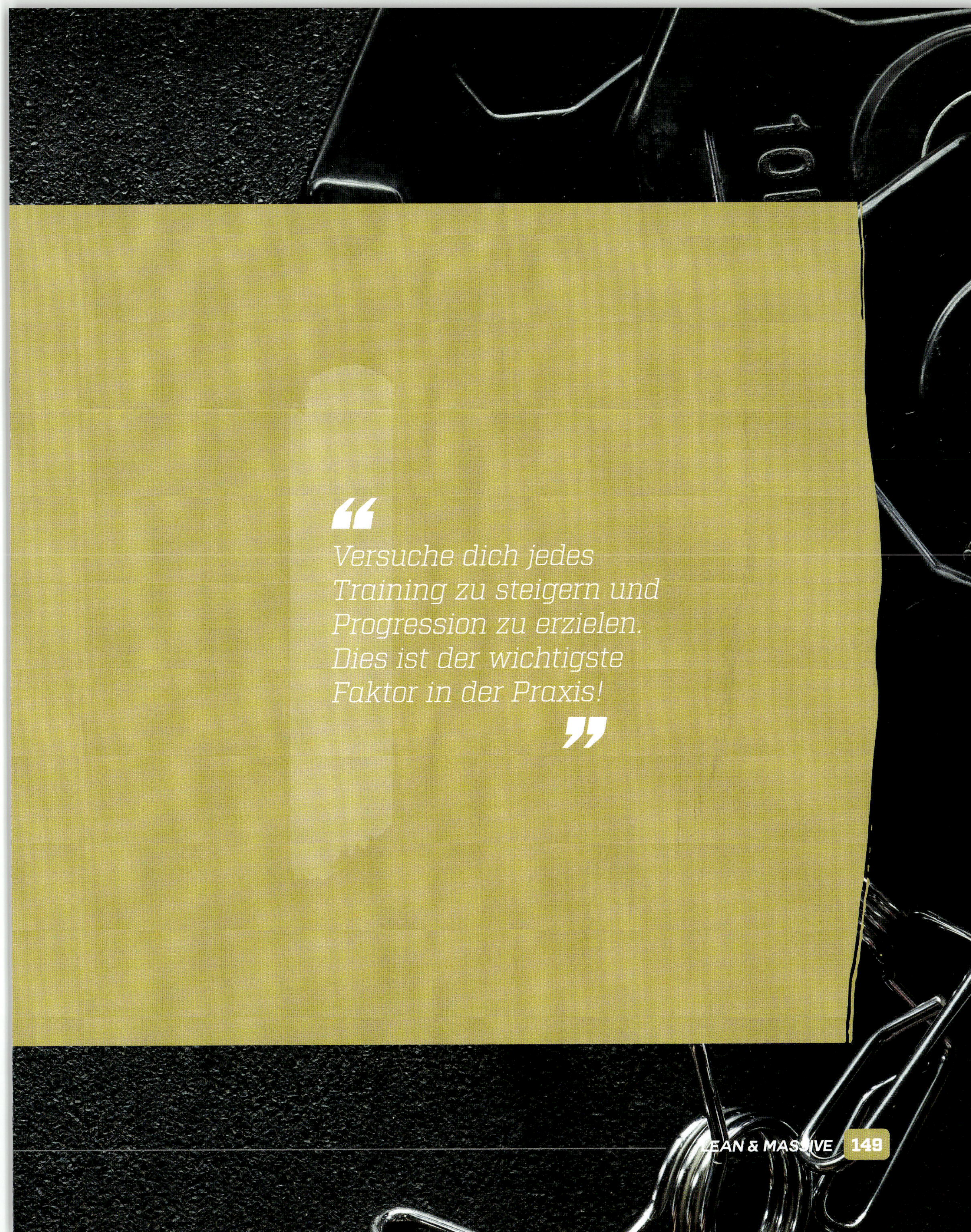

> *Versuche dich jedes Training zu steigern und Progression zu erzielen. Dies ist der wichtigste Faktor in der Praxis!*

TRAININGS-VORBEREITUNG

Wie sieht die Trainingsvorbereitung auf LEAN&MASSIVE aus?

Physische Verfassung

Hast du Verletzungen, Schmerzen in Gelenken oder Muskeln etc., bekomme diese noch vor deinem Start von LEAN&MASSIVE in den Griff. Dabei können dir Ärzte oder Physiotherapeuten helfen.

Bist du vollständig regeneriert, hast weder Verletzungen noch andere Schmerzen, setze dich mit deiner Psyche auseinander.

Psychische Verfassung

Die Psyche hat mehr Einfluss auf unseren Körper als wir denken, denn sie ist ein sehr wichtiger Teil unseres Lebens. Auch beim LEAN&MASSIVE Programm spielt sie eine große Rolle.

Bevor du startest, stelle dir folgende Fragen:

1. Bist du überzeugt davon, dieses Programm durchzuziehen?
2. Willst du dein Leben verändern und das Maximum aus deinem Körper herausholen?
3. Traust du dir zu, dies zu schaffen?
4. Glaubst du an dich selbst?

Stelle dir diese Fragen selbst und beantworte sie mit vollster Überzeugung. Wenn du diese Vorbereitung absolviert hast, gibt es kein Zurück. Du bist bereit und gibst ab sofort 110%.

Test-Trainingseinheit: Wahl der Gewichte

Bevor du mit LEAN&MASSIVE beginnst, gibt es für dich Test-Trainingseinheiten.

Entweder 1 Mal Oberkörper sowie 1 Mal Unterkörper, oder 1 Mal Pull, 1 Mal Push und 1 Mal Beine, je nachdem mit welchem Trainingssystem du arbeitest. Ziel dieser Test-Trainingseinheiten ist es, deine optimalen Trainingsgewichte festzulegen, womit du dann dieses Programm startest. Wie dies funktioniert, erfährst du gleich unter „Sätze und Wiederholungen".

Mentale Vorbereitung auf dein Training

Wichtig ist, dass du fokussiert ins Gym gehst und all deine Aufmerksamkeit auf dein Training richtest. Wenn ich mich dort umsehe, muss ich oft feststellen, dass viele nicht wirklich konzentriert und fokussiert bei der Sache sind.

Kümmere dich nicht darum, was andere Personen machen oder wie andere Leute trainieren. Es geht um DICH und um DEIN TRAINING! Konzentriere dich auf das, was du tust. Spüre deinen Körper, deine Muskeln, jede Wiederholung.

SÄTZE UND WIEDERHOLUNGEN

Für diejenigen, die mit der Materie noch nicht vertraut sind, zunächst eine kurze Erklärung, was dies genau bedeutet:

Beispiel:
Bankdrücken - 4 Sätze zu je 8 Wiederholungen (4x8)

Die Aneinanderreihung einzelner Wiederholungen wird als „Trainingssatz“ bezeichnet. Sprich, in unserem Beispiel absolviert man die Übung „Bankdrücken“ und führt die Stange genau 8 Mal hinunter und wieder hinauf. Dies ist ein Satz zu je 8 Wiederholungen.

Wie trainierst du bei LEAN&MASSIVE damit?

Bei LEAN&MASSIVE absolvieren wir alle Sätze und Wiederholungen einer Übung mit demselben Gewicht und ändern dieses nicht. Beispielsweise machen wir Bankdrücken mit 60 kg und absolvieren alle 4 Sätze zu je 8 Wiederholungen mit diesem Gewicht. Auch wenn du im ersten Satz 10 Wiederholungen schaffen würdest, machst du nur 8, da wir hier nach System trainieren und in allen Sätzen unsere 8 Wiederholungen schaffen möchten.

Ziel ist es, dass im letzten Satz der Übung die letzte Wiederholung mit korrekter Technik geschafft wird, fast das Maximum ist und nahezu keine weitere Wiederholung geschafft werden kann. Dann hast du dein perfektes Trainingsgewicht gefunden.

Im Beispiel „Bankdrücken 4x8" würde dies folgendermaßen aussehen: Du wählst ein Gewicht, welches du glaubst zu schaffen, und machst 4 Sätze zu je 8 Wiederholungen damit. Wenn im 4. Satz die 8. Wiederholung bereits sehr schwer ist, du sie jedoch mit korrekter Technik geschafft hast, hast du dein perfektes Trainingsgewicht gefunden, mit dem du arbeiten kannst.

Hier musst du anfangs etwas herumprobieren, dafür gibt es die Test-Trainingseinheiten. Versuche, ein gutes Gewicht festzulegen, mit dem du die Sätze und Wiederholungen aus dem Trainingsplan definitiv schaffst. Starte lieber mit etwas weniger Gewicht, das du sicher schaffst, als mit zu viel. Lieber schaffst du 4x8 mit optimaler Technik und es ist noch etwas Platz nach oben, als das Gewicht ist zu schwer. In der nächsten Trainingseinheit kannst du dann bereits optimal Progression erzielen und dich steigern.

Wenn du dann - wie in unserem Beispiel - im nächsten Training die 8. und somit letzte Wiederholung im 4. Satz mit korrekter Technik durch Muskelkraft schaffst, erhöhst du im darauffolgenden Training um das kleinstmögliche Gewicht. Mit diesem arbeitest du wieder so lange, bis du damit auch 4x8 schaffst. Mehr dazu erfährst du im Kapitel „Progression".

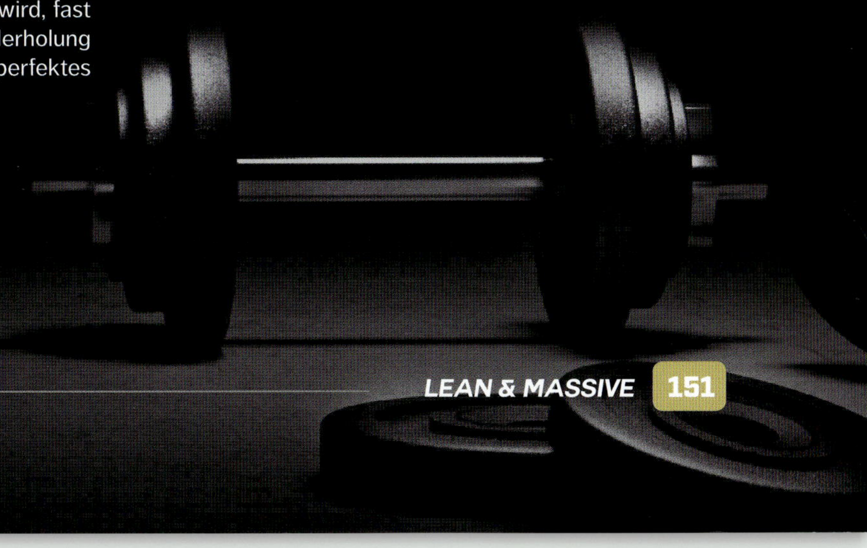

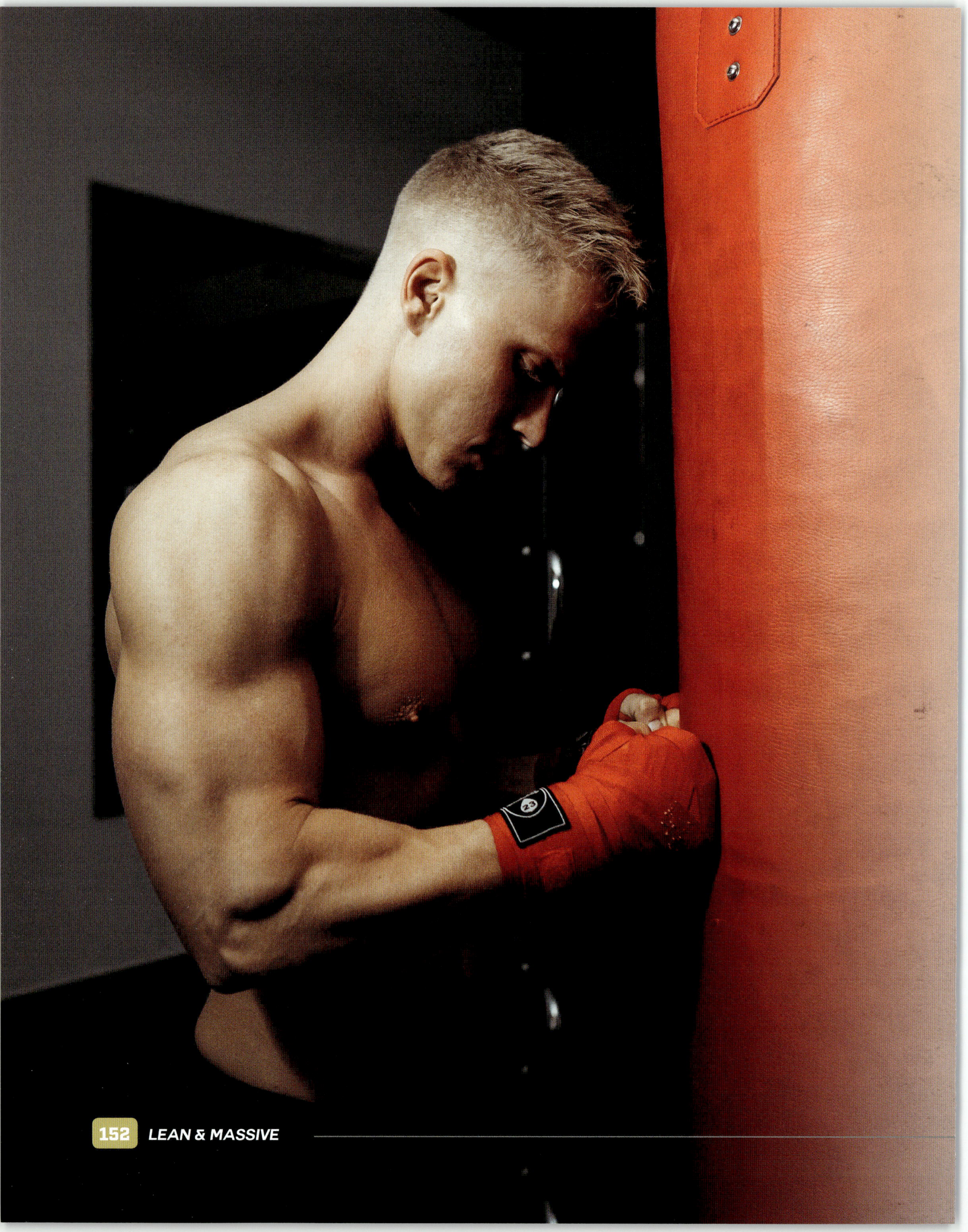

SATZPAUSEN

Allgemein

Die Zeit zwischen den Sätzen ist definitiv ein wichtiger Punkt, der oft nicht beachtet wird. Wenn du dich zwischen deinen Sätzen zu wenig erholst und die Zeit zu kurz ist, verschwendest du unnötig Kraft. Sprich, du schaffst vielleicht im nächsten Satz weniger Wiederholungen.

Dies sollte, speziell bei den Grundübungen wie Bankdrücken, nicht passieren. Hier ist es nämlich unser Hauptziel, über alle Sätze stark zu bleiben und Progression zu erzielen, sprich sich zu steigern. Unsinn wäre es, sich durch zu kurze Satzpausen nicht steigern zu können und somit wertvolle Muskelreize nicht zu erzielen.

Andererseits ist es auch nicht gut, zu lange Pausen zu machen, da dein Training sonst viel zu lange dauert und du eventuell den Fokus oder den Spaß verlierst.

Musst du die Pausenzeiten wirklich stoppen?

Nach einiger Zeit bekommst du ein Gefühl dafür und kannst dies ziemlich gut abschätzen. Als Anfänger rate ich dir jedoch, die Zeit zu stoppen. Denn nur, wenn die Pausenzeiten ungefähr gleich sind, weißt du auch, ob du dich bei einer Übung steigern konntest, sprich stärker wurdest, oder nicht.

Fazit: Erhole dich in deinen Satzpausen wirklich und notiere deine Leistung in dein Trainingsbuch. Bleibe fokussiert und bereite dich auf den nächsten Satz vor.

Wie lange sollen die Pausen zwischen den Sätzen sein?

Hier ist ganz klar zwischen den Übungen sowie Wiederholungsbereichen zu unterscheiden:

3 Minuten bei:
- allen 5x5 Übungen aus unserem Krafttag

2,5 Minuten bei:
- allen „großen Muskelgruppen“ (Brust, Rücken, Beine, Schultern) sowie bei deren Grundübungen, wie Bankdrücken, Kniebeugen, Ausfallschritte, Schulterdrücken, Klimmzüge, Rudern, etc, außer wie bereits erwähnt, wenn sie im Bereich 5x5 trainiert werden

1,5 - 2 Minuten bei:
- Isolationsübungen, wie beispielsweise Fliegende für die Brust oder auch Seitheben für die Schulter, dafür reichen 1,5-2 Minuten
- allen „kleinen Muskelgruppen“, sprich Bizeps, Trizeps, Bauch und Waden

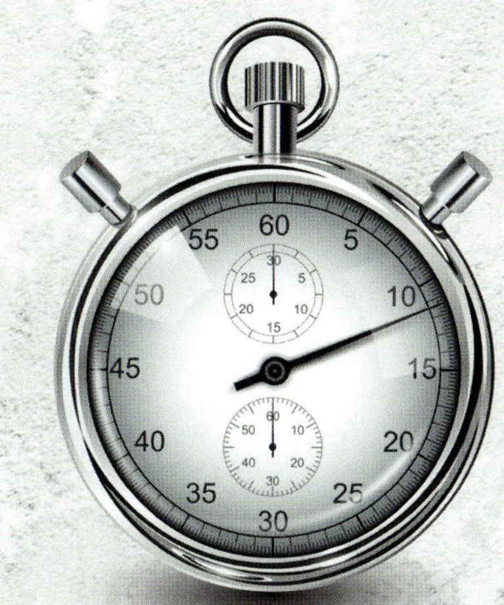

PROGRESSION

Progression bedeutet „Fortschritt“ oder auch „Entwicklung“ und gehört zu den wichtigsten Faktoren für den Muskelaufbau. Man muss versuchen, dem Muskel immer einen neuen Reiz und somit einen Grund zum Wachsen zu geben. Dies bedeutet, sich im Training zu steigern.

Aus diesem Grund ist Progression ein sehr wichtiger Bereich, mit dem wir in LEAN&MASSIVE jedes einzelne Training arbeiten.

Progression kann durch verschiedene Parameter geschehen:

- Erhöhung des Gewichts
- Erhöhung der Wiederholungen
- Erhöhung der Sätze
- Verbesserung der Qualität der Übung - damit ist eine Verbesserung der Technik sowie eine bessere Kontrolle des Gewichtes gemeint

Uns interessiert jedoch nur die Erhöhung des Gewichts bei gleichbleibender, optimaler Technik. Die Erhöhung der Sätze wird im Kapitel „Periodisierung“ genau beschrieben.

In der Praxis sieht dies so aus, dass du - sobald du mit dem Trainingsgewicht über den angegebenen Wiederholungen aus dem Trainingsplan liegst - das Trainingsgewicht um das Kleinstmögliche erhöhst. Damit trainierst du dann so lange, bis du wieder die angegebene Wiederholungszahl aus dem Trainingsplan erreichst. Dies wird immer fortgesetzt, somit erlangst du perfekte Progression. Hierfür ist ein Trainingsbuch sehr wichtig. Du musst wissen, wie viele Wiederholungen du im letzten Training mit welchem Gewicht geschafft hast, um dich steigern zu können. Ohne Trainingsbuch ist dies auf Dauer fast unmöglich.

Bei welchen Übungen solltest du Progression erzielen?

Grundsätzlich sollte bei allen Übungen Progression stattfinden. Das heißt, führe ein Trainingsbuch und versuche dich bei korrekter Ausführung immer bei allen Übungen zu steigern und Progression zu erzielen.

Genau messen kann man es jedoch nur bei den ersten Übungen jeder Muskelgruppe, dies sind auch die wichtigsten Übungen und nur anhand dieser entscheiden wir, ob wir Progression erzielt haben, oder nicht.

Der Grund dafür ist, dass, falls du dich bei den ersten Übungen, sprich den Grundübungen, bereits gesteigert und Progression erzielt hast, es eher unwahrscheinlich ist, dich in der zweiten Übung dieser Muskelgruppe sich direkt noch einmal zu steigern. Das ist aber überhaupt kein Problem, da du bereits erfolgreich Progression erzielt hast. Manchmal kommt natürlich auch dies vor, deshalb notiere jede Übung.

Wichtige Anmerkungen bezüglich Progression:

1

Habe Geduld, Progression dauert! Man kann leider nicht - außer als absoluter Anfänger - bei jedem Training die Gewichte erhöhen. Verzweifel nicht, wenn du dich einmal länger nicht steigern kannst.

2

Achte auf eine korrekte Technik! Progression muss immer bei gleichbleibender Ausführung stattfinden. Wenn du nun beim Bankdrücken mehr Gewicht verwendest, aber dafür mit der Stange nicht ganz zur Brust gehst oder mit Schwung arbeitest, hast du dich eigentlich nicht gesteigert, auch wenn du mehr Gewicht bewegt hast. Die Ausführung darf nicht darunter leiden, sie muss gleichbleiben. Andernfalls kann man Progression nicht messen.

Progression bei LEAN&MASSIVE - so funktioniert's!

Unser Ziel ist es ganz klar, bei LEAN&MASSIVE so oft wie möglich Progression zu erzielen und uns zu steigern.

Anhand eines Beispiels zeige ich dir nun, wie du optimal Progression erzielst und ab sofort im Training arbeitest:

Beispiel:

Bankdrücken laut Trainingsplan 4x8 - du verwendest 60 kg.

- Du schaffst im Training in den 4 Sätzen: 8, 8, 8, 7. Du notierst dies in dein Trainingsbuch oder in die Notizen/Apps deines Smartphones.

- 1 Woche später: Du schaffst im letzten und somit im 4. Satz 8 Wiederholungen - perfekt! Du hast den Wiederholungsbereich mit korrekter Technik geschafft und somit Progression erzielt. Du hast deinen Trainingsreiz gesteigert.

- Nächstes Training: Da du nun 4x8 mit 60 kg geschafft hast, erhöhst du das Gewicht um die kleinstmögliche Menge (1,25 kg pro Seite, sprich 2,5 kg insgesamt).

Mit diesem neuen Gewicht (62,5 kg) schaffst du nun voraussichtlich nicht sofort 4x8, sondern beispielsweise:

1. Satz: 8 Wiederholungen
2. Satz: 8 Wiederholungen
3. Satz: 7 Wiederholungen
4. Satz: 7 Wiederholungen

- Du notierst dies wie immer in deinem Trainingsbuch.

- Im nächsten Training schaffst du mit 62,5 kg bereits 8, 8, 8, 7 Wiederholungen. Perfekt! Du hast Progression erzielt und notierst dies wieder im Trainingsbuch.

- Du arbeitest nun so lange mit diesem Gewicht, bis du auch damit 4x8 schaffst. Dies kann oft mehrere Wochen dauern. Hast du es erreicht, sprich 4x8 mit 62,5 kg, erhöhst du beim nächsten Training das Gewicht auf 65 kg und arbeitest genau so weiter.

Wie oft solltest du Progression erzielen?

Versuche, dich so oft wie möglich zu steigern und somit Progression zu erzielen. Je öfter du das schaffst, desto mehr Wachstumsreize wirst du setzen. Bei LEAN&MASSIVE lautet die Vorgabe somit: Versuche in jedem einzelnen Training Progression zu erzielen und dich zu steigern!

Jedoch ist klar, dass du dich nicht bei jedem Training steigern kannst, sonst würden wir jedes Monat 10-20 kg mehr pro Übung schaffen. Übrigens: Am Anfang kann es jedoch durchaus sein, dass du dich fast in jedem Training steigerst!

Danach wird Progression in verschiedenen Abständen passieren, bei Anfängern schneller, bei Fortgeschrittener etwas langsamer. Genau kann man das nie sagen, da dies auch mit vielen Faktoren, wie mit deiner Ernährung, deinem Trainingslevel oder deinem Schlaf zu tun hat.

Was passiert, wenn du bei den Grundübungen keine Progression erzielst?

Grundsätzlich kann ich dir empfehlen, Geduld zu haben. Es kann durchaus einige Zeit vorkommen, dass du dich überhaupt nicht steigerst, dies ist ganz normal. Solltest du jedoch über einen wirklich längeren Zeitraum keine Progression erzielen und dich absolut nicht steigern, kann es dafür mehrere Gründe geben. Dies ist sehr individuell und kann nicht wirklich vereinheitlicht werden, da viele Bereiche mitspielen können, die von Person zu Person unterschiedlich sind. Bitte denke dann an folgende Punkte und versuche, diese zu optimieren:

1. Läuft deine Ernährung optimal nach Plan? Legst du langsam an Körpergewicht zu und hast einen Kalorienüberschuss? Dies ist ebenso ein wichtiger Punkt, um dich im Training zu steigern. Machst du die individuelle Anpassung?

2. Bist du eventuell nicht genug regeneriert? Schläfst du genug? Lege eventuell eine Deload-Woche ein und starte danach einen neuen Zyklus.

3. Wie sieht deine mentale Einstellung aus? Gehst du mit voller Motivation ins Training und bist absolut überzeugt, dich zu steigern und mehr Gewicht zu schaffen?

4. Wenn die vorigen Punkte alle zutreffen: Tausche die Übung! Dies ist aber erst der letzte Punkt, den man machen sollte.

Wichtig: Poste in die Teamgruppe! Bei einem Thema wie diesem, das viele individuelle Gründe haben kann, die man hier nicht pauschal beantworten kann, poste dies bitte in die Teamgruppe mit so vielen Informationen wie möglich. Das Team wird dir dann so gut wie möglich weiterhelfen!

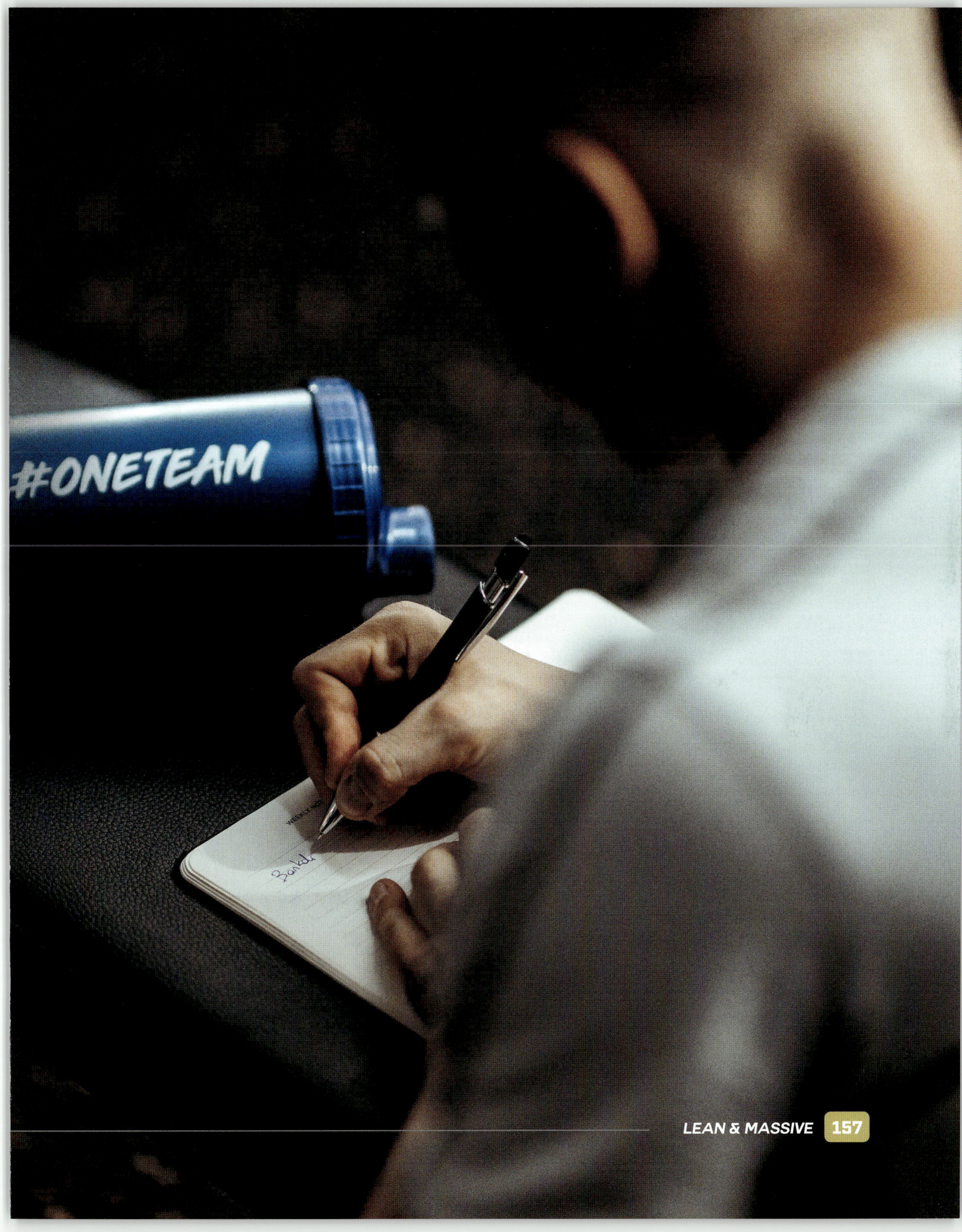
#ONETEAM

PERIODISIERUNG

Viele Anfänger und leider auch Fortgeschrittene starten mit ihrem Trainingsplan und wollen möglichst schnell viel Muskeln aufbauen, beachten jedoch nicht, dass es absolut von Vorteil ist, dies strukturiert und nach Plan zu machen.

Unser Körper hat nämlich gelernt, sich mit der Zeit an Belastungen anzupassen, denn dies haben wir Menschen früher gebraucht, um zu überleben. Unser Training ist nun sozusagen eine Belastung, an die wir uns beispielsweise durch mehr Kraft und mehr Muskeln anpassen. Ist die Belastung zu gering, wird eine Anpassung ausbleiben, da sie nicht wirklich notwendig ist. Ist die Belastung jedoch zu hoch, wirst du geschwächt sein, dich verletzen, etc. und somit nicht optimale Fortschritte machen.

Es ist daher äußerst wichtig, die Belastung und somit die körperliche Anpassung gut zu strukturieren und zu planen, um maximale Fortschritte über einen längeren Zeitraum zu erreichen, was für den Muskelaufbau enorm wichtig ist. Dies geschieht durch die sogenannte Periodisierung.

Was bedeutet Periodisierung genau?

Periodisierung bedeutet die Veränderung von Trainingsvariablen, wie zum Beispiel Volumen, Intensität, Frequenz oder die Übungsauswahl, über eine gewisse Zeit. Somit wird die Belastung und auch die Anpassung des menschlichen Körpers bei korrekter Anwendung gesteuert und für maximale Ergebnisse optimiert.

Laut aktueller Studienlage können bei einem periodisierten Trainingsprogramm bessere Kraftsteigerungen erzielt werden, als wenn dies nicht der Fall ist. Ein sehr wichtiger Punkt dabei ist, dass somit gewisse Trainingsplateaus, bei denen man nicht mehr weiterkommt und keine Fortschritte erzielt, verhindert werden können. Dies hängt vor allem stark mit der Regeneration und dem Ermüdungsmanagement zusammen.

Dein Training zu periodisieren, kann den Unterschied ausmachen, ob du über lange Zeit konstant wirkliche Fortschritte machst, oder dich im negativen Fall auf einem sogenannten Trainingsplateau befindest, nicht mehr weiterkommst, eine Zwangspause einlegen musst oder dich eventuell sogar verletzt. Merke dir daher: Nur wenn Periodisierung genutzt wird, können langfristig maximale Erfolge erreicht werden, was absolut das Ziel dieses Programms ist.

Periodisierung in LEAN&MASSIVE

Da LEAN&MASSIVE ein Trainingsprogramm ist, mit dem über einen längeren Zeitraum gearbeitet wird, ist es von höchster Bedeutung, das Training zu periodisieren. Wie in nahezu jedem Bereich, gibt es auch bei der Periodisierung viele verschiedene Anwendungsmethoden und Strategien. Wir konzentrieren uns auf die, die uns für unser Ziel am meisten weiterhilft.

Bei der Periodisierung in LEAN&MASSIVE wird mit Zyklen gearbeitet, wie du bereits bei der Programmübersicht erfahren hast. In der Trainings-wissenschaft spricht man von Mikro-, Meso- und Makrozyklen. Ein Mikrozyklus dauert eine Woche, mehrere Mikrozyklen aneinandergereiht ergeben Mesozyklen. Ein Mesozyklus dauert meist 4-8 Wochen. Mehrere Mesozyklen aneinandergereiht ergeben Makrozyklen und haben meist eine Dauer von vielen Monaten bis hin zu 4 Jahren, beispielsweise bei olympischen Spielen.

Periodisierung in der Praxis bei LEAN&MASSIVE

Nun erfährst du, wie du die Periodisierung absofort in der Praxis umsetzt und wie der 5-Wochen Zyklus in diesem Programm genau abläuft.

Der Zyklus

Für LEAN&MASSIVE konzentrieren wir uns im Bereich Periodisierung auf Mesozyklen, die ich nun einfach nur „Zyklus" nenne. Ein Zyklus dauert in diesem Programm genau 5 Wochen, danach startet dieser von vorne.

Dieser 5-Wochen-Zyklus ist folgendermaßen aufgebaut:

1. 5 Wochen lang wird nach unserem Trainingsplan trainiert und 4 Wochen davon wird versucht, sich so viel wie möglich zu steigern und Progression zu erzielen. Wie das funktioniert, erfährst du im Kapitel „Progression".

2. Ab der 3. Trainingswoche, sprich wenn du die ersten beiden Wochen laut Trainingsplan bereits absolviert hast, verändern wir das Volumen: Wir machen für alle restlichen Wochen des Zyklus, bis auf die Deload-Woche, bei jeder Übung um einen Satz mehr. Du erhöhst also bei jeder Übung die Satzzahl um 1, außer bei den Übungen, die GELB im Trainingsplan markiert sind. Diese bleiben gleich.

3. In der 4. Woche gehen wir bei jeder Übung im letzten Satz ans Muskelversagen und somit ans Limit, bis wir nicht mehr können. Dadurch erhöhen wir den gesetzten Reiz. Bei kleinen „Isolationsübungen", wie beispielsweise Seitheben, Fliegende für die Brust oder auch bei Übungen für die Arme, kannst du sogar in jedem Satz ans Muskelversagen gehen, wenn du dies möchtest. Wie das genau aussieht, ist noch einmal im Kapitel „Intensität & Muskelversagen" erklärt.

4. Die 5. Woche in unserem Zyklus ist ein sogenannter „Deload", den du im nächsten Kapitel erklärt bekommst. Hier verringern wir die Variable „Intensität" sowie das Volumen, um uns bestmöglich zu regenerieren und trotzdem keine Muskeln zu verlieren. Was du genau in dieser 5. Woche machst, erfährst du im Kapitel „Deload".

5. Nach dieser Woche sind wir vollkommen regeneriert und starten den Zyklus von vorne. Die Gewichte, die du dann verwendest, sind die, wo du zuletzt warst, und zwar in Woche 4, da du im Deload weniger Gewicht verwendet hast.

Wo startest du wieder im Zyklus, wenn du krank warst oder durch andere Gründe ein paar Tage nicht trainieren konntest?

Falls dies der Fall ist, ist es zunächst wichtig, dass du dich deswegen nicht fertig machst. Erhole dich, falls du krank warst und starte erst danach, wenn du wirklich gesund bist, wieder voll durch.

Grundsätzlich gilt: Du startest nach den Tagen, wo du nicht trainiert hast, genau dort, wo du mit dem Training aufgehört hast. Der Zyklus wird einfach ganz normal fortgesetzt, wenn du wieder einsteigst, egal, in welcher Woche du dich befindest.

Solltest du längere Zeit, beispielsweise eine komplette Woche, nicht trainiert haben, unterscheiden wir zwischen zwei Fällen:

1. **Die Zeit, in der du nicht trainieren konntest, lag in den ersten 4 Wochen des Zyklus:**

   In diesem Fall startest du in der Woche, wo du mit dem Training aufgehört hast. Sprich, wenn du die 3. Woche verpasst hast, startest du danach mit der 3. Woche von vorne.

2. **Die Zeit, in der du nicht trainieren konntest, war genau in der 5. Woche, sprich im Deload.**

   In diesem Fall spiegelt die Zeit, in der du ausgefallen bist, einfach deinen Deload wieder. Sprich, du ersetzt deinen Deload mit deiner Woche, wo du nicht trainiert hast. Wenn du dann wieder einsteigst, startest du mit Woche 1.

Solltest du länger als eine Woche nicht trainieren können, startest du den Zyklus bei Woche 1.

Fazit

Unser oberstes Ziel im Bereich Training ist es, uns laut „Progression" zu steigern und besser zu werden. Nur so werden wir - natürlich mit der korrekten Ernährung von LEAN&MASSIVE - maximal Muskeln aufbauen.

Da dies aber langfristig gedacht ist, empfehle ich dir UNBEDINGT, diese Periodisierung durchzuführen. Es ist absolut von Vorteil, das so umzusetzen, um maximale Erfolge zu erzielen. Außerdem ist es auch sehr abwechslungsreich und macht - finde ich - enormen Spaß.

Lasse auch wirklich keinen Deload aus, wie ich dies früher gemacht habe und heute sehr bereue, da ich dewegen sehr oft krank war. Nur mit Deloads bleibst du dauerhaft fit und kannst dich in jedem Zyklus viel besser steigern, sprich Progression erzielen, was zu mehr Muskelwachstum führt. Genau so wirst du auf sehr effizientem Wege zur Bestleistung kommen, das verspreche ich dir.

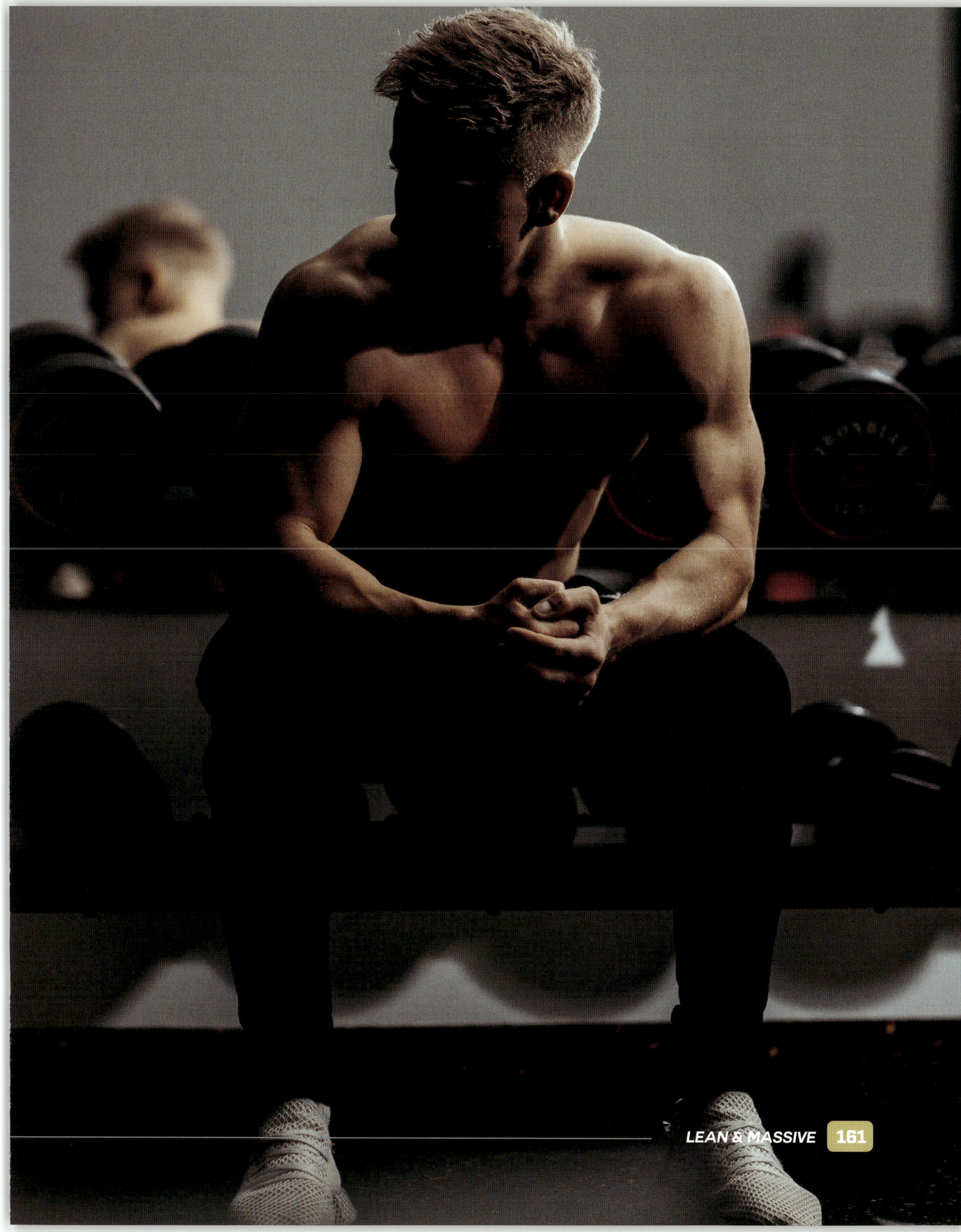

DELOAD

Wenn du intensiv und hart trainierst, ist es absolut notwendig, deinem Körper die nötigen Regenerationsphasen zu geben. Nur so wirst du deine maximale Leistung erreichen, dich über einen längeren Zeitraum steigern und so effektiv wie möglich Muskeln aufbauen können. Diese Ruhepausen sind ebenso dazu da, körperlich und psychisch fit zu bleiben, nicht müde und nicht abgeschlagen zu sein, sowie deinen Gelenken, Sehnen, Muskeln und auch deiner Psyche Zeit zu geben, sich zu erholen.

Bevor man nun jedoch komplett pausiert, sind sogenannte „Deloads" meiner Meinung nach viel effektiver, weshalb wir diese in LEAN&MASSIVE absolvieren. Manchmal bringt dich ein kleiner Schritt zurück mehr nach vorne, als wenn du durchgehend vorwärts gehst. Dies gilt nicht nur für das Leben selbst, sondern auch für den Sport. Zudem sind Deloads enorm einfach umzusetzen und absolut unkompliziert.

Was ist überhaupt genau ein Deload?

Ein Deload, bzw. bei uns eigentlich eine „Deload-Woche", ist ein Zeitraum, in der die Belastung des Körpers reduziert wird. Dies geschieht durch Verringerung verschiedener Variablen, wie beispielsweise Trainingsvolumen, Intensität oder Trainingsfrequenz, oder eine gewisse Kombination aus diesen Faktoren. Wir bei LEAN&MASSIVE verringern lediglich das Trainingsvolumen sowie die Intensität. Die Häufigkeit der Trainingseinheiten verändern wir nicht.

Ein Deload erlaubt es dir, dich zu erholen und dir Zeit zu geben, dich zu regenerieren, dabei jedoch trotzdem keine Kraft oder Muskeln zu verlieren, was bei einer kompletten Trainingspause der Fall sein könnte. Er hilft dir verletzungsfrei zu bleiben und so oft wie möglich neue Bestleistungen aufzustellen.

Wenn ein Deload korrekt durchgeführt wird, wirst du dich extrem erholt fühlen, was deine Aufbauphase um einiges erfolgreicher macht. Du bist regeneriert, mental stärker, kannst bessere Leistungen im Training erzielen, und vieles mehr. Und nein: Du verlierst in einer Deload-Woche keine Muskulatur, bitte habe davor absolut keine Angst. Ein Deload ist keine Zeitverschwendung, wie manche, die mangelndes Wissen haben, vielleicht denken. Im Gegenteil: Mit Hilfe von Deloads kannst du wirklich über einen langen Zeitraum auf sehr hohem Niveau trainieren und somit maximale Fortschritte erreichen.

Deloads sind von größerer Bedeutung, als die meisten - vor allem Anfänger - denken. Der Körper wird durch das harte Training ziemlich beansprucht und oftmals auch „verletzt". Diese „Verletzungen" sind Mikrorisse im Muskelgewebe und können kleiner und auch manchmal ein bisschen größer ausfallen. Meistens jedoch merken wir diese Beeinträchtigungen nur ein paar Tage, dies ist übrigens der sogenannte „Muskelkater". Jedoch benötigt der Körper meist viel mehr Regenerationszeit, vor allem für passive Strukturen wie Sehnen, Bänder, Knorpel und Knochen.

Vorteile des Deloads

- Deine Leistung wird nach der Deload-Woche wieder am Höhepunkt sein, was für dich der wichtigste Vorteil des Deloads ist. Würdest du keine Deloads machen, hättest du im Bereich Leistung und Kraft mit hoher Wahrscheinlichkeit auf lange Sicht schlechtere Ergebnisse.
- Das Verletzungsrisiko vermindert sich enorm.
- Die Motivation auf hartes Training steigt wieder an.
- Du bleibst über einen langen Zeitraum fit und kannst dich so konstant steigern und stärker werden.

Das LEAN&MASSIVE Deload-System

In einer Deload-Woche, wie sie in LEAN&MASSIVE angepasst wurde, wird ein komplett ausreichender Trainingsreiz gesetzt, um die Muskulatur zu 100% zu erhalten. Weiters wird aber so wenig vom Körper abverlangt, dass dieser genügend Zeit und Energie hat, sich komplett zu erholen, zu regenerieren, kleine Verletzungen zu beseitigen und seine Speicher wieder neu aufzufüllen. Nur so können wir über einen langen Zeitraum mit hoher Leistung trainieren!

Die Deload-Woche bei LEAN&MASSIVE findet in der 5. Woche unseres Zyklus statt, sprich direkt nach der Woche, in der du am intensivsten trainiert hast. Es ist sehr unkompliziert und in dieser Deload-Woche gilt ab sofort Folgendes:

1. Du machst in der 5. Woche wieder die Anzahl der Sätze von Woche 1 und machst zusätzlich bei jeder Übung einen Satz weniger.
2. Das Gewicht, das in der vorigen Woche verwendet wurde, wird um etwa 20% verringert.
3. Bleibe in jedem Satz mindestens 3-4 Wiederholungen vom Muskelversagen weg! Dies ist jedoch - denke ich - automatisch der Fall, wenn du 20% weniger Gewicht verwendest.

Dadurch, dass du weniger Gewicht bewegst, kannst du optimal an deiner Technik arbeiten und diese verbessern! Versuche dich auf den Muskel zu konzentrieren, diesen zu spüren und optimal zu treffen. Dies kann dir extrem viel bringen. Nach der Deload-Woche wirst du wieder 100% fit für den nächsten Zyklus sein, dich noch besser steigern können und somit noch mehr Muskulatur aufbauen. Ich rate dir wirklich sehr, den Deload nicht zu vernachlässigen und genau nach Plan umzusetzen. Wenn du dies machst, wirst du dich immer gut fühlen und regelmäßig deine Rekorde brechen. Mach es nicht so wie viele anderen, die meinen, sie bräuchten keinen Deload und dass dieser nichts bringe. Ich selbst habe dies in der Vergangenheit leider auch viel zu oft vernachlässigt, was ein Irrtum war. Ich möchte das deshalb thematisieren, damit du diesen Fehler nicht begehst und schnellere Erfolge erzielst. Wir sind ein Team, wir sind diszipliniert und ziehen das durch!

Merke dir zuletzt folgenden Spruch: „Wenn du nicht deloadest, dann wird dein Körper für dich deloaden!", was so viel bedeutet wie: „Mach es, oder du wirst auf lange Sicht nicht fit bleiben, dich eventuell schlechter steigern und vielleicht sogar verletzen."

TRAININGSBUCH

Sollst du ein Trainingsbuch führen?

Meine Antwort darauf ist ganz klar: Ja, unbedingt. Wie du bereits erfahren hast, ist es einfach ein absolutes Muss, seine Ernährung zu „tracken“, sprich zu dokumentieren und zu zählen, wie viel Energie man zu sich nimmt, um wirklich gute Resultate zu erzielen. Wieso sollte dies beim Training anders sein?

Man kann sich definitiv nicht jeden Satz aus dem Training genau merken, weshalb ein Trainingsbuch eines der wichtigsten Tools jedes Kraftsportlers ist. Somit weißt du genau, wie viele Wiederholungen du mit welchem Gewicht in der letzten Einheit geschafft hast. So kannst du sicher sein, dass du stärker wirst, oder im anderen Fall, keine Kraftverluste hast.

Es ist auch beim Training absolut wichtig, alles zu dokumentieren. Woher willst du wissen, ob du letzte Woche im 3. Satz Bankdrücken 7 oder 8 Wiederholungen geschafft hast? Ob du dich somit in diesem Training schon steigern und somit Progression erzielen kannst? Wie viele Wiederholungen und Sätze du genau bei der letzten Isolationsübung für den Trizeps geschafft hast? Denn du weißt: Progression erzielen ist das Wichtigste im Training. Nur so wirst du wirklich langfristige Fortschritte machen.

App als Trainingsbuch

Heutzutage gibt es selbstverständlich auch Apps, mit deren Hilfe du dein Training optimal dokumentieren kannst.

Frag einfach in die Teamgruppe, mit welcher App die anderen Mitglieder arbeiten und was sie dir empfehlen können!

„Das merke ich mir schon!“

Das ist der größte Fehler, den viele begehen. Und ganz ehrlich? Ich selbst habe ihn leider auch viel zu oft gemacht. Genau deshalb möchte ich dir unbedingt klarmachen, wie wichtig es ist, ein Trainingsbuch zu führen.

Vielleicht klappt es für kurze Zeit, sich das Training zu merken, aber mehr definitiv auch nicht. Eventuell merkst du dir ein paar Sätze, doch sicher nicht jede einzelne Übung und Wiederholung. Somit kannst du niemals genau deine Progression kontrollieren, die aber im Training ein sehr wichtiger Faktor für den Muskelaufbau ist.

Es gelingt einem im Leben nichts Großartiges, ohne dafür etwas zu tun, auch in diesem Sport nicht. Beim Zählen von Kalorien sowie beim Führen eines Trainingsbuches ist für mich ganz klar, dass dies absolut notwendig ist. Wenn man bereits so viel investiert, um Erfolg zu haben, sollten die paar Minuten dafür unbedingt aufgewendet werden. Diese Meinung vertrete ich zu 100%. Wer dies aus Bequemlichkeit nicht macht, begeht hier wirklich einen großen Fehler.

„Das ist so viel Arbeit immer mitzuschreiben...“.

Den Satz habe ich schon so oft gehört, und er ist absolut unrichtig. Egal, ob du Kalorien zählst oder in dein Trainingsbuch schreibst - es ist nicht viel Arbeit. Überhaupt nicht. Es ist reine Gewohnheit. Am Anfang musst du dich noch einarbeiten und daran gewöhnen, doch nach einiger Zeit machst du es wie selbstverständlich. Es dauert wenige Sekunden, nach einem Satz die Zahl hinein zu schreiben. Wenige Sekunden!

Außerdem glaube ich, dass man sich noch besser steigern kann und noch motivierter ist, wenn ein Trainingsbuch geführt wird. Es ist dadurch möglich, alles genau zu dokumentieren, Fortschritte zu erzielen und ein höheres Gewicht zu notieren.

Was ich noch sehr gut finde ist, dass beispielsweise nach einem halben Jahr sichtbar wird, wie viel Gewicht man damals bewegt hat, und wie viel man heute schafft. Dies motivert dich extrem! Ich selbst habe Trainingsbücher bereits in meiner Anfangszeit verwendet und finde es enorm wichtig, diese für immer aufzuheben, um auch den eigenen Fortschritt zu sehen.

INTENSITÄT & MUSKELVERSAGEN

Was bedeutet Muskelversagen?

Muskelversagen bedeutet, dass man das Gewicht nicht mehr mit korrekter Übungsausführung bewegen kann und der Muskel „versagt", er ist sozusagen absolut am Limit. Du siehst dies leider sehr oft im Fitnessstudio, wenn sich manche gegenseitig beim Bankdrücken helfen und das Gewicht mitbewegen.

Bis ans Muskelversagen zu trainieren, ist eine Intensitätstechnik, um den Trainingsreiz noch etwas zu erhöhen und kann definitiv Vorteile mit sich bringen. Jedoch muss man dies absolut gezielt einsetzen, da sonst, wie übrigens bei den meisten im Fitnessstudio, das Gegenteil eintritt: Schlechte Regeneration und weniger Muskelreize in den darauffolgenden Sätzen und Trainingseinheiten.

Viele Anfänger machen den Fehler, immer bis zum kompletten Muskelversagen und somit bis zum Limit zu trainieren, oft schon bei der ersten Übung. Anfangs sagen dir leider viele „Geh' immer bis ans Limit", was aber eigentlich ziemlich schlecht ist, da man sich dadurch viel Power für die nächsten Sätze nimmt. Dies ist einfach falsch und hat sich auch durch meine jahrelange Erfahrung oft als negativ herauskristallisiert.

Wieso ist Muskelversagen oft nicht gut?

Unser Körper wird, wenn wir uns komplett auspowern und bei jeder Übung ans Muskelversagen gehen, sehr geschwächt. Dies hat folgende mögliche Nachteile:

- Du bist schlechter regeneriert und nicht fit für die nächsten Trainingseinheiten
- Du bist nicht mehr im Stande die nächste Übung mit 100% zu absolvieren
- Du kannst dich viel langsamer im Training steigern.
- Du wirst eventuell öfter krank
- Du wirst vielleicht schlechter gelaunt sein und es fehlt dir Energie im Alltag
- Dein Verletzungsrisiko erhöht sich

Intensität & Muskelversagen bei LEAN&MASSIVE

Woche 1-3:

Bei LEAN&MASSIVE gehen wir in den ersten 3 Wochen von unserem 5-Wochen-Zyklus nicht ans Muskelversagen. Wir versuchen, die Wiederholungszahl laut Trainingsplan mit korrekter Technik zu schaffen.

Das bedeutet, wenn du eine Übung absolvierst, wie beispielsweise Bankdrücken 4x8 und somit in allen Sätzen 8 Wiederholungen schaffen sollst, sollten im 4. und somit im letzten Satz die 8 Wiederholungen bereits sehr schwer sein und eine 9. Wiederholung fast nicht möglich. Diese versuchst du jedoch nicht, sondern legst das Gewicht weg. Sprich, die 8. Wiederholung in unserem Beispiel sollte noch mit korrekter Technik geschafft werden und nicht dein absolutes Maximum sein. Du sollst NICHT bis ans Muskelversagen gehen.

Wenn du dann im nächsten Training das Gewicht erhöhst, wie du im Kapitel „Progression" erfährst, gilt dasselbe: 4x8, jedoch ohne dabei bis zum absoluten Muskelversagen trainieren. Wenn beispielsweise bereits im 3. Satz die 6. Wiederholung fast dein Maximum war, und eine 7. Wiederholung eventuell nicht mehr möglich ist, legst du das Gewicht weg und versuchst erst im nächsten Training die letzten Wiederholungen zu schaffen.

Woche 4:

In der 4. Woche setzen wir Muskelversagen gezielt ein und trainieren dadurch intensiver.

Wir trainieren in dieser Woche in jeder Übung im letzten Satz, sprich in unserem Beispiel im 4. Satz Bankdrücken, bis zum absoluten Maximum und Muskelversagen. Danach legen wir das Gewicht weg. Wichtig: Wir legen es weg und machen keine weiteren Wiederholungen mit Hilfe eines Trainingspartners!

Bei wirklichen Isolationsübungen, sprich eher leichteren Übungen wie beispielsweise Seitheben, Fliegende am Kabelzug, Übungen für die Arme, etc., kannst du gerne in jedem Satz bis ans absolute Limit und somit bis zum Muskelversagen trainieren. Welche Übungen nun genau leichtere Übungen für dich sind, kann man nicht generell sagen. Entscheide selbst, welche Übungen für dich eher leichter sind und gehe bei diesen gerne in jedem Satz an dein Limit! Ich wünsche dir viel Spaß dabei, diese Trainings liebe ich extrem.

Wie dies genau aussieht, kannst du im Kapitel „Periodisierung" nachlesen.

Woche 5:

Dies ist unsere „Deloadwoche", in der wir die Intensität senken. Dies erfährst du genau im Kapitel „Deload".

Ist ein Muskelkater wichtig, um Muskeln aufzubauen?

Eine sehr häufige Frage die ich erhalte lautet: „Ich habe keinen Muskelkater. Trainiere ich falsch?"

Um es direkt zu beantworten: Muskelkater ist nicht unbedingt notwendig! Es bedeutet nicht, dass dein Training nur dann effektiv war und du Muskeln aufbaust, wenn du danach einen Muskelkater hast. Sprich: Es ist egal und entscheidet nicht über deinen Muskelaufbau!

Wenn du jedoch einen Muskelkater hast, ist dies sicher kein negatives Zeichen, im Gegenteil: Es bedeutet definitiv, dass du gut trainierst, deinen Muskel getroffen hast und mit einer guten Intensität Trainingsreize gesetzt hast. Ich selbst habe trotz meiner jahrenlangen Erfahrung oft Muskelkater in Muskelgruppen wie Brust oder Beinen. Bei Muskelgruppen wie Schulter und Rücken habe ich ihn nur sehr selten.

Fazit

Verunsichere dich nicht, wenn du keinen Muskelkater hast. Das kann viele verschiedene Gründe haben. Trotzdem ist es ein gutes Zeichen, wenn du diesen einmal hast und bedeutet, dass du gut trainiert hast und deine Muskeln getroffen hast. Vor allem Anfänger haben diesen oft, Fortgeschrittene eher seltener oder manchmal auch gar nicht mehr.

Sollst du trotz Muskelkater trainieren?

Wenn du nur wirklich leichten Muskelkater hast, und diese Muskelgruppe laut Plan wieder trainieren sollst, ist das überhaupt kein Problem. Trainiere sozusagen einfach „drüber". Wenn du jedoch noch sehr starken Muskelkater hast und die Muskelgruppe wieder am Plan steht, mache bitte einen Tag Pause, bevor du sie wieder trainierst.

Generell wird es, wenn überhaupt, jedoch nur am Anfang passieren, dass du einen Muskel laut Plan wieder trainieren sollst, aber immer noch Muskelkater hast. Nach einer Zeit wird es dazu gar nicht mehr kommen, da das Trainingssystem natürlich auch an die nötige Regeneration angepasst ist.

ZUSAMMENFASSUNG
TRAINING SCHRITT FÜR SCHRITT

Schritt 1:

Lies dir das LEAN&MASSIVE Trainingssystem gut durch. Es ist ein Zwei-Komponentiges Trainingssystem A und B, welches auf Hypertrophie, sprich Muskelaufbau sowie ebenso auf Kraftaufbau abzielt.

Schritt 2:

Wähle dein Trainingssystem. Wofür du dich entscheiden sollst, hängt davon ab, wie oft du pro Woche trainieren kannst. Wähle entweder das Trainingssystem OK/UK, oder P/P/B.

Schritt 3:

Im Kapitel Trainingsfrequenz siehst du genau, wie du deine Trainingstage in der Woche gestalten sollst. Die Trainingstage A und B werden jeweils immer abgewechselt.

Schritt 4:

Schaue dir deine Trainingspläne sowie die Übungen im Kapitel „Übungserklärung", welches nun kommt, an. Du kannst zusätzlich meine Trainingsvideos auf YouTube ansehen, wie beispielsweise mein komplettes Oberkörpertraining sowie Push- oder Pulltraining.

Schritt 5:

Lies dir ebenfalls die komplette Trainingstheorie wie Satzpausen, Intensität & Muskelversagen und alle weitere Themen gut durch. Dabei lernst du nicht nur extrem viel, es ist auch für deinen Erfolg enorm wichtig, alles umzusetzen.

Schritt 6:

Starte mit der Trainingsvorbereitung und absolviere deine ersten Test-Trainingseinheiten, um die optimalen Gewichte zu finden. Besorge dir ein Trainingsbuch, um dein Training mitzuschreiben, oder notiere dies in eine passende App.

Schritt 7:

Starte mit deinem Training laut unseres Zyklus, was du im Kapitel „Periodisierung“ erfährst.

Woche 1-2: Laut Trainingsplan

Woche 3: Wir erhöhen das Volumen und fügen bei allen Übungen einen zusätzlichen Satz hinzu, außer bei Übungen, die im Trainingsplan GELB markiert sind.

Woche 4: Wir gehen bei jeder Übung im letzten Satz ans Muskelversagen.

Woche 5: Wir machen eine Deloadwoche und verringern das Volumen sowie die Intensität. Dies erfährst du genau im Kapitel „Deload“.

Schritt 8:

Arbeite nun immer nach diesem Zyklus und verfolge im Training das primäre Ziel: Progression.

Versuche dich so oft wie möglich zu steigern und stärker zu werden, das ist der wichtigste Bereich in der Trainingspraxis. In kleinen Schritten die Gewichte erhöhen, bei korrekter Technik und Ausführung. Das hast du genau im Kapitel „Progression“ erklärt.

Schritt 9:

Tausche erst nach 2 Zyklen das erste Mal Übungen aus, wenn du dies möchtest. Übungen die GRÜN im Trainingsplan markiert sind, dürfen nicht getauscht werden. Dieses Kapitel kommt nun.

Danach kannst du nach jedem Zyklus, sprich alle 5 Wochen, Übungen tauschen, die nicht GRÜN markiert sind, falls du dies möchtest. Ich persönlich tausche meine Übungen jedoch noch seltener.

Schritt 10:

Wenn du Fragen zu irgendeinem Thema hast, poste dies einfach in die Teamgruppe. Du kannst dich sogar beim Training filmen, um vom gesamten Team deine Technik und deine Ausführung kontrollieren zu lassen. Das empfehle ich den meisten, denn so siehst du genau, wo du dich verbessern kannst.

ÜBUNGSERKLÄRUNG

Allgemeine Regeln

Diese Regeln sind bei jeder Übung zu beachten:

1

Technik vor Gewicht! Wenn du zu viel Gewicht verwendest und die Übung somit nicht mehr mit korrekter Technik ausführen kannst, wirst du weniger Muskelreize setzen. Sprich: Das ist absolut kontraproduktiv, auch wenn viele denken, sie würden damit mehr Muskeln aufbauen. Nimm somit nur so viel Gewicht, dass deine Technik nicht darunter leidet und du die Übung absolut korrekt und vor allem OHNE SCHWUNG ausführen kannst. Dies ist nicht nur gesünder, sondern auch förderlicher für den Muskelaufbau. Erst danach solltest du dich um das Gewicht kümmern!

2

Mache die komplette Bewegung, sprich zum Beispiel beim Bankdrücken: Bewege die Stange ganz nach unten bis zur Brust und ganz nach oben, bis die Ellbogen durchgestreckt (nicht überstreckt!) sind. Dies wird auch „full range of motion" genannt, kurz: „full ROM".

3

Achte auf einen geraden Rücken sowie auf einen festen Stand am Boden. Dadurch hast du eine bessere Körperspannung und bist noch stärker.

4

Negative Wiederholung, auch exzentrische Phase genannt (z. B. beim Bankdrücken: Stange bewegt sich hinunter) kontrolliert ausführen. Hierbei einatmen.

5

Positive Wiederholung, auch konzentrische Phase genannt (z. B. beim Bankdrücken: Stange wird hochgedrückt) explosivartig ausführen. Hierbei ausatmen.

6

Versuche am Ende jeder Wiederholung eine leichte Dehnung im Muskel zu spüren.

Spezifische Regeln

Ich zeige dir nun alle Übungen aus LEAN&MASSIVE. Der Grund, weshalb ich dir diese anhand von 3D Illustrationen zeige, ist, dass hier exakt die arbeitende Muskelgruppe gekennzeichnet ist und du auch andere Kleinigkeiten, wie beispielsweise die Fußstellung, besser erkennst.

Zusätzlich empfehle ich dir, auf meinem YouTube Kanal meine Videos anzusehen, wo ich dir viele Übungen und Trainingseinheiten genau erkläre. Dort findest du Videos, wie mein komplettes Oberkörpertraining, sowie beispielsweise auch mein Push- und Pulltraining mit allen Übungen.

Brust

Bankdrücken

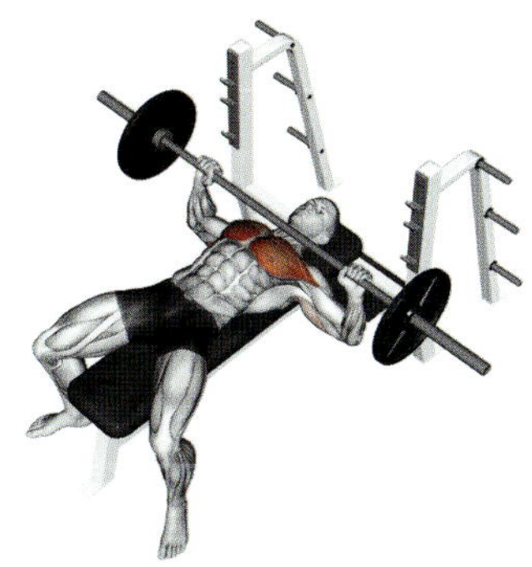

- Etwas mehr als schulterbreiter Griff
- Schulterblätter während der kompletten Übung hinten zusammenpressen. Somit arbeitet fast nur die Brust und du verhinderst eine mögliche Schulterverletzung
- Handgelenke bleiben gerade (Stange fest greifen)
- Fester Stand am Boden

Kurzhantel Schrägbankdrücken

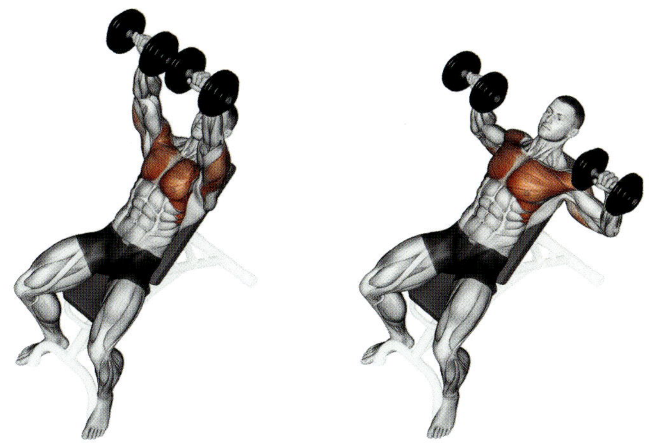

- Bank auf 15°-30° einstellen
- Arme nicht komplett durchstrecken
- Schulterblätter während der kompletten Übung hinten zusammenpressen. Somit arbeitet fast nur die Brust und du verhinderst eine mögliche Schulterverletzung
- Handgelenke bleiben gerade (Hantel fest greifen)
- Hanteln bewegen sich gleich schnell
- Fester Stand am Boden

Schrägbankdrücken an der Maschine

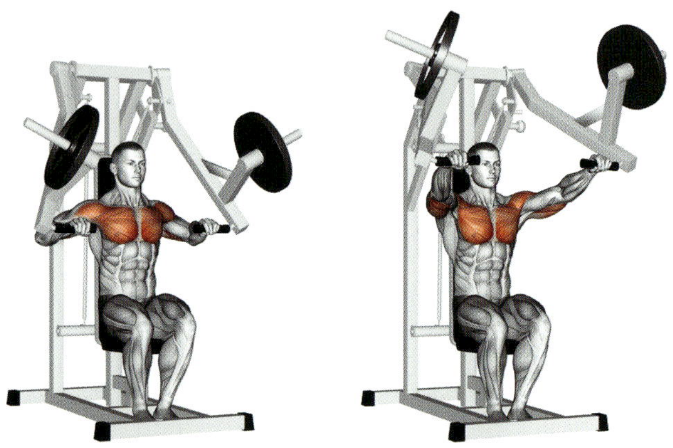

- Griffe sollten auf Höhe des mittleren Brustbereichs sein
- Arme nicht komplett durchstrecken
- Schulterblätter während der kompletten Übung hinten zusammenpressen. Somit arbeitet fast nur die Brust und du verhinderst eine mögliche Schulterverletzung
- Fester Stand am Boden

Fliegende am Kabelzug

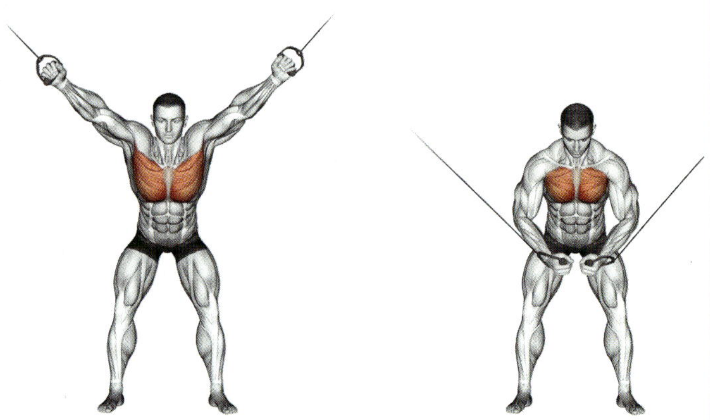

- Nicht zu viel Gewicht verwenden
- Brust am Ende der positiven Wiederholung für 1 Sekunde anspannen
- Dehnung am Ende der negativen Wiederholung
- Ellbogen sind leicht gebeugt und bleiben während der kompletten Wiederholung gleich

Fliegende an der Maschine

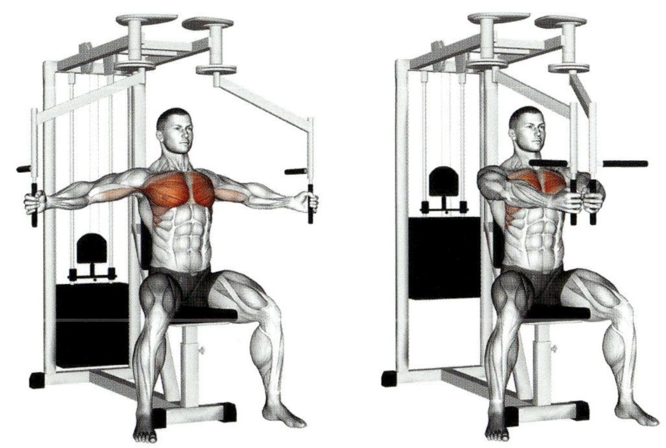

- Nicht zu viel Gewicht verwenden
- Brust am Ende der positiven Wiederholung für 1 Sekunde anspannen
- Dehnung am Ende der negativen Wiederholung
- Ellbogen sind leicht gebeugt und bleiben während der kompletten Wiederholung gleich

Rücken

Klimmzüge Obergriff

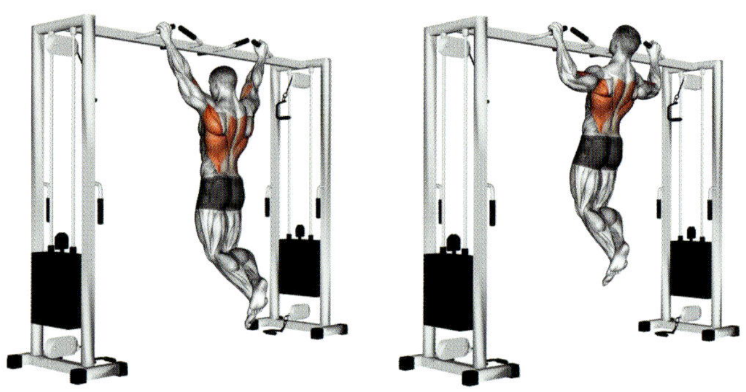

- Konzentriere dich darauf, mit deinem Ellbogen zu ziehen. Somit arbeitest du mit dem Rücken und nicht mit dem Bizeps
- Der Ellbogen bleibt beim Körper und wandert nicht nach hinten
- Arme leicht einrotieren

Latzug Obergriff

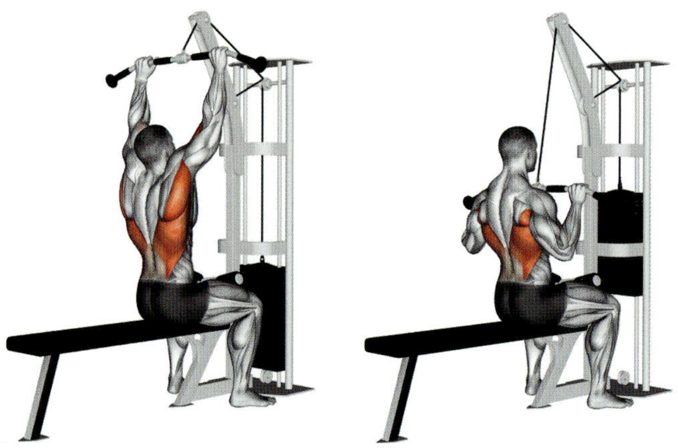

- Arbeite ohne Schwung
- Konzentriere dich darauf, mit deinem Ellbogen zu ziehen. Somit arbeitest du mit dem Rücken und nicht mit dem Bizeps
- Stange wird zur oberen Brust gezogen, nicht in Richtung Bauch
- Arme leicht einrotieren

Kurzhantel Rudern

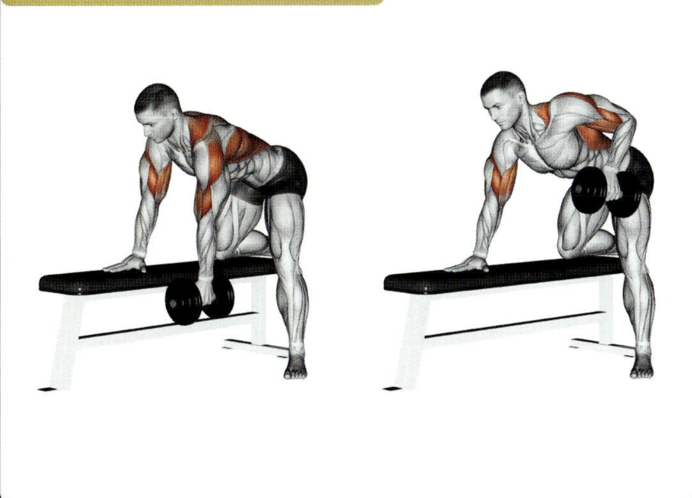

- Gerader Rücken
- Fester Stand am Boden
- Arbeite ohne Schwung
- Ziehe das Gewicht in einem leichten Bogen in die Höhe deines Bauchnabels. Somit trainierst du perfekt den Latissimus
- Konzentriere dich darauf, mit deinem Ellbogen zu ziehen. Somit arbeitest du mit dem Rücken und nicht mit dem Bizeps

Rudermaschine

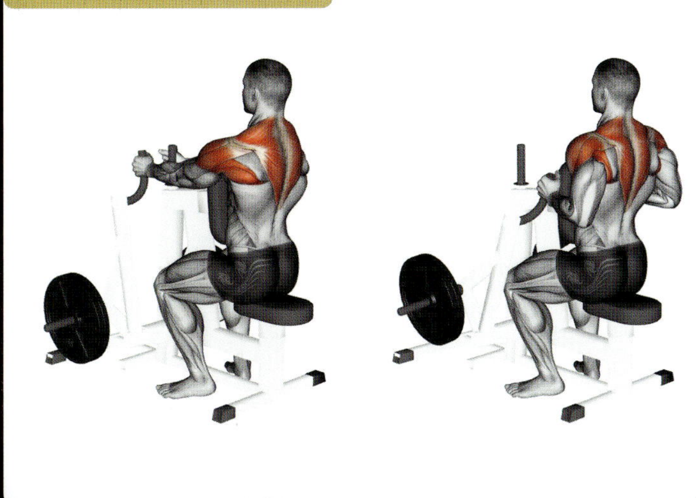

- Wähle eine Rudermaschine deiner Wahl
- Aufrechte Sitzposition
- Arbeite ohne Schwung
- Konzentriere dich darauf, mit deinem Ellbogen zu ziehen. Somit arbeitest du mit dem Rücken und nicht mit dem Bizeps
- Ziehe das Gewicht in Richtung deines oberen Bauches

Kabelrudern

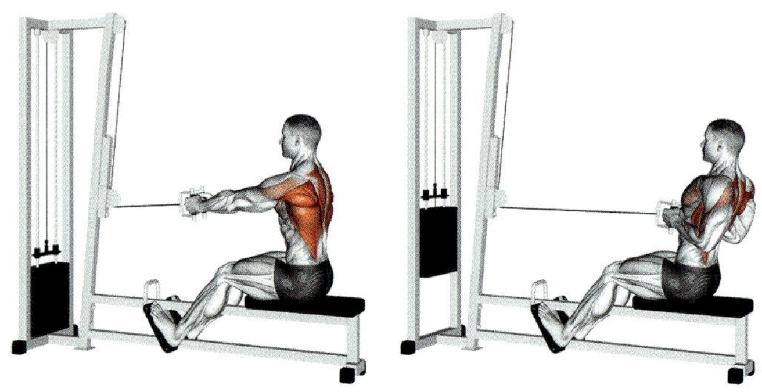

- Aufrechte Sitzposition und gerader Rücken
- Arbeite ohne Schwung
- Konzentriere dich darauf, mit deinem Ellbogen zu ziehen. Somit arbeitest du mit dem Rücken und nicht mit dem Bizeps
- Ziehe das Gewicht in Richtung deines oberen Bauches

Latzug eng

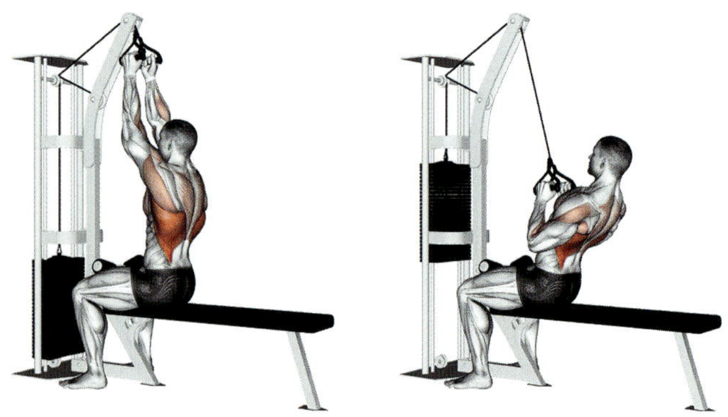

- Arbeite ohne Schwung
- Konzentriere dich darauf, mit deinem Ellbogen zu ziehen. Somit arbeitest du mit dem Rücken und nicht mit dem Bizeps
- Griff wird zur oberen Brust gezogen, nicht in Richtung Bauch
- Arme leicht einrotieren

Überzüge am Kabelzug

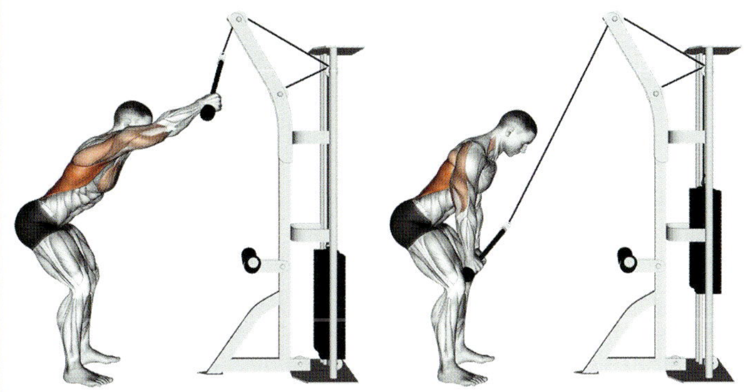

- Oberkörper nach vorne beugen, dieser bleibt während der ganzen Übung in dieser Position
- Schulterbreiter Stand
- Arme fast komplett durchstrecken, das Gewicht in einem Bogen mit dem Ellbogen nach unten ziehen und unten kurz anspannen
- Am Ende der negativen Wiederholung eine Dehnung im Latissimus spüren

Kurzhantel Nackenheben

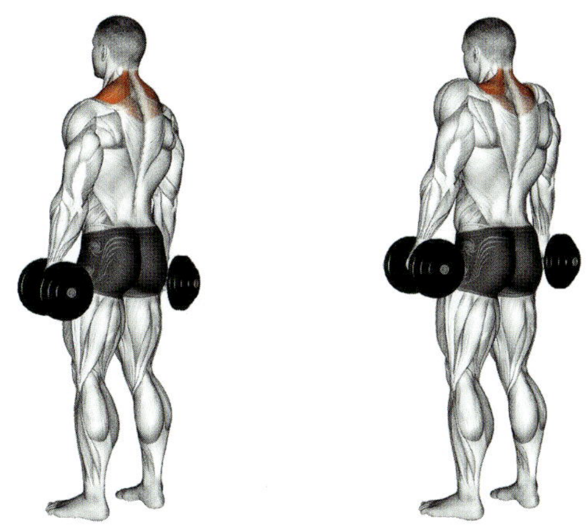

- Schultern so weit wie möglich Richtung Ohren ziehen
- Das Gewicht am obersten Punkt 1 Sekunde halten
- Ellbogen sind fast gestreckt
- Arbeite ohne Schwung

Langhantel Nackenheben

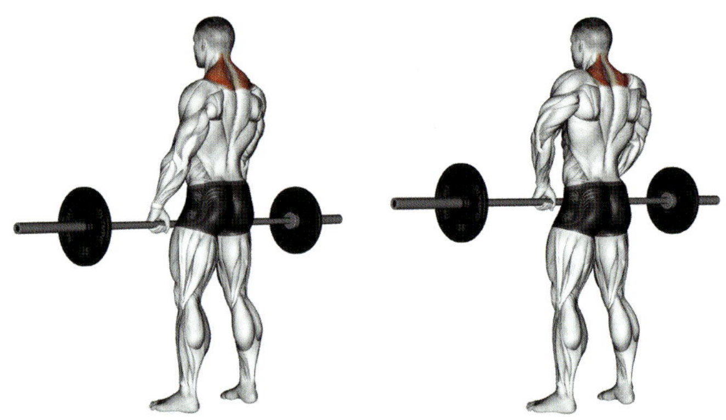

- Schultern so weit wie möglich Richtung Ohren ziehen
- Das Gewicht am obersten Punkt 1 Sekunde halten
- Ellbogen sind fast gestreckt
- Arbeite ohne Schwung

Beine

Kniebeugen

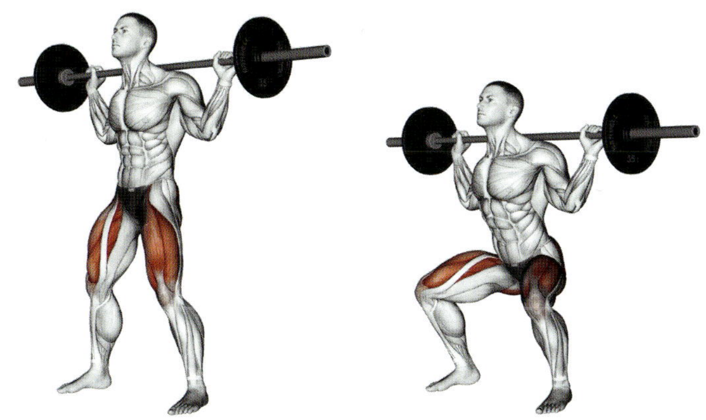

- Schulterbreiter Stand, Zehenspitzen leicht nach außen gedreht
- Knie zeigen immer in Richtung der Zehenspitzen
- Gerader Rücken, speziell unten im Lendenwirbelsäulenbereich
- Vor der Wiederholung einatmen, Wiederholung durchführen und erst danach ausatmen
- Gehe so weit hinunter, dass deine Beine mindestens einen 90° Winkel erreichen

Ausfallschritte

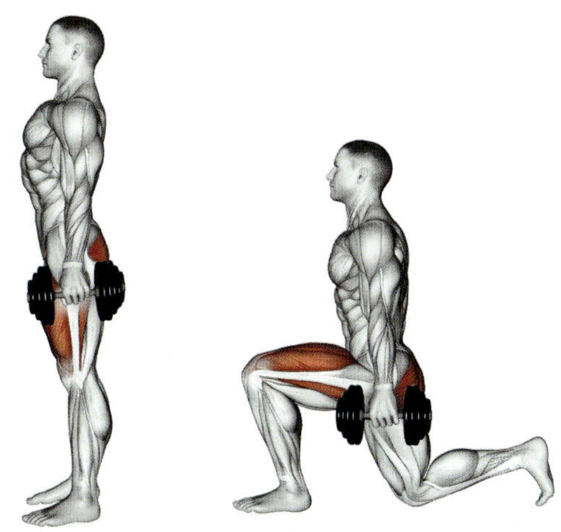

- Gerader Rücken
- Hals in Verlängerung zur Wirbelsäule
- Großer Schritt, Ferse tritt zuerst auf
- Hinteres Knie berührt fast den Boden
- Darauf achten, dich über den Mittelfuß hochzudrücken (nicht nur mit der Ferse)

Beinpresse

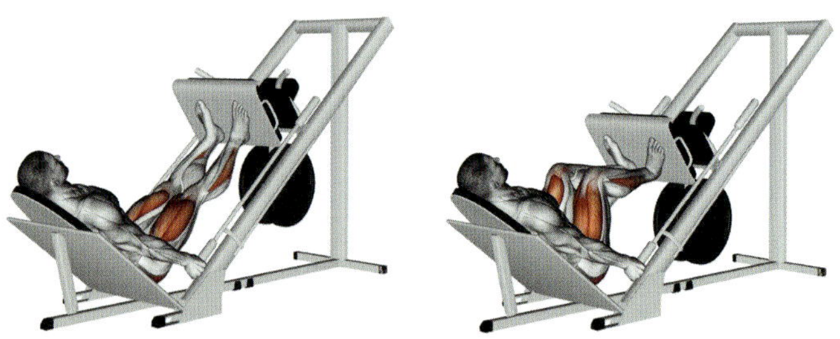

- Schulterbreite Fußstellung
- Knie zeigen immer in Richtung der Zehenspitzen
- Gerader Rücken

Leg Curls

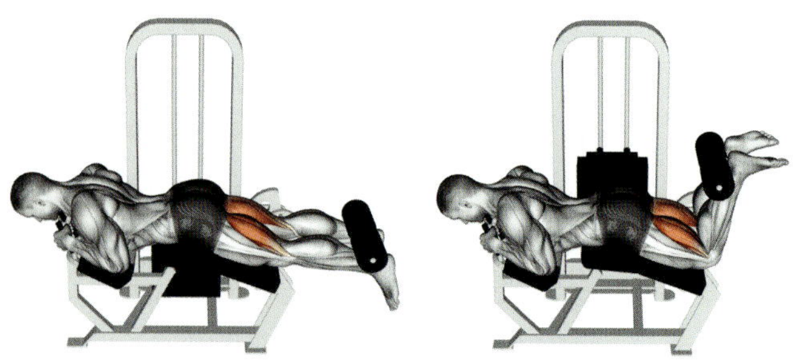

- Am Ende der positiven Wiederholung den Muskel anspannen und 1 Sekunde halten
- Negative Wiederholung kontrolliert durchführen

Rumänisches Kreuzheben mit Kurzhanteln

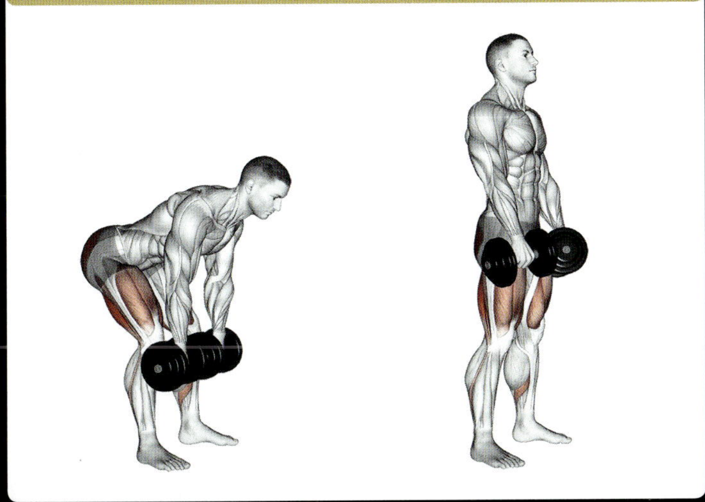

- Hüftbreiter Stand
- Knie sind nur leicht angewinkelt und bleiben in dieser Position
- Gerader Rücken
- Wiederholung so weit ausführen, bis man eine starke Dehnung im hinteren Oberschenkel spürt

Wadenheben sitzend

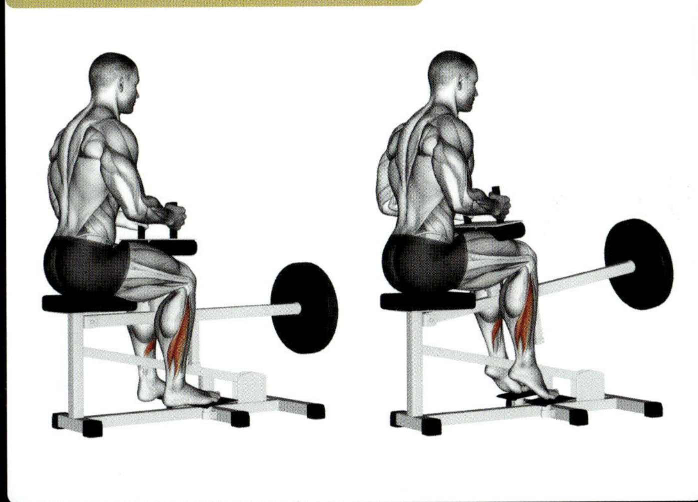

- Am Ende der positiven Wiederholung den Muskel anspannen und 1 Sekunde halten

Wadenheben stehend

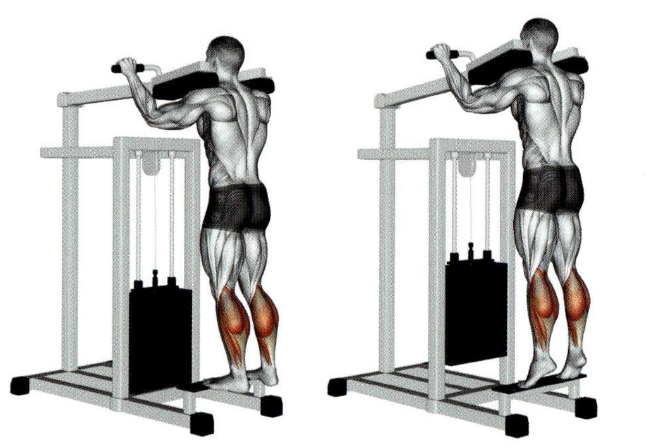

- Am Ende der positiven Wiederholung den Muskel anspannen und 1 Sekunde halten
- Knie nicht komplett durchstrecken

Schultern

Langhantel Schulterdrücken

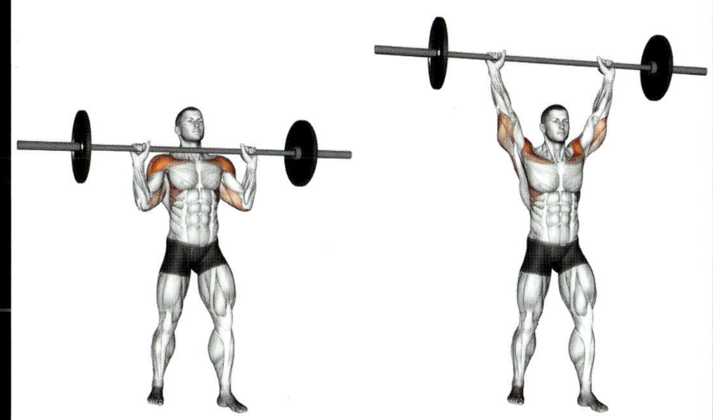

- Fester, schulterbreiter Stand am Boden
- Gerader Rücken
- Unterarm ist während der kompletten Bewegung gerade unter der Stange
- Handgelenke nicht zu stark abwinkeln

Seitheben

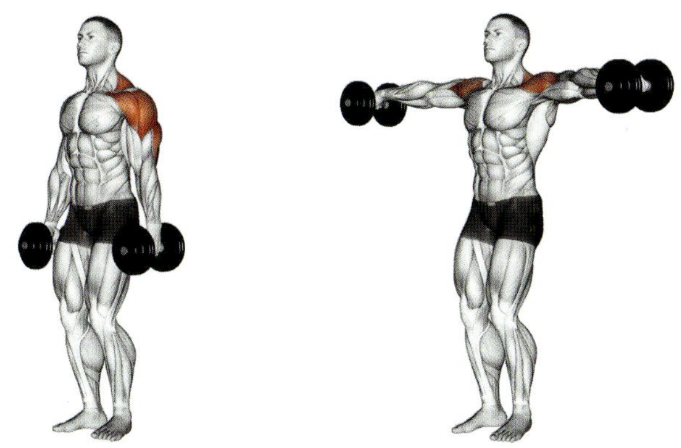

- Nicht zu viel Gewicht verwenden
- Versuche die Übung so auszuführen, dass du am obersten Punkt das Handgelenk leicht nach vorne eindrehst
- Am obersten Punkt sollte der Ellbogen höher sein als dein Handgelenk
- Senke das Gewicht nicht komplett ab, sonst geht die Spannung in der Schulter verloren

Seitheben am Kabelzug

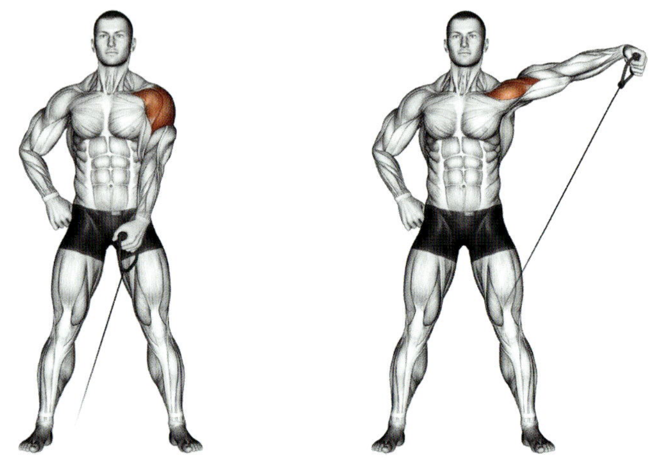

- Nicht zu viel Gewicht verwenden
- Senke das Gewicht nicht komplett ab, sonst geht die Spannung in der Schulter verloren

Vorgebeugtes Seitheben

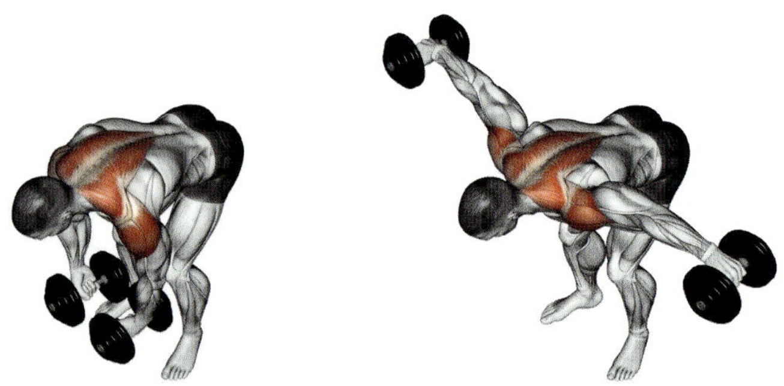

- Arme und Knie leicht gebeugt
- Oberkörper ist vorgebeugt, während der Rücken gerade bleibt
- Senke das Gewicht nicht komplett ab, sonst geht die Spannung in der Schulter verloren

Facepulls

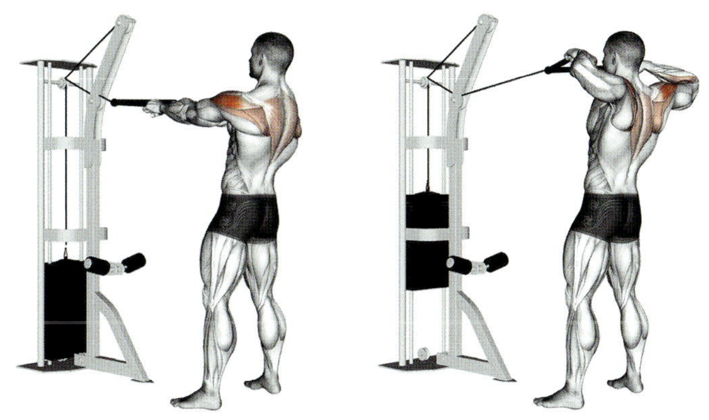

- Gerader Rücken und fester, schulterbreiter Stand
- Gewicht in Richtung der Augen ziehen
- Das Gewicht am Ende der positiven Wiederholung kurz halten und anspannen
- Arme am Ende der negativen Wiederholung komplett ausstrecken

Reverse Butterfly

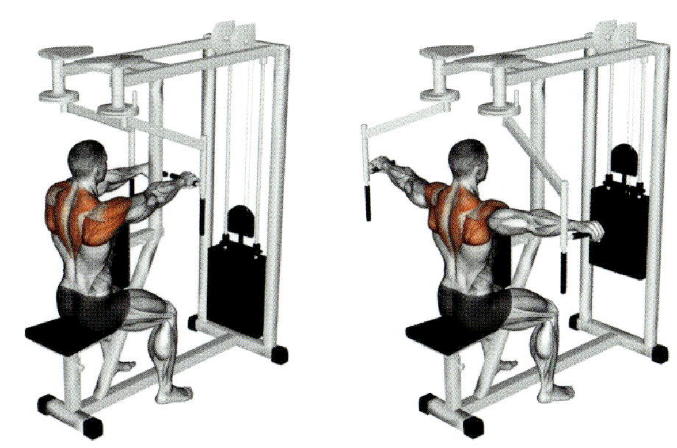

- Arme leicht gebeugt
- Griff auf Schulterhöhe
- Am Ende der positiven Wiederholung 1 Sekunde halten und anspannen
- Arme sollten in der Endposition in einer Linie zum Körper stehen

Trizeps

Trizepsdrücken im Liegen

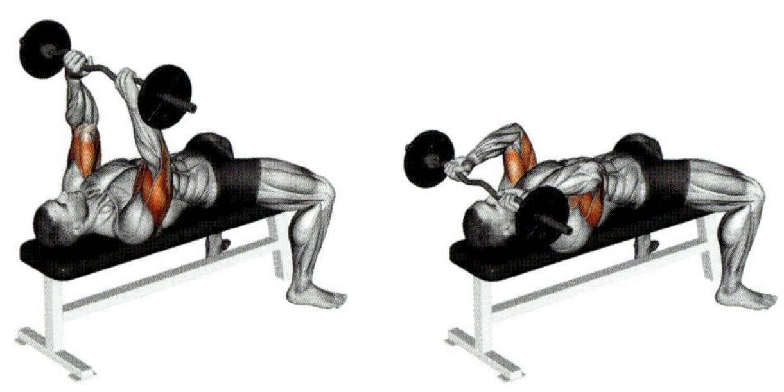

- Oberarme bewegen sich nicht, somit arbeitet nur der Trizeps
- Senkung der Stange in Höhe der Augen
- Kontrolliert arbeiten, bei unkontrolliertem Arbeiten kann es zu Verletzungen kommen

Trizepsdrücken am Kabelzug

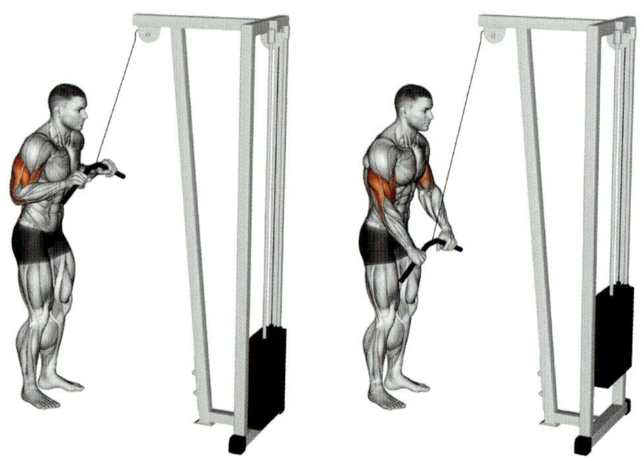

- Oberarme bewegen sich nicht, somit arbeitet nur der Trizeps
- Kontrolliert arbeiten, bei unkontrolliertem Arbeiten kann es zu Verletzungen kommen

Trizepsdrücken über Kopf

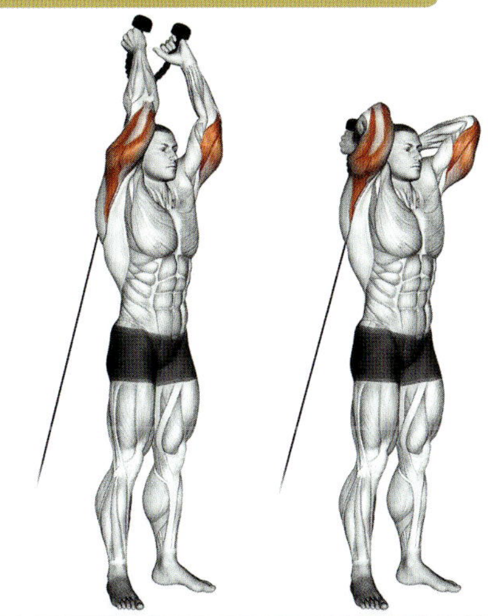

- Oberarm bewegt sich nicht, somit arbeitet nur der Trizeps
- Kontrolliert arbeiten, bei unkontrolliertem Arbeiten kann es zu Verletzungen kommen
- Gerader Rücken

Bizeps

Langhantel Curls

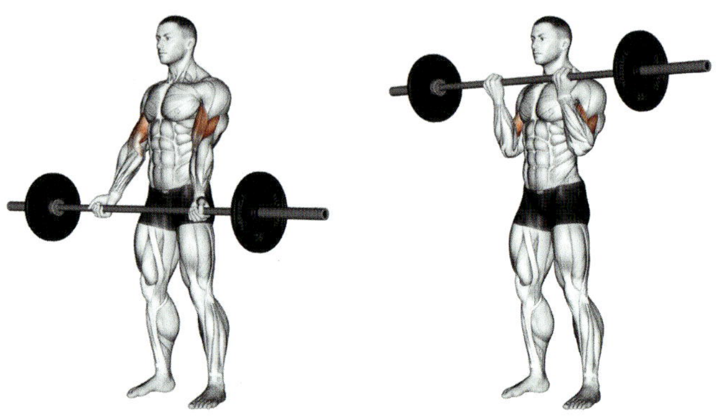

- Arbeite ohne Schwung
- Gerader Rücken
- Oberarme bewegen sich nicht, somit arbeitet nur der Bizeps
- Am obersten Punkt kurz anspannen
- Langsame, negative Wiederholung

Kurzhantelcurls auf der Schrägbank

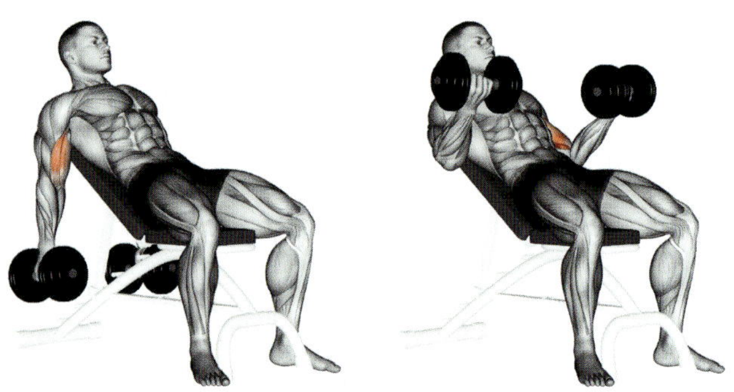

- Schrägbankwinkel zwischen 45°-60°
- Schultern hinten halten
- Oberarme bewegen sich nicht, somit arbeitet nur der Bizeps
- Während der Aufwärtsbewegung dreht sich das Handgelenk. Am obersten Punkt zeigen die kleinen Finger zueinander
- Am obersten Punkt kurz anspannen
- Langsame, negative Wiederholung

Kurzhantel Curls

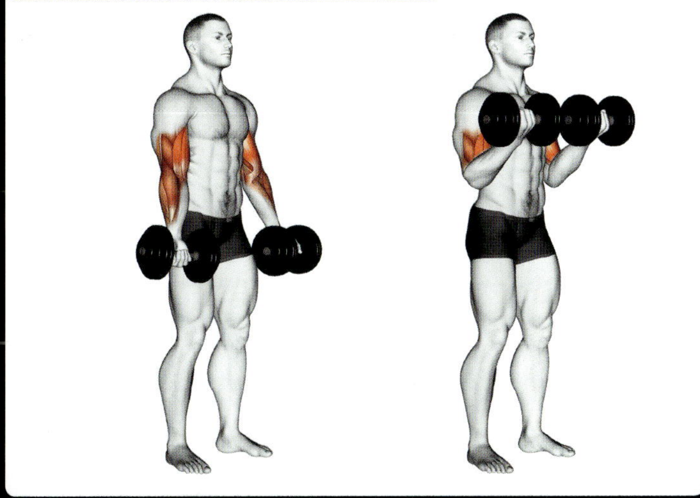

- Arbeite ohne Schwung
- Gerader Rücken
- Oberarme bewegen sich nicht, somit arbeitet nur der Bizeps
- Langsame, negative Wiederholung
- Am obersten Punkt kurz anspannen

Bizepscurls an der Maschine

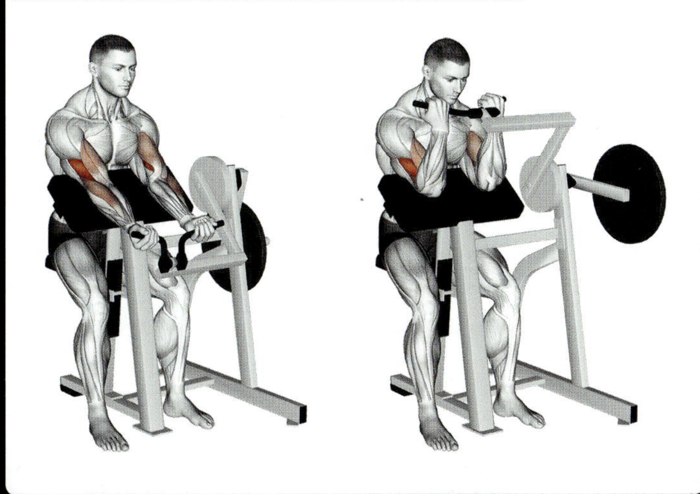

- Arbeite ohne Schwung
- Gerader Rücken
- Schultern hinten halten
- Oberarme bewegen sich nicht, somit arbeitet nur der Bizeps
- Am obersten Punkt kurz anspannen
- Langsame, negative Wiederholung

Bauch

Beinheben hängend

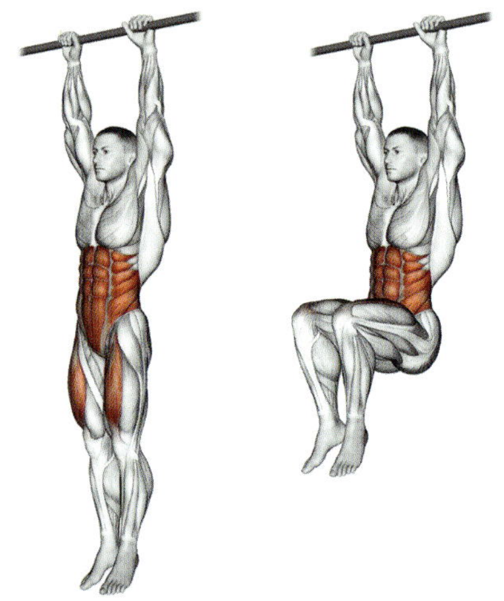

- Langsame negative Wiederholung
- Am Ende der positiven Wiederholung komplett ausatmen und den Bauch anspannen
- Arbeite ohne Schwung

Crunches

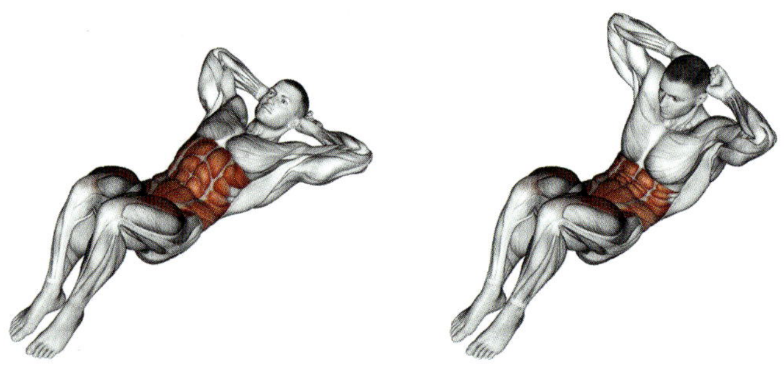

- Oberkörper rollt sich zusammen, sodass sich die Ellbogen in Richtung Knie bewegen
- Am Ende der positiven Wiederholung komplett ausatmen und den Bauch anspannen
- Arbeite ohne Schwung

Beinheben am Gerät

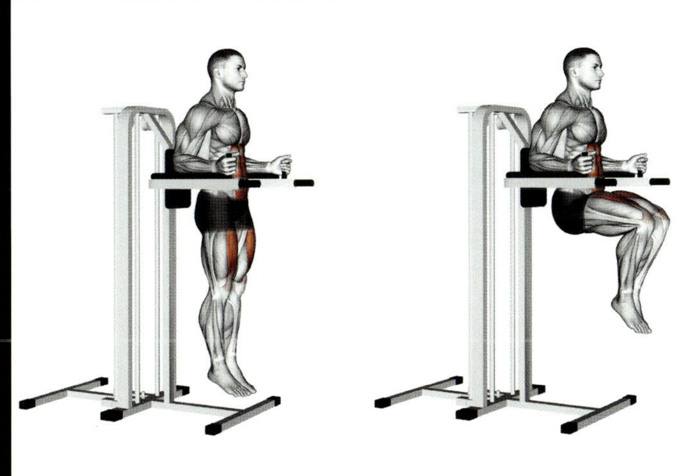

- Langsame negative Wiederholung
- Am Ende der positiven Wiederholung komplett ausatmen und den Bauch anspannen
- Arbeite ohne Schwung

ÜBUNGEN AUSTAUSCHEN ⇆

Nun hast du deinen Trainingsplan. Selbstverständlich kannst du auch im Training individuell arbeiten und gewisse Übungen von Zeit zu Zeit tauschen.

GRÜN = nicht tauschen

NICHT GRÜN = kann getauscht werden

Regeln für das Austauschen von Übungen bei LEAN&MASSIVE

1

Die Übungen, die in deinem Trainingsplan **GRÜN** markiert sind, dürfen nicht getauscht werden.

Das sind Übungen, die im Trainingsplan bleiben sollen. Der Grund dafür ist, dass wir sonst keine wirkliche Progression erzielen können, sprich wir können nicht messen, ob wir stärker werden, oder nicht. Dazu muss man länger mit Übungen arbeiten.

Viele wechseln einfach nach ein paar Wochen bereits ihre 1. Übung im Brusttraining, zum Beispiel Schrägbankdrücken statt Bankdrücken, nur weil sie im Training nicht weiterkommen und nicht stärker werden. Der Grund liegt aber meist nicht an der Übung, sondern beispielsweise an der Ernährung, am restlichen Training oder an der Regeneration. Dies ist ein sehr grober Fehler, den viel zu viele machen.

2

Alle Übungen, die **NICHT GRÜN** markiert sind, können nach jedem Zyklus, sprich immer nach 5 Wochen, ausgetauscht werden, wenn du dies möchtest.

Gründe dafür sind beispielsweise mehr Spaß, sowie eine perfekte Anpassung des Trainings an deinen Körper, wenn gewisse Übungen für dich unpassend sind. Denn jeder von uns ist individuell und spürt gewisse Übungen unterschiedlich. Die Übungen, die du statt den ausgetauschten machen darfst, erfährst du gleich.

3

Die ersten 2 Zyklen, sprich die ersten 10 Wochen des Programms, werden keine Übungen ausgetauscht. Erst wenn der 2. Zyklus vorbei ist, kannst du Übungen austauschen. Danach, wie in Punkt 2 erklärt, nach jedem Zyklus.

4

Poste in die Teamgruppe! Wenn du Übungen austauschen möchtest, empfehle ich dir unbedingt, dies in die Teamgruppe zu posten. Das komplette Team kann dich beraten, welche Übung du statt welcher Übung am besten austauschen solltest.

Grundsätzlich gilt:

Wenn dir Übungen, die du austauschen darfst, aber gefallen, du sie gut spürst und du dich dabei auch steigern kannst, sprich stärker wirst, empfehle ich dir, sie beizubehalten und NICHT zu tauschen.

Ich selbst arbeite oft über einen sehr langen Zeitraum mit Übungen, wie beispielsweise Seitheben, obwohl ich sie tauschen darf. Doch wieso sollte ich eine Übung tauschen, wenn ich sie perfekt spüre oder mich bei der Übung sogar steigern kann, sprich stärker werde?

Hin und wieder variiere ich aber auch gerne und probiere nach einer Phase eine neue Übung aus, wenn ich sie tauschen darf. Denn wer weiß: Vielleicht findet man so seine absolute Lieblingsübung.

Fazit

Es gibt keine perfekten Übungen oder die beste Übung, es gibt nur sinnvolle und weniger sinnvolle. Dies musst du dir unbedingt merken! Zusätzlich hängt dies noch davon ab, wie gut eine Übung beherrscht wird. Mit Grundübungen deckt man schon die meisten Muskelgruppen ab, somit trainiert man so effektiv wie möglich. Achte hierbei vor allem auf die Technik.

Solltest du dir bei einer GRÜN markierten Übung, die du nicht tauschen darfst, absolut unsicher sein, wie beispielsweise beim gestreckten Kreuzheben mit Kurzhanteln, und wirklich Probleme damit haben: Lasse diese weg und ersetze sie durch eine andere Übung. Poste dies einfach in die Teamgruppe und hol dir Feedback vom gesamten Team, mit welcher Übung du sie tauschen kannst.

Wenn du bestimmte Übungen ausprobieren willst, oder der Meinung bist, eine gewisse Übung sollte in deinem Trainingsplan sein und du möchtest sie statt einer jetzigen Übung austauschen, poste dies auch einfach in die Teamgruppe und hol dir Feedback des Teams.

Arbeite an der Technik, arbeite an den Übungen und versuche dich immer mehr zu verbessern und die Übung immer besser zu spüren. Sollte dir eine Übung überhaupt nicht gefallen oder Schmerzen verursachen, poste dies in die Teamgruppe und lasse deine Technik kontrollieren. Falls dies nicht weiterhilft, weil sie dir immer noch nicht sympathisch ist, kannst du die Übung tauschen. Bitte tausche keine Übung aus, nur weil sie zu anstrengend ist.

Wie viele Sätze und Wiederholungen sollst du bei den neuen Übungen machen?

Wenn du eine Übung ausgetauscht hast, mach' bei der neuen Übung gleich viele Sätze und Wiederholungen wie bei der vorherigen.

Ein Beispiel

Oberkörper Tag A, 2. Brustübung:
Kurzhantel Schrägbankdrücken:
3 Sätze zu je 8 Wiederholungen.

Diese Übung tauscht du nun zum Beispiel mit Langhantel Schrägbankdrücken aus.

Nun machst du damit auch 3 Sätze zu je 8 Wiederholungen.

Welche Übungen kannst du nun austauschen?

1. Tauschen von A und B

Du kannst Übungen von deinen jetzigen Trainingsplänen A und B nach jedem Zyklus miteinander tauschen, wenn diese NICHT GRÜN markiert sind. Diese sind nicht alle noch einmal extra in den Austauschübungen angeführt.

Wenn du zum Beispiel bei „PULL A" als Rückenübung eine Rudermaschine hast, und bei „PULL B" Kabelrudern, kannst du auch diese zwei Übungen miteinander tauschen.

Hier ist es sehr wichtig, logisch mitzudenken, welchen Bereich der Muskelgruppe die Übung beansprucht. In dem soeben genannten Beispiel solltest du die Rudermaschine aus „PULL A" ebenfalls mit einer Ruderübung aus „PULL B" tauschen, und zwar mit Kabelrudern und nicht mit Überzüge am Kabelzug.

Ein anderes Beispiel ist die Schulter. In „Oberkörper A" hast du normales Seitheben, was du nach einem Zyklus gerne mit Seitheben am Kabelzug aus „Oberkörper B" tauschen kannst. Selbstverständlich machst du bei der neuen Übung dann gleich viele Sätze und Wiederholungen, wie bei der alten.

2. Neue Übungen

Nun findest du neue Übungen, die definitiv ihre Berechtigung haben, in deinem Trainingsplan zu stehen und die du nach jedem Zyklus miteinander tauschen kannst, wenn du dies möchtest.

Die Übungen sind jeweils in den entsprechenden Muskelgruppen eingeteilt. Sprich, wenn du eine Übung für den Bizeps austauscht, siehe im folgenden Kapitel nach, welche Übungen im Bereich „Bizeps" zu finden sind und welche du in deinen Trainingsplan geben möchtest.

Damit dies für dich noch einfacher umzusetzen ist, steht bei jeder Austauschübung dabei, mit welchen Übungen du diese tauschen kannst.

Langhantel Schrägbankdrücken

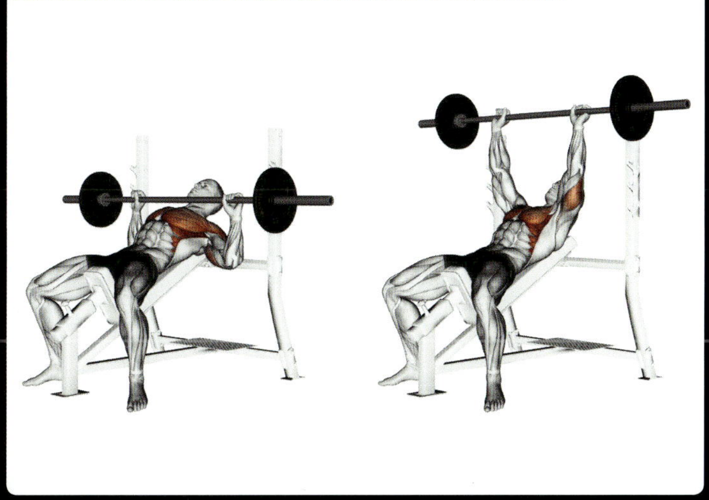

- Etwas mehr als schulterbreiter Griff
- Schulterblätter während der kompletten Übung hinten zusammenpressen. Somit arbeitet nur die Brust und du verhinderst eine mögliche Schulterverletzung
- Handgelenke bleiben gerade (Stange fest greifen)
- Fester Stand am Boden
- Kann getauscht werden mit: Kurzhantel Schrägbankdrücken, Schrägbankdrücken an der Maschine

Schrägbankdrücken an der Maschine

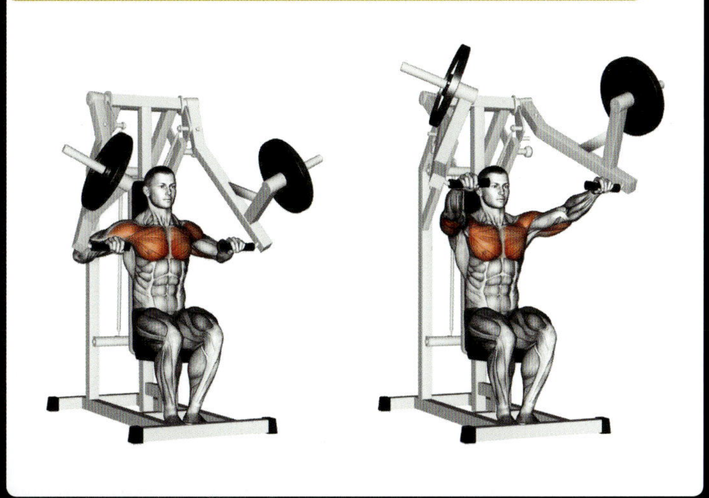

- Griffe sollten auf Höhe des mittleren Brustbereichs sein
- Arme nicht komplett durchstrecken
- Schulterblätter während der kompletten Übung hinten zusammenpressen. Somit arbeitet fast nur die Brust und du verhinderst eine mögliche Schulterverletzung
- Fester Stand am Boden
- Kann getauscht werden mit: Kurzhantel Schrägbankdrücken (Oberkörper A)

Dips

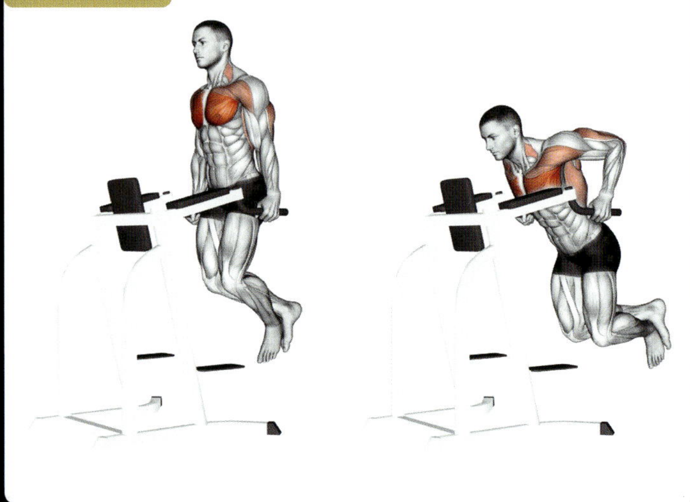

- Etwas mehr als schulterbreiter Griff
- Schulterblätter während der Übung hinten zusammenpressen. Somit arbeitet nur die Brust und du verhinderst eine mögliche Schulterverletzung
- Handgelenke bleiben gerade (Griffe fest greifen)
- Kontrolliertes und langsames Absenken, damit die Schulter nicht überdehnt wird (aufpassen!)
- Kann getauscht werden mit: Kurzhantel Schrägbankdrücken, Schrägbankdrücken an der Maschine

Rücken

T-Bar Rudern

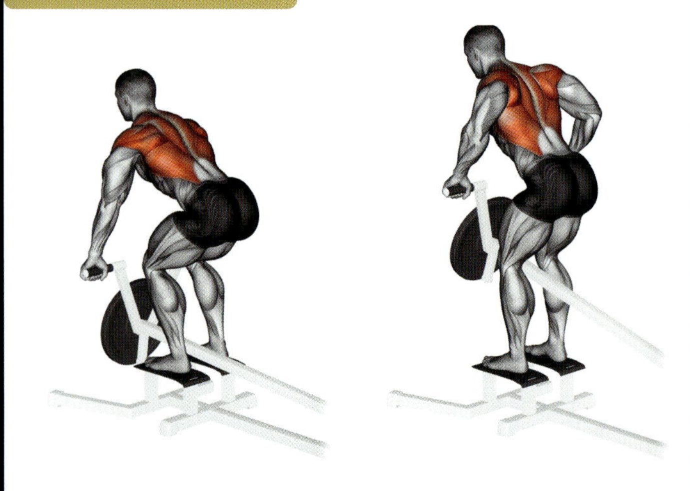

- Fester, schulterbreiter Stand
- Knie sind leicht gebeugt
- Oberkörper nach vorne beugen, dieser bleibt während der ganzen Übung in dieser Position
- Arbeite ohne Schwung
- Konzentriere dich darauf, mit deinem Ellbogen zu ziehen. Somit arbeitest du mit dem Rücken und nicht mit dem Bizeps
- Kann getauscht werden mit: Rudermaschine, Kabelrudern, Kurzhantel Rudern

Langhantel Rudern

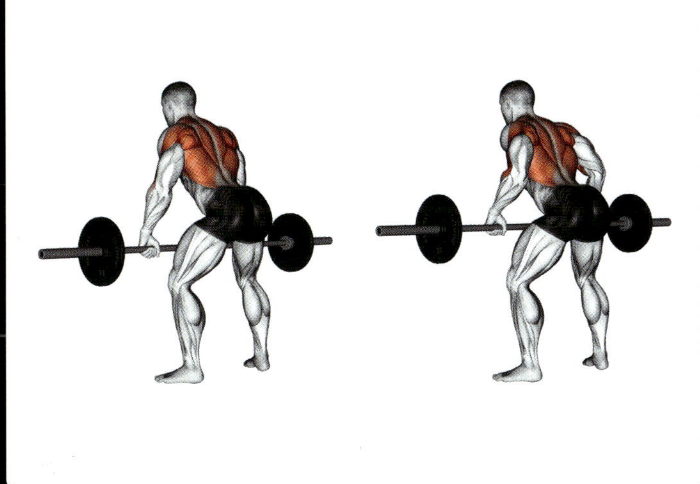

- Oberkörper nach vorne beugen, dieser bleibt während der ganzen Übung in dieser Position
- Schulterbreiter Stand
- Konzentriere dich darauf, mit deinem Ellbogen zu ziehen. Somit arbeitest du mit dem Rücken und nicht mit dem Bizeps
- Kann getauscht werden mit: Rudermaschine, Kabelrudern, Kurzhantel Rudern

Latzug im Untergriff

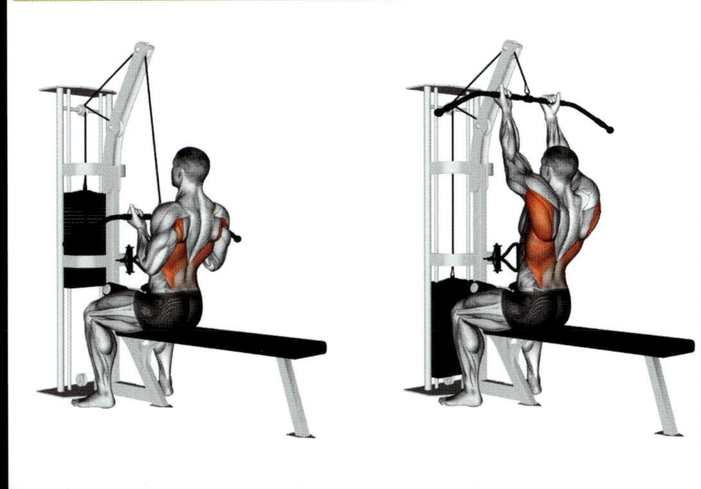

- Arbeite ohne Schwung
- Konzentriere dich darauf, mit deinem Ellbogen zu ziehen. Somit arbeitest du mit dem Rücken und nicht mit dem Bizeps
- Stange wird zur Brust gezogen, nicht in Richtung Bauch
- Kann getauscht werden mit: Latzug eng, Überzüge am Kabelzug

Hip Thrusts

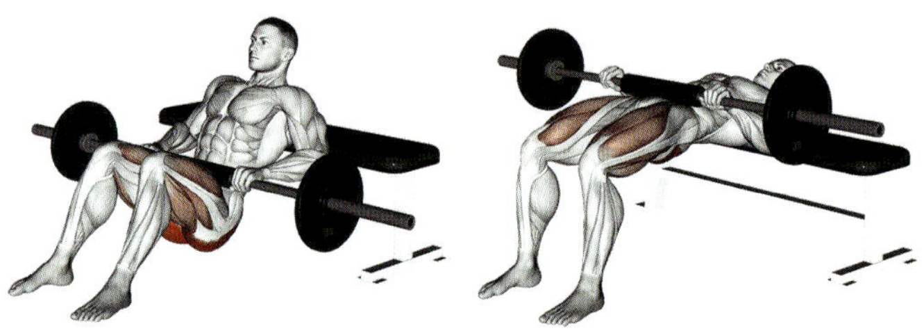

- Hüftbreiter und fester Stand
- Oberkörper sicher auf der Bank fixieren und Kinn zur Brust senken
- Ohne Schwung arbeiten und das Gewicht mit dem Gesäß nach oben drücken
- Oben kurz das Gesäß anspannen
- Kann getauscht werden mit: Rumänisches Kreuzheben mit Kurzhanteln

Hack Squats

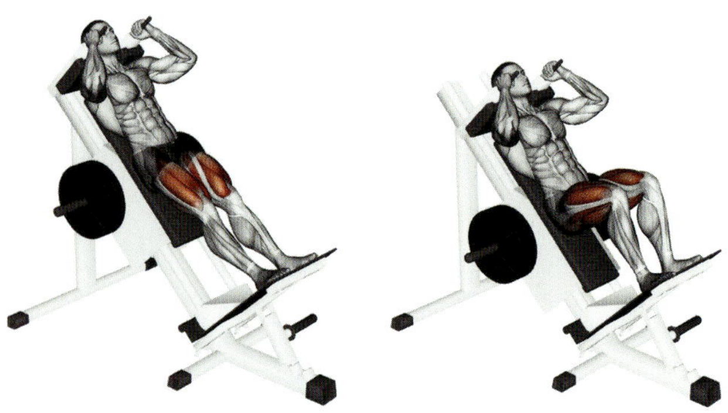

- Schulterbreite Fußstellung
- Knie zeigen immer in Richtung der Zehenspitzen
- Gerader Rücken
- Kann getauscht werden mit: Beinpresse, Ausfallschritte

Rumänisches Kreuzheben mit Langhantel

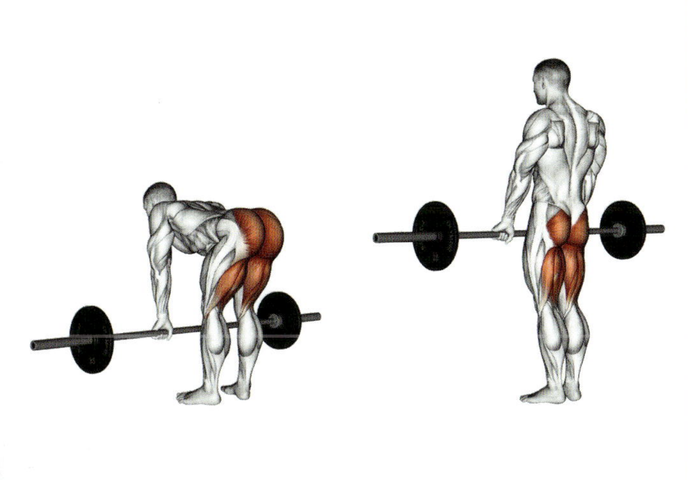

- Hüftbreiter Stand
- Knie sind nur leicht angewinkelt und bleiben in dieser Position
- Gerader Rücken
- Wiederholung so weit ausführen, bis man eine starke Dehnung im hinteren Oberschenkel spürt
- Kann getauscht werden mit: Rumänisches Kreuzheben mit Kurzhanteln

Beinstrecker

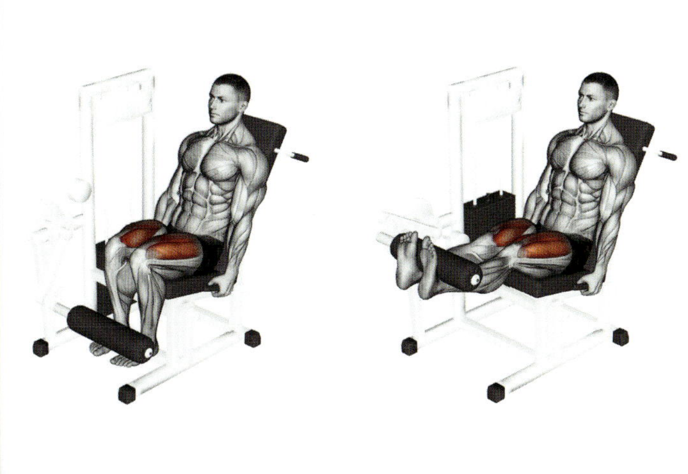

- Mit den Armen an die Sitzbank drücken
- Kontrolliert arbeiten, da es sonst zu Verletzungen im Knie kommen kann
- Kontrollierte negative Wiederholung
- Explosive, kontrollierte positive Wiederholung
- Kann getauscht werden mit: Beinpresse, Ausfallschritte

Kreuzheben

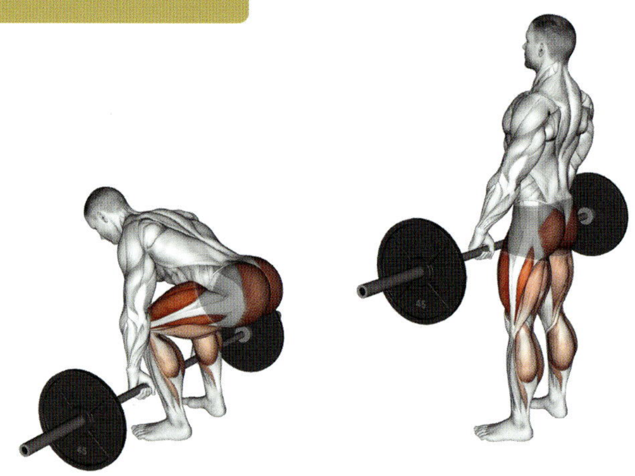

- Hüftbreiter Stand
- Gerader Rücken
- Bauch vor der Wiederholung fest anspannen
- Stange entlang der Beine führen
- Übung im Bereich von 8 Wiederholungen ausführen
- Kann getauscht werden mit: Rumänisches Kreuzheben mit Kurzhanteln

Schulter

Kurzhantel Schulterdrücken

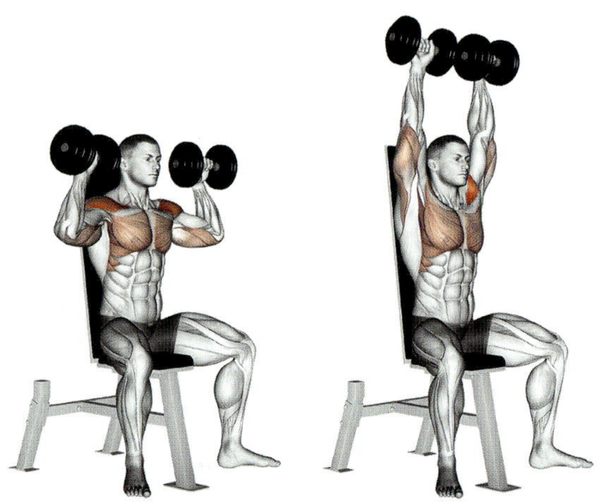

- Fester Stand am Boden
- Etwas mehr als schulterbreiter Griff
- Gerader Rücken
- Ellbogen leicht nach innen rotiert
- Kann getauscht werden mit: Langhantel Schulterdrücken (Oberkörper B und Push B)

Kurzhantel Schulterdrücken im Stehen

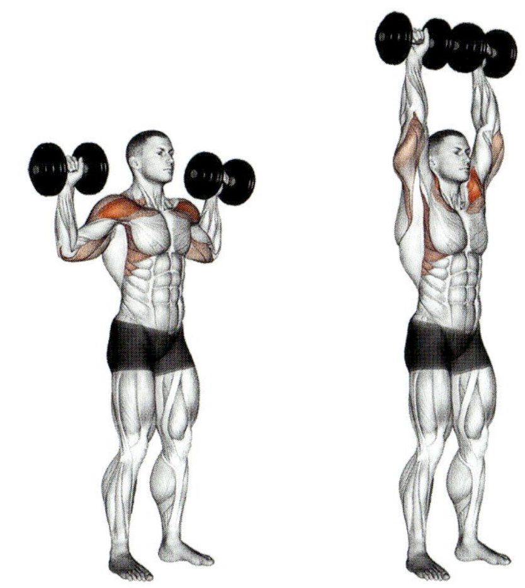

- Fester Stand am Boden
- Etwas mehr als schulterbreiter Griff
- Gerader Rücken
- Ellbogen leicht nach innen rotiert
- Kann getauscht werden mit: Langhantel Schulterdrücken (Oberkörper B und Push B)

Schulterdrücken an der Maschine

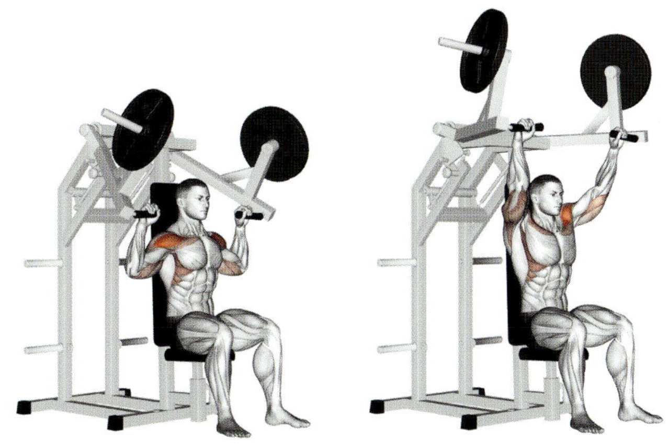

- Fester Stand am Boden
- Etwas mehr als schulterbreiter Griff
- Gerader Rücken
- Ellbogen leicht nach innen rotiert
- Kann getauscht werden mit: Langhantel Schulterdrücken (Oberkörper B und Push B)

Bizeps

Bizepscurls am Kabelzug

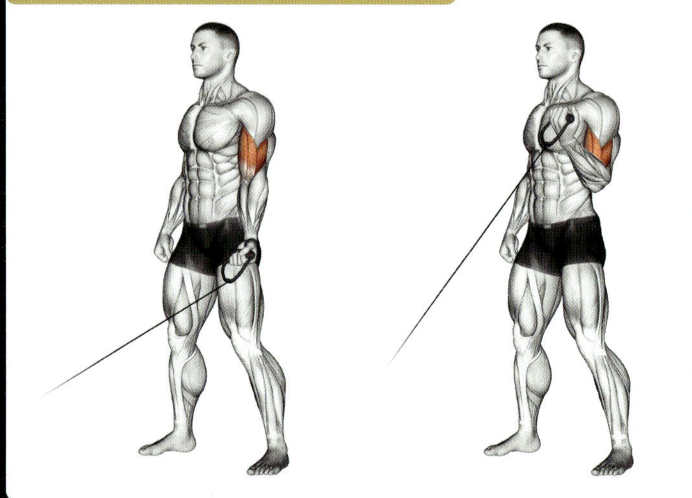

- Arbeite ohne Schwung
- Gerader Rücken
- Oberarme bewegen sich nicht, somit arbeitet nur der Bizeps
- Langsame, negative Wiederholung
- Am obersten Punkt kurz anspannen
- Kann getauscht werden mit allen Bizepsübungen, die NICHT GRÜN markiert sind

Preacher Curls mit Kurzhanteln

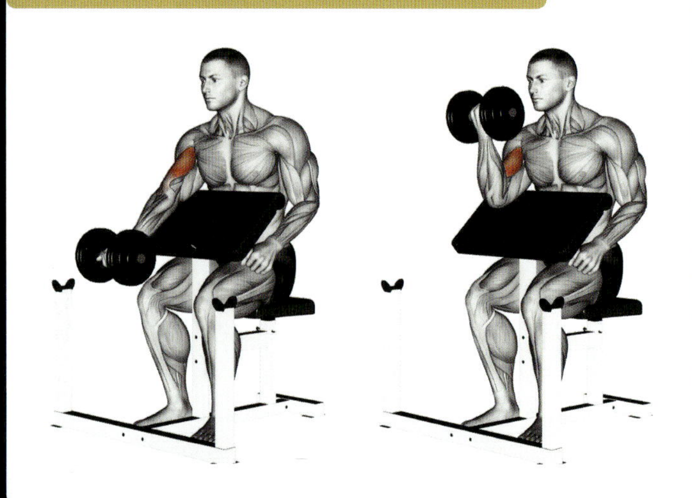

- Arbeite ohne Schwung
- Gerader Rücken
- Oberarme bewegen sich nicht, somit arbeitet nur der Bizeps
- Langsame, negative Wiederholung
- Am obersten Punkt kurz anspannen
- Kann getauscht werden mit allen Bizepsübungen, die NICHT GRÜN markiert sind

Langhantel Curls

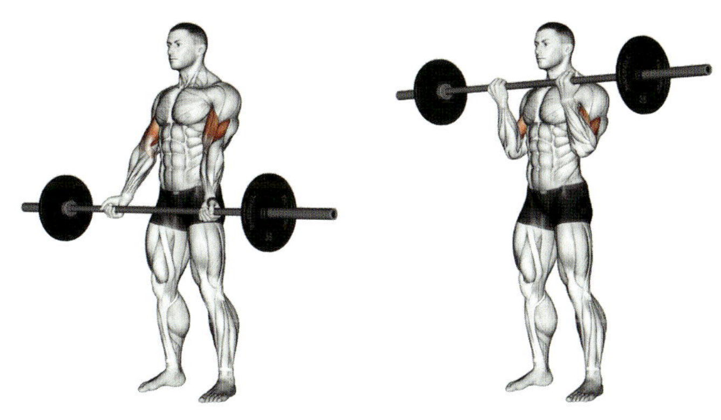

- Arbeite ohne Schwung
- Gerader Rücken
- Oberarme bewegen sich nicht, somit arbeitet nur der Bizeps
- Am obersten Punkt kurz anspannen
- Langsame, negative Wiederholung
- Kann getauscht werden mit allen Bizepsübungen, die NICHT GRÜN markiert sind

Bizepscurls an der Maschine

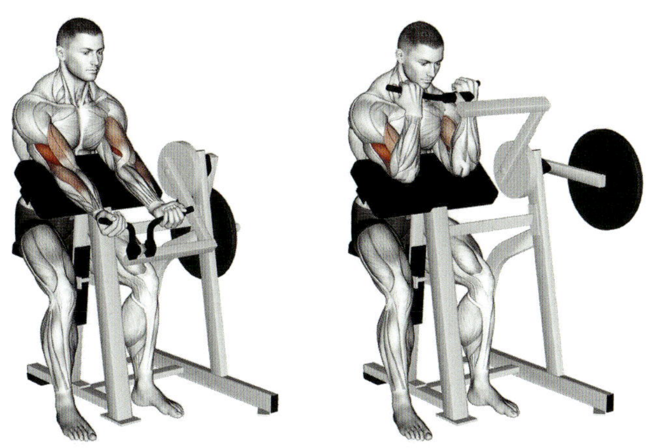

- Arbeite ohne Schwung
- Gerader Rücken
- Schultern hinten halten
- Oberarme bewegen sich nicht, somit arbeitet nur der Bizeps
- Am obersten Punkt kurz anspannen
- Langsame, negative Wiederholung
- Kann getauscht werden mit allen Bizepsübungen, die NICHT GRÜN markiert sind

Trizeps

Trizepsdrücken am Kabel

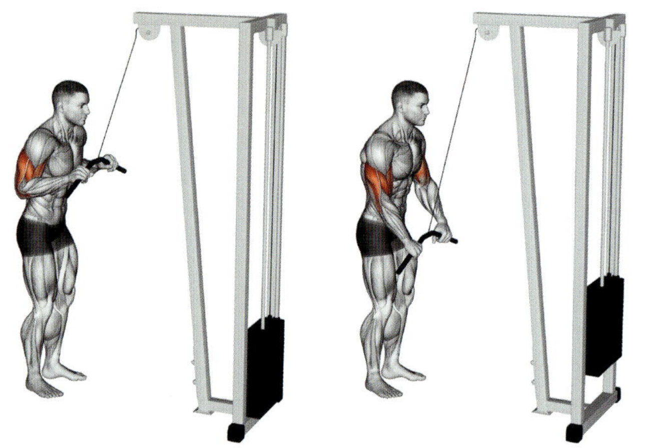

- Oberarme bewegen sich nicht, somit arbeitet nur der Trizeps
- Kontrolliert arbeiten, bei unkontrolliertem Arbeiten kann es zu Verletzungen kommen
- Kann getauscht werden mit allen Trizepsübungen, die NICHT GRÜN markiert sind

Trizepsdrücken einarmig im Untergriff

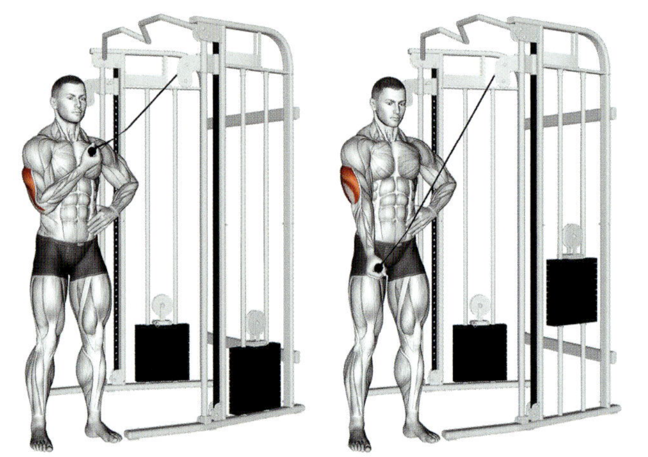

- Oberarm bewegt sich nicht, somit arbeitet nur der Trizeps
- Kontrolliert arbeiten, bei unkontrolliertem Arbeiten kann es zu Verletzungen kommen
- Kann getauscht werden mit allen Trizepsübungen, die NICHT GRÜN markiert sind

Bauch

Crunches am Kabel

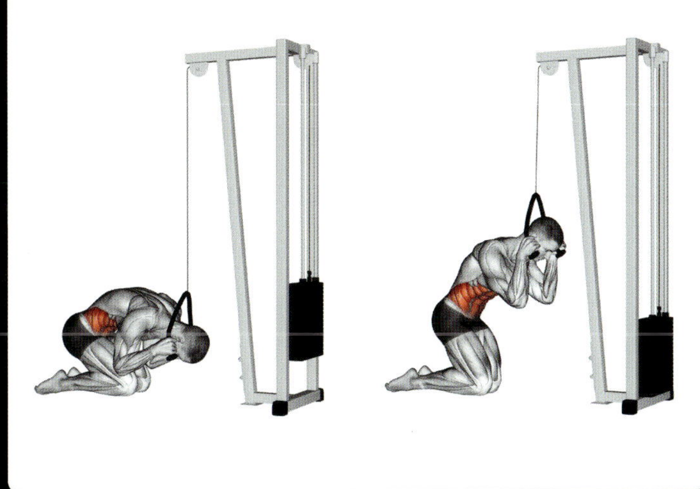

- Das Seil ist immer an der gleichen Position (vor der Brust)
- Oberkörper rollt sich zusammen, sodass sich die Ellbogen in Richtung Knie bewegen
- An der untersten Position kurz anspannen und ausatmen
- Langsame, negative Wiederholung
- Kann getauscht werden mit: Crunches

Crunches an der Maschine

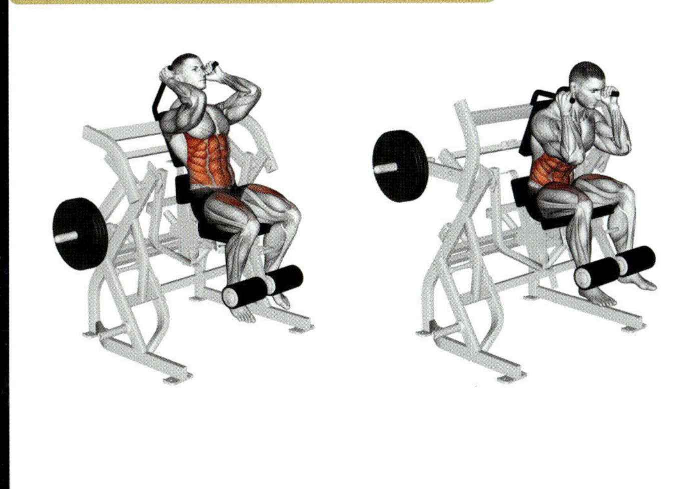

- Oberkörper rollt sich zusammen, sodass sich die Ellbogen in Richtung Knie bewegen
- An der untersten Position kurz anspannen und ausatmen
- Langsame, negative Wiederholung
- Kann getauscht werden mit: Crunches

WARM UP

Wozu dient ein Warm Up?

Wofür sollte man sich vor dem Training aufwärmen? Ein Warm Up zu Beginn des Trainings ist sehr wichtig. Der Körper kommt dadurch auf Betriebstemperatur. Es gibt drei verschiedene Aufwärmphasen, welche gleich erläutert werden.

Der Sinn besteht darin, den Körper auf die anstehende Belastung vorzubereiten. Hier sind die wichtigsten, allgemeinen Vorteile eines Warm Ups:

1. bessere körperliche Leistungsfähigkeit
2. die Verletzungsgefahr nimmt ab
3. bessere Durchblutung der Muskulatur
4. Belastbarkeit des Herz-Kreislauf-Systems und des Bewegungsapparats steigt an
5. passive Strukturen wie Bänder und Gelenkkapseln werden auf die anstehende Belastung vorbereitet
6. mentale Vorbereitung aufs Training

WARM UP bei LEAN&MASSIVE

1. **Allgemeine Aufwärmphase:**

   Vor der Trainingseinheit 10 Minuten langsames Laufen, Radfahren oder Rudern. Hier steigt die Körpertemperatur langsam an und die Durch-blutung steigt. Nicht verausgaben und Kraft verschwenden, das ist hier sehr wichtig.

2. **Gelenksspezifische Aufwärmphase:**

   Nach der allgemeinen Aufwärmphase, in der wir unsere Körpertemperatur erhöht haben, folgen Mobilisationsübungen der Gelenke, wie beispielsweise vorsichtiges Armkreisen. Hier jedes betroffene Gelenk der Einheit (Sprunggelenk, Knie, Hüfte, Wirbelsäule, Schultern, Ellbogen, Handgelenke) gut aufwärmen und mobilisieren.

3. **Übungsspezifische Aufwärmphase:**

   Zu Beginn der 1. Übung jeder Muskelgruppe werden 3 Aufwärmsätze absolviert. Dazu kommen wir nun.

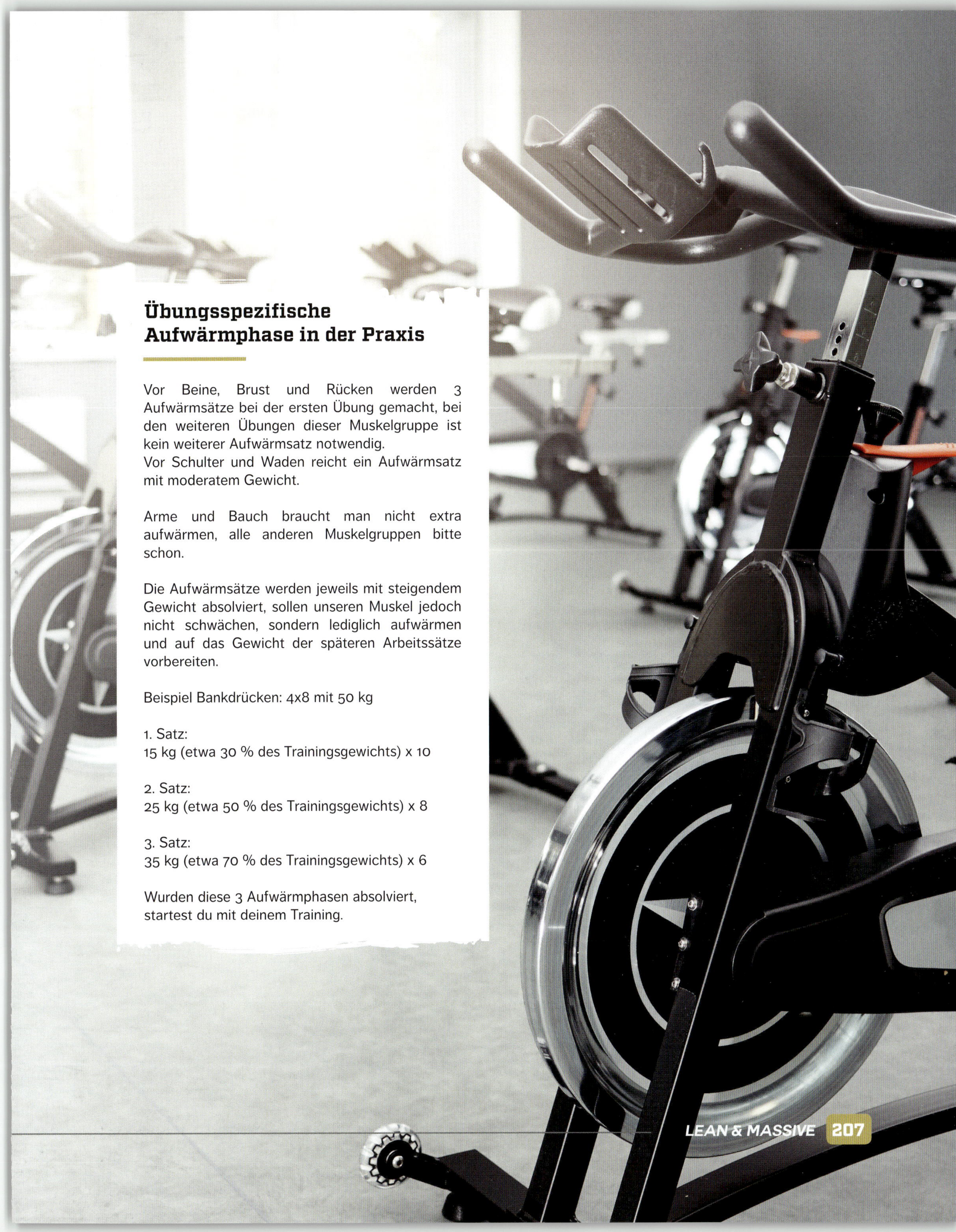

Übungsspezifische Aufwärmphase in der Praxis

Vor Beine, Brust und Rücken werden 3 Aufwärmsätze bei der ersten Übung gemacht, bei den weiteren Übungen dieser Muskelgruppe ist kein weiterer Aufwärmsatz notwendig.
Vor Schulter und Waden reicht ein Aufwärmsatz mit moderatem Gewicht.

Arme und Bauch braucht man nicht extra aufwärmen, alle anderen Muskelgruppen bitte schon.

Die Aufwärmsätze werden jeweils mit steigendem Gewicht absolviert, sollen unseren Muskel jedoch nicht schwächen, sondern lediglich aufwärmen und auf das Gewicht der späteren Arbeitssätze vorbereiten.

Beispiel Bankdrücken: 4x8 mit 50 kg

1. Satz:
15 kg (etwa 30 % des Trainingsgewichts) x 10

2. Satz:
25 kg (etwa 50 % des Trainingsgewichts) x 8

3. Satz:
35 kg (etwa 70 % des Trainingsgewichts) x 6

Wurden diese 3 Aufwärmphasen absolviert, startest du mit deinem Training.

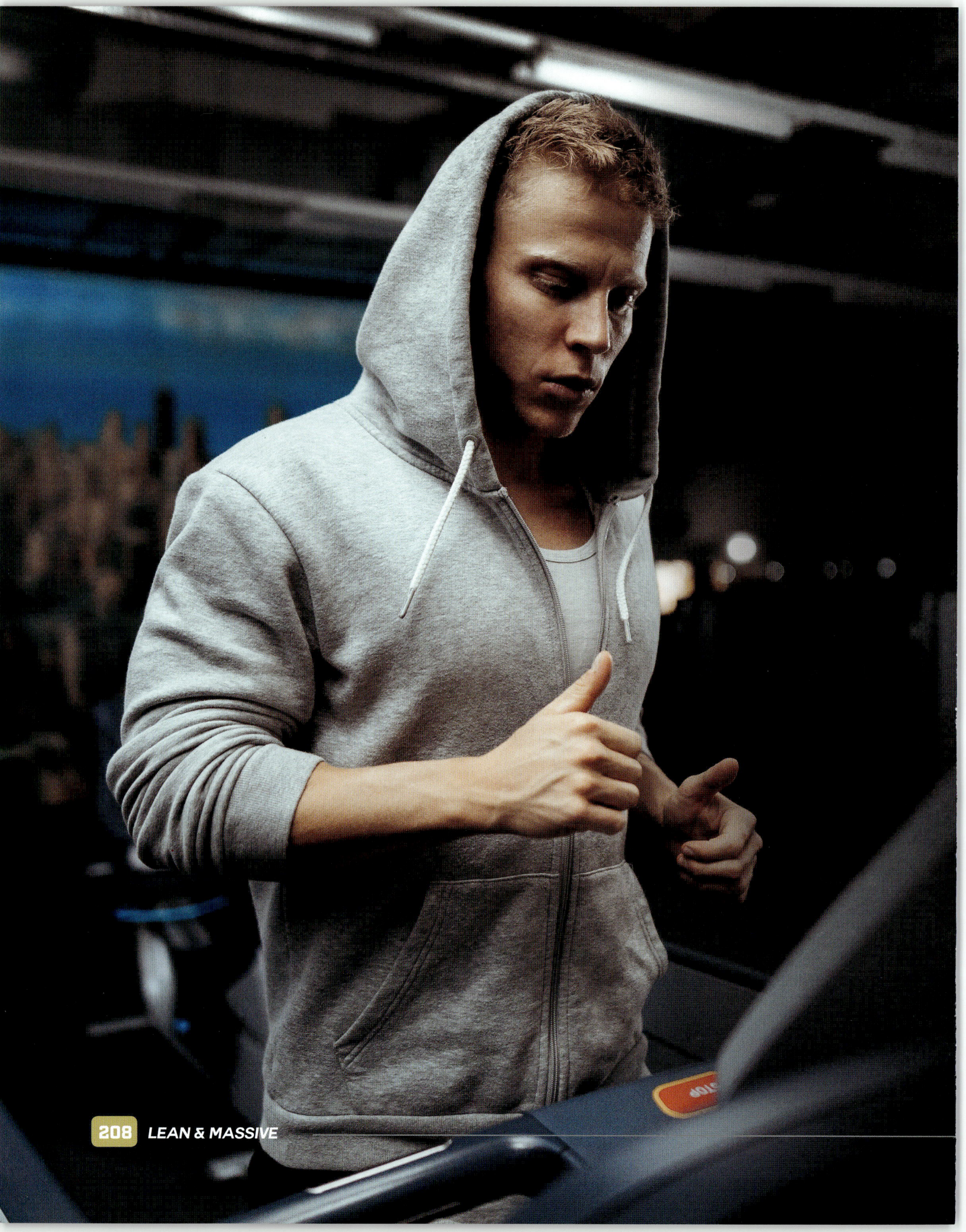

CARDIO-TRAINING

Sollst du Cardio absolvieren?

Diese Frage kann ich so nicht beantworten. Meist wird Cardio in einer Diät absolviert, um noch mehr Kalorien zu verbrennen, somit das Kaloriendefizit zu erhöhen und den Fettabbau zu beschleunigen.

Doch auch in einer Diät ist es nicht unbedingt notwendig. Ich selbst mache fast nie Cardio und komme mit FIT&SHREDDED jedes Mal in eine absolute Topform. Entscheidend ist das Kaloriendefizit am Ende des Tages, und dieses kannst du auch durch deine Ernährung optimal gestalten.

Der häufigste Grund für Cardio ist somit, mehr Kalorien zu verbrennen. Deshalb ist meine Antwort zunächst natürlich ganz klar: Nein, du brauchst kein Cardio bei LEAN&MASSIVE, denn wir müssen nicht Kalorien verbrennen, sondern haben einen Kalorienüberschuss, um Muskeln aufbauen zu können.

Darfst du somit kein Cardio absolvieren?

Doch, klar! Es ist überhaupt nicht falsch, Cardio zu absolvieren, wenn es einen anderen Grund als den soeben genannten hat. Cardio, sprich Ausdauersport, ist enorm gesund für den Körper und hat viele gesundheitliche Vorteile. Beispiele sind dafür unter anderem besserer Schlaf, höhere Stressbewältigung und eine größere Leistungsfähigkeit des Herzens.

Es hat ebenso Vorteile, um generell fit zu bleiben und um eventuell auch im Krafttraining noch mehr Kondition zu haben.

FAZIT

Betreibe gerne Ausdauersport, so wie du das möchtest, denn dieser ist enorm gesund und macht oft auch sehr viel Spaß, wie beispielsweise Fußballspielen oder Radfahren.

Wichtig sind jedoch zwei Punkte:

1. Da wir im Optimalfall bereits 5-6 Trainingseinheiten in der Woche absolvieren, darf das Cardio-Training nicht zu intensiv sein. Dies würde deine Regeneration im Bereich Muskelaufbau definitiv etwas hindern. LEAN&MASSIVE ist jedoch so aufgebaut, dass die Regeneration genau auf unser Trainingssystem ausgelegt ist. Wir wollen somit jegliche Kraft dafür aufheben, um so viel Muskeln wie möglich aufzubauen.

2. Durch zusätzliche Cardio-Einheiten, verbrauchst du zusätzliche Kalorien. Wie du weißt, ist es absolut notwendig, am Ende des Tages einen kleinen Kalorienüberschuss zu haben, um Muskeln aufbauen zu können. Achte somit darauf, wenn du zusätzliche Cardioeinheiten machst, etwas mehr Kalorien zu dir zu nehmen. Wie viel das genau sind, kann ich nicht genau sagen, da ich niemals wissen kann, welche Sportart du machst und wie viel Kalorien du dabei verbrennst. Poste dazu gerne einfach in die Teamgruppe und hol dir von uns allen die Meinung dazu.

Solltest du jedoch beispielsweise jede Woche 1x Cardio machen, wird dies perfekt mit der „Anpassung der Kalorien" aus diesem Programm funktionieren, da du dann jede Woche damit ungefähr gleich viele Kalorien verbrennst.

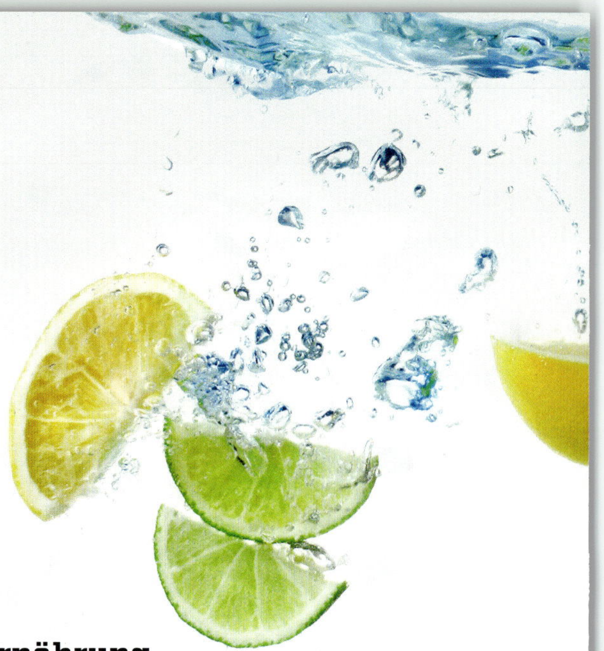

REGENERATION

Ein sehr wichtiger Punkt für maximale Erfolge

Allgemein

Neben Training und Ernährung ist die Regeneration ein sehr wichtiger Punkt für maximale Erfolge.

In der Regenerationsphase erholt sich nicht nur unser zentrales Nervensystem von der Belastung durch das Training, auch unsere Kohlenhydratspeicher in der Muskulatur können sich wieder auffüllen. Genauso erholen sich die Gelenke und andere passiven Strukturen, wie beispielsweise Sehnen, Bänder und Knorpel von der Belastung des Trainings. Bei der Regeneration ist es vor allem wichtig, dass du darauf hörst, was dein Körper dir sagt. Somit bekommst du ein Gefühl dafür, ob du dich ausreichend regenerierst oder nicht.

Jeder Mensch reagiert unterschiedlich auf den Trainingsreiz, somit erholen sich manche schneller und manche langsamer. Achte auf die Signale deines Körpers und du wirst lernen, auch deinen Lebensstil daran anzupassen und dich somit besser zu regenerieren.

Gesunde Ernährung

Gesunde Ernährung hat großen Einfluss auf unsere Regeneration. Durch sie erhält der Körper alle nötigen Bausteine, um sich wieder komplett und so schnell wie möglich zu erneuern. Wie eine gesunde Ernährung genau aussehen soll, hast du bereits erfahren.

Schau, dass du genügend Mikronährstoffe zu dir nimmst, genügend trinkst und dich generell gesund ernährst. Du hast im Ernährungsguide alles Grundlegende erfahren, was zu einer gesunden Ernährung beiträgt.

Guter Schlaf

Wichtig für eine gute Regeneration ist neben der Ernährung natürlich auch ausreichender und erholsamer Schlaf. Achte deshalb darauf, dass du pro Nacht mindestens 6 bis 8 Stunden erholsam schläfst, damit du im Training immer Vollgas geben kannst.

Dauert dein Schlaf weniger als 6 bis 8 Stunden, wird dies deine Regeneration ziemlich sicher negativ beeinflussen und dafür sorgen, dass du vielleicht schlechtere Fortschritte machst.

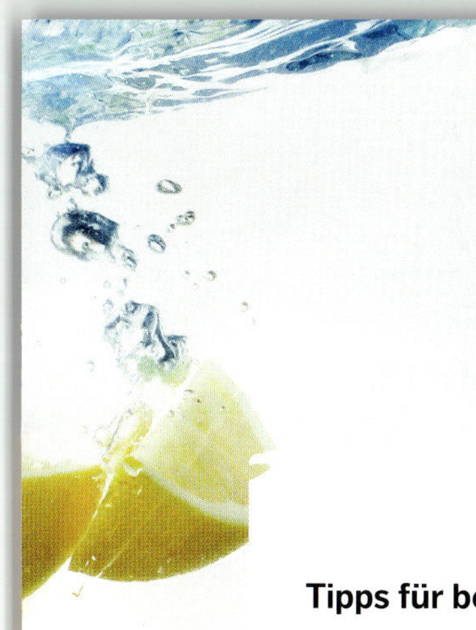

Tipps für besseren Schlaf:

- Esse nicht direkt vor dem Schlafengehen. Dadurch ist dein Körper in der Nacht viel zu sehr mit der Verdauung beschäftigt.

- Dunkel das Zimmer komplett ab! Der Körper besitzt Zellen, die empfindlich auf Licht sind, somit verhindern sie den Hormonausstoß von Melatonin, welches dich müde macht.

- Räume eine Stunde vor dem Schlafengehen dein Handy und deinen Laptop weg. Diese Geräte verhindern wieder die Melatonin-ausschüttung durch „blaues Licht" - dazu im nächsten Punkt mehr. Ein Buch zu lesen, hilft mir persönlich vor dem Einschlafen immer am besten.

- Verwende am Abend die Funktion „Night Shift" für dein Handy, dabei wird dieses „blaue Licht" herausgefiltert.

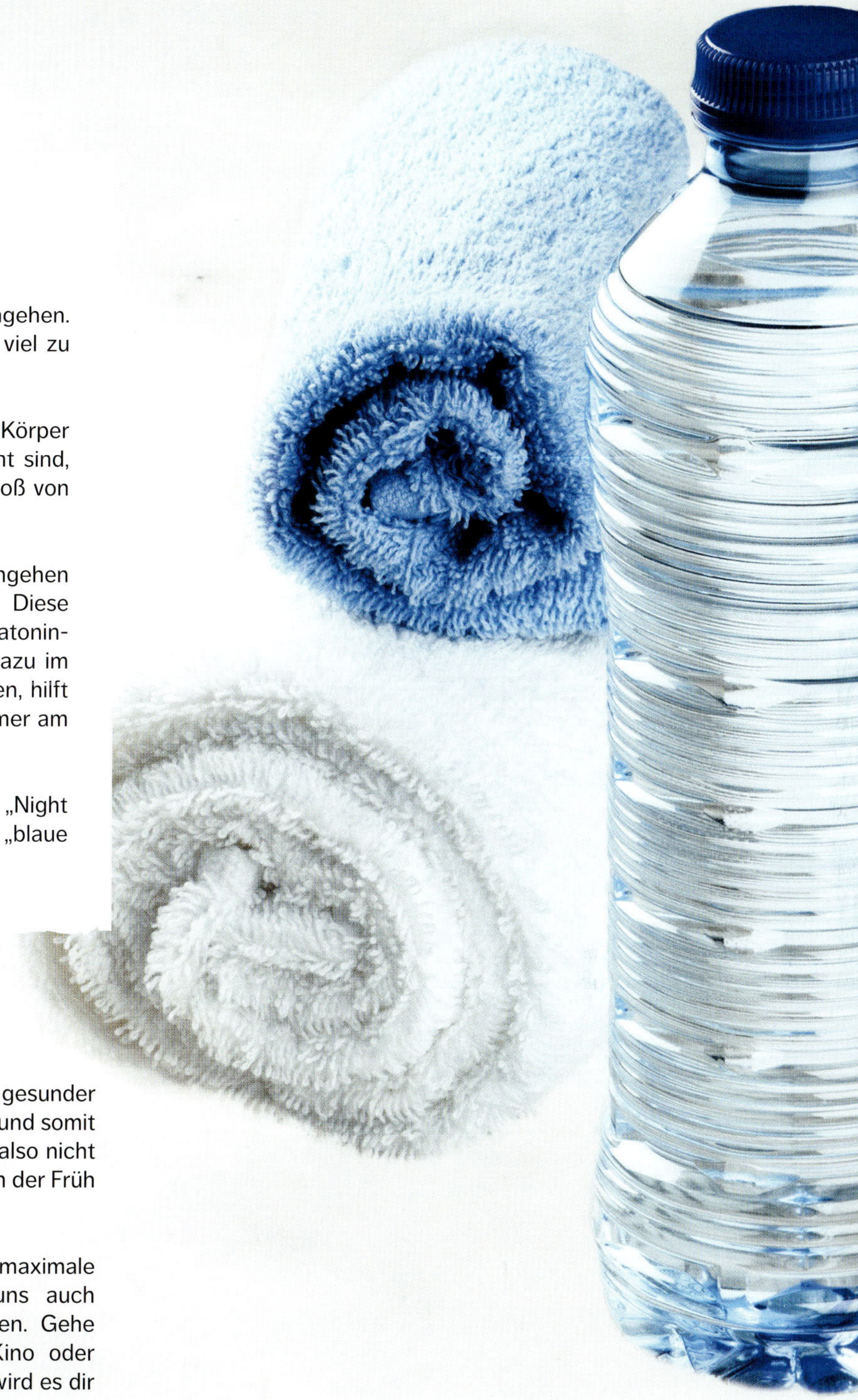

Gesunder Lebensstil

Neben ausreichendem Schlaf ist auch ein gesunder Lebensstil sehr wichtig für deine Regeneration und somit auch für deinen Erfolg im Training. Du solltest also nicht jedes Wochenende Alkohol trinkend bis 5 Uhr in der Früh unterwegs sein.

Wir wollen mit diesem Programm maximale Erfolge erzielen und deshalb sollten wir uns auch dementsprechend verhalten und gesund leben. Gehe lieber in deiner Freizeit mit Freunden ins Kino oder gemütlich eine Kleinigkeit essen. Dein Körper wird es dir danken!

SUPPLEMENTE

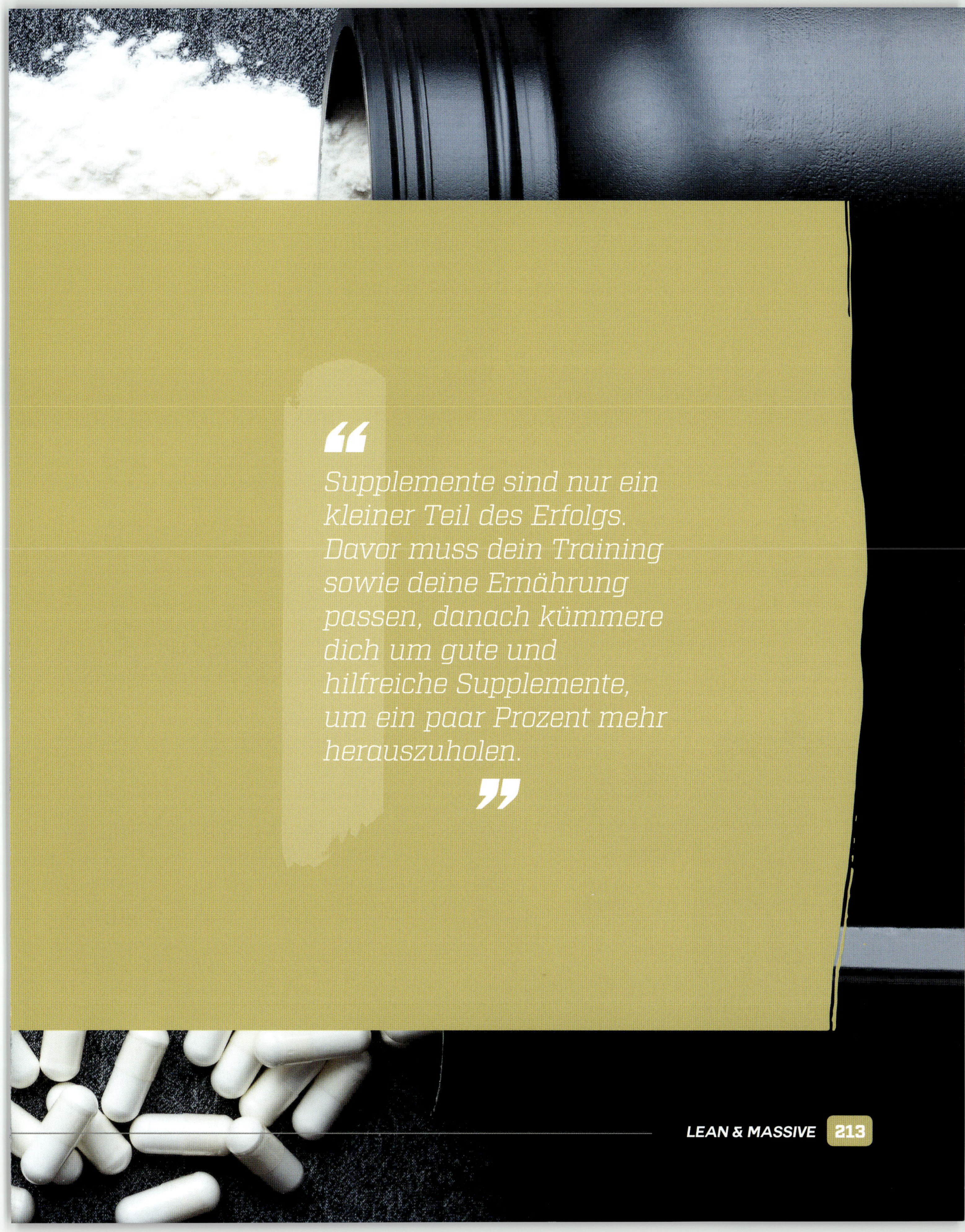

> *„Supplemente sind nur ein kleiner Teil des Erfolgs. Davor muss dein Training sowie deine Ernährung passen, danach kümmere dich um gute und hilfreiche Supplemente, um ein paar Prozent mehr herauszuholen."*

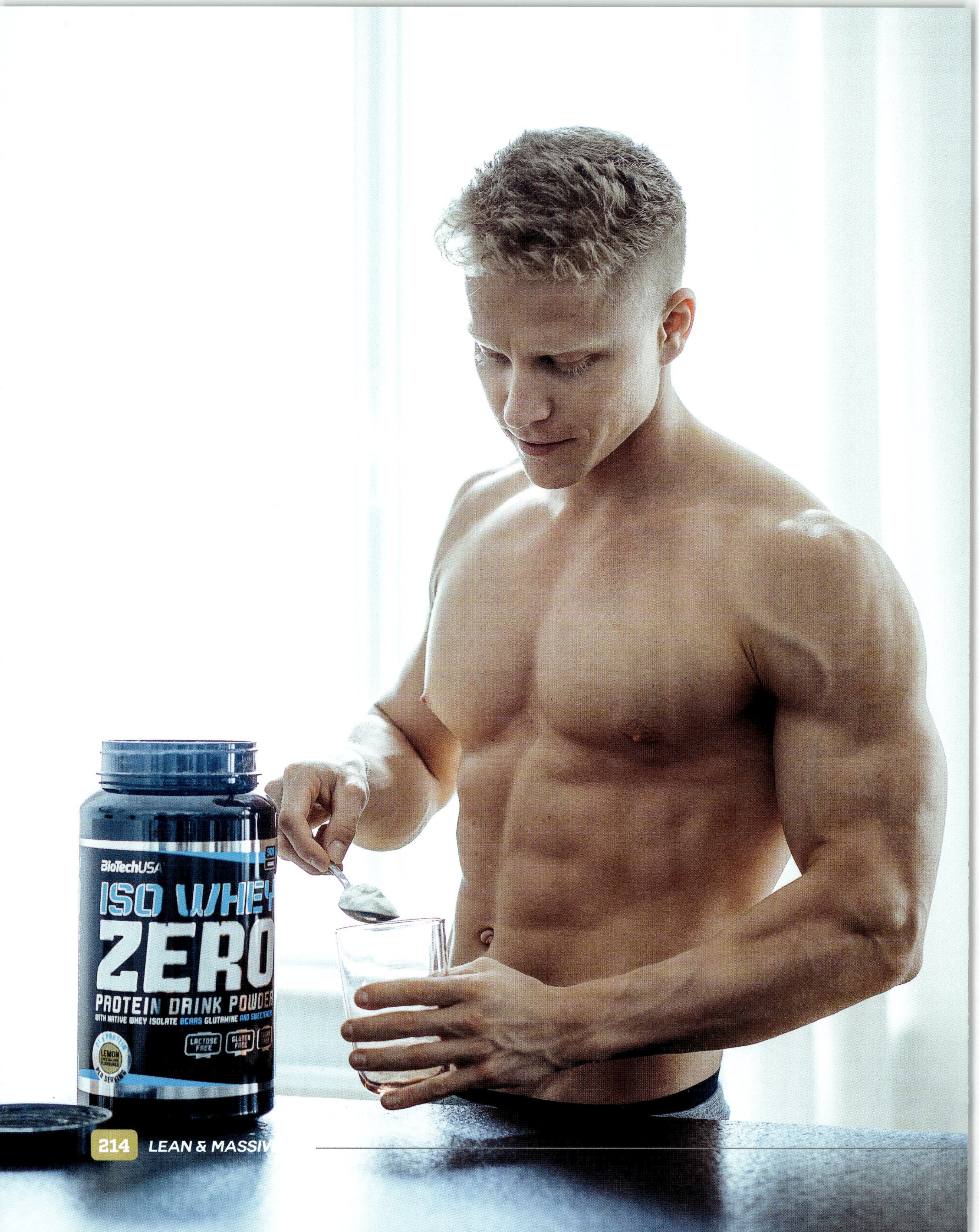
BioTechUSA
ISO WHEY
ZERO
PROTEIN DRINK POWDER
WITH NATIVE WHEY ISOLATE BCAAS GLUTAMINE AND SWEETENER
LACTOSE FREE
GLUTEN FREE
LEMON

SUPPLEMENT RATGEBER

Allgemein

Kein anderes Thema wird in der Fitnessszene so häufig diskutiert wie das Thema „Supplemente“. Jeder Anfänger hört, er müsse Protein-Shakes und Tonnen von irgendwelchen Kapseln zu sich nehmen, um Muskeln aufzubauen. Dass dies komplett falsch ist, erfährt man leider oft erst nach einer gewissen Zeit.

Es gibt jedoch einige sehr gute und auch effektive Supplemente, die dir helfen, schneller an dein Ziel zu kommen und deren Einnahme auch Spaß macht.

Ebenso kannst du einige wichtige Vitamine supplementieren, wenn du zu wenig davon aus der Nahrung aufnimmst, was als Sportler oft vorkommen kann. Möchtest du dies wirklich perfekt machen und wissen, ob du zusätzlich Vitamine supplementieren solltest, würde ich dir empfehlen, dies von einem Arzt testen zu lassen. Somit weißt du genau, ob du einen Vitaminmangel hast und somit ergänzend Vitamine zu dir nehmen solltest.

Nun möchte ich dir einige wichtige Supplemente vorstellen, die ich selbst zu mir nehme und empfehle.

Kreatin

Kreatin ist für mich das beste Supplement, das es gibt. Es gibt meiner Meinung nach kein anderes Supplement, das eine so nützliche Wirkung hat wie dieses. Andere Supplemente können oft durch die Nahrung ersetzt werden, Kreatin kann in ausreichender Menge jedoch nicht wirklich über die Ernährung aufgenommen werden.

In vielen Langzeitstudien wurde eine leistungssteigernde Wirkung bestätigt. Kreatin gibt dir ein paar Prozent mehr Kraft, was wiederum zu schnellerem Muskelaufbau führt. Ungesund oder schädlich ist Kreatin für gesunde Menschen, die davon täglich 3-5 Gramm zu sich nehmen, keine Erkrankung haben und genug Wasser trinken, nicht.

Es wird viel darüber geredet, auch dass es angeblich Wasser unter der Haut ablagert und man somit „schwammig“ aussieht. Dies ist unwahr. Ja, Kreatin zieht zwar Wasser in die Muskulatur, jedoch nicht unter die Haut. Das hat den Vorteil, dass du etwas mehr Kraft aufbaust und womöglich sogar besser aussiehst als ohne Kreatin.

Ich persönlich nehme 3-5 g Kreatin täglich, und zwar Kreatin Monohydrat in Pulverform. Oft steht etwas anderes auf den Packungen, 3-5 g reichen aber vollkommen aus. Der Zeitpunkt der Einnahme ist hierbei egal. Ich mische es meist morgens nach dem Aufstehen mit Wasser oder trinke es in einem Protein-Shake.

Whey Protein

Whey Protein ist sicherlich das bekannteste Supplement, ein sehr schnell verfügbares und zugleich günstiges Protein. Es gibt auch andere Proteinpulver am Markt, wie zum Beispiel Casein.

Muss man unbedingt Protein Shakes trinken, um Erfolge zu erzielen?

Die Antwort auf diese Frage ist ganz klar: Nein. Es ist nicht unbedingt notwendig, Proteinpulver zu sich zu nehmen. Dass Protein enorm wichtig ist, hast du bereits gelernt. Du kannst es jedoch auch sehr gut über die Nahrung aufnehmen, damit dein eigener Proteinbedarf komplett gedeckt wird. Solltest du keine Probleme haben, dein Protein durch die Nahrung zu decken, ist Whey Protein nicht unbedingt nötig.

Trotzdem ist es absolut nicht falsch, Whey Protein zu konsumieren. Es ist eine optimale Proteinquelle, die man jederzeit zu sich nehmen kann, ohne etwas zubereiten zu müssen. Im Alltag ist dies oft wirklich perfekt, weshalb ich es klar empfehle.

Ich selbst trinke meist direkt nach dem Training einen Shake mit etwa 25 g Whey Protein, da ich im Gym meist keine andere Proteinquelle mithabe.

Nebenbei schmeckt es noch extrem gut, wie ein Milchshake - und das zu trinken, macht auch einfach Spaß. Zusätzlich benutze ich es oft bei der Zubereitung von leckeren Fitness Rezepten, die du im SHREDDED KITCHEN sowie im MUSCLE KITCHEN Kochbuch findest.

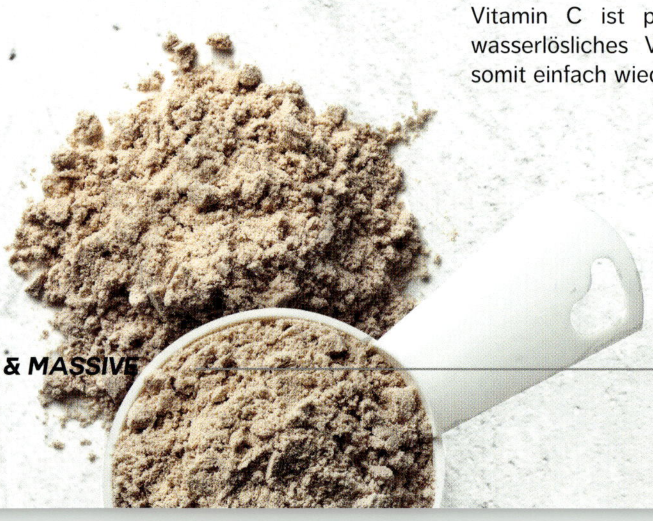

Omega-3-Fettsäuren

Omega-3-Fettsäuren kommen vor allem in fettreichem Meeresfisch vor, aber auch in anderen Lebensmitteln wie Leinöl oder Chia Samen. Da heutzutage die meisten Menschen viel zu wenig Fisch verzehren, nehmen viele von uns suboptimale Mengen an Omega-3-Fettsäuren auf.

Diese haben jedoch zahlreiche positive Wirkungen auf unseren Körper und unsere Gesundheit, beispielsweise können sie möglicherweise die Blutfettwerte verbessern sowie eine entzündungshemmende Wirkung hervorrufen. Aus diesem Grund ist es ratsam, sie zu supplementieren, falls man nicht genügend fettreichen Meeresfisch isst.

Ich persönlich supplementiere täglich etwa 3 g Fischöl Kapseln, um sicher zu gehen, genügend Omega-3-Fettsäuren zu mir zu nehmen.

Vitamin C

Vitamin C ist wohl das bekannteste Vitamin. Es ist sehr wichtig für ein gut funktionierendes und starkes Immunsystem und ist außerdem noch bei vielen anderen Prozessen in unserem Körper beteiligt.

Ob man Vitamin C neben der Nahrungsaufnahme noch supplementieren soll, hängt davon ab, wie viel Obst und Gemüse man isst. Als Sportler nehme ich dennoch täglich etwa 200 mg Vitamin C zusätzlich zu mir, um auf Nummer sicher zu gehen. Eine Überdosierung mit Vitamin C ist praktisch nicht möglich, da es ein wasserlösliches Vitamin ist und alles Überschüssige somit einfach wieder ausgeschieden wird.

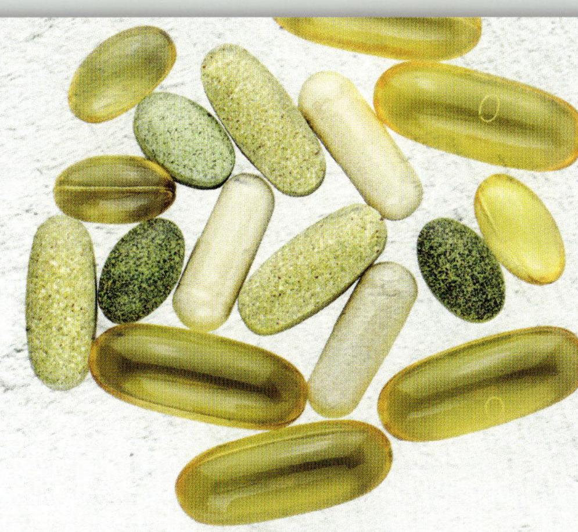

Vitamin K2

Vitamin K2 ist ein fettlösliches Vitamin, somit sollte es gepaart mit Fett verzehrt werden, um eine bessere Aufnahme zu gewährleisten. Vitamin K2 spielt eine Rolle in der Blutgerinnung sowie beim Knochenaufbau und weist ein positive Wirkung für das Herz-Kreislauf-System auf. Besonders gut synergiert es mit Vitamin D3, welches ich ebenfalls empfehle. Solltest du Blutgerinnungshemmer nehmen oder eine andere Erkrankung haben, so supplementiere bitte kein Vitamin K2.

Wie bei allen anderen Vitaminen ist auch hier eine Überprüfung der aktuellen Versorgung sinnvoll, um festzustellen, ob man es supplementieren sollte. Ich persönlich nehme 100 µg von natürlichem Vitamin K2 (MK-7) pro Tag.

Vitamin D3

Vitamin D3 ist ebenfalls ein fettlösliches Vitamin, weshalb es auch in Verbindung mit Fett gegessen werden sollte. Es hat beispielsweise positive Effekte auf die Immun- und Hormonfunktion und hilft, die Stimmung gerade im Winter aufzuhellen.

Wenn man ganz genau wissen möchte, ob man Vitamin D3 supplementieren soll, kann man dies eigentlich nur mit einem Bluttest herausfinden. Ich persönlich nehme jedoch auch ohne Bluttest Vitamin D3 täglich und zwar 2000 IU pro Tag (50 µg). Wenn ich im Sommer viel in der Sonne bin, supplementiere ich kein Vitamin D3. Das ist dann nämlich nicht notwendig, da der Körper durch die Sonneneinstrahlung Vitamin D3 selbst produziert.

Zink

Obwohl eine normale, ausgewogene Ernährung meist genügend Zink liefert, können vor allem Sportler, die viel schwitzen, von einer Supplementierung definitiv profitieren.

Zink gehört zu den lebensnotwendigen Spurenelementen und trägt gemeinsam mit Vitamin C einen großen Anteil zu einem gut funktionierenden Immunsystem bei. Es ist außerdem an der Bildung von Hormonen beteiligt und fördert die Wundheilung. Zink hat mir persönlich auch geholfen, mein Hautbild zu verbessern.

Ein Zinkmangel kann unter anderem Müdigkeit und Antriebsschwäche hervorrufen, ebenso kann es sein, dass man leichter krank wird.

Ich persönlich nehme 15-25 mg Zink täglich. Wichtig ist es, Zink nicht auf nüchternen Magen zu nehmen, sondern zuerst etwas zu essen.

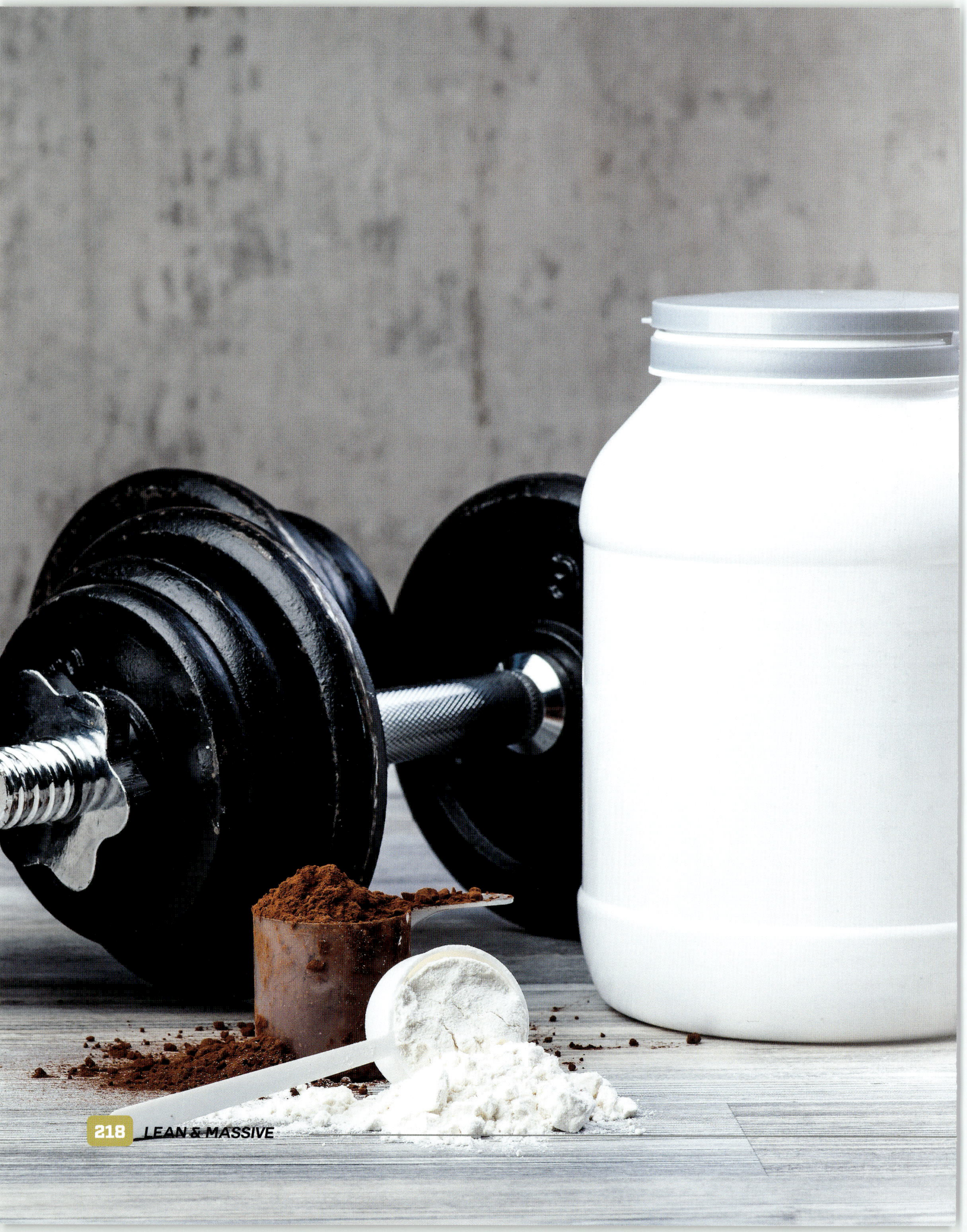

SUPPLEMENTE SPEZIELL **FÜR DEN MUSKELAUFBAU**

Weight Gainer

Ein Weight Gainer ist eine Pulvermischung bestehend aus Protein, Kohlenhydraten und noch weiteren Komponenten, abhängig je nach Hersteller. Das Ziel eines Weight Gainers ist es, durch einen einfachen Shake so viele Kalorien wie möglich zu sich zu nehmen, die vor allem aus Kohlenhydraten und Protein bestehen sollen.

Weight Gainer sollen somit helfen, auf einfache Art und Weise genug Kalorien zu sich zu nehmen um somit am Ende des Tages leichter einen Kalorienüberschuss zu erzielen. Dies ist vor allem dann für Personen vorteilhaft, denen es schwerfällt, die Kalorien über Mahlzeiten zu sich zu nehmen.

Wichtig zu erwähnen ist jedoch, dass ein Weight Gainer nicht automatisch zu einer Gewichtszunahme führt. Dies ist ein Denkfehler, den viele auch in Bezug auf Ernährung machen. Viele denken: „Wenn ich das und das esse, oder diesen Weight Gainer trinke, nehme ich zu". Jedoch geht es, wie du bereits weißt, um die Kalorienbilanz am Ende des Tages, wofür ein Weight Gainer lediglich behilflich sein kann.

Mein Fazit zu einem Weight Gainer ist ganz klar: Für Personen, denen es schwer fällt durch ihre Ernährung am Ende des Tages auf die nötigen Kalorien zu kommen, kann ein Weight Gainer definitiv sehr nützlich sein.

Citrullin Malat

Bei diesem Supplement handelt es sich um eine Aminosäure, welche auch als „Pump-Supplement" bekannt ist. Sie ist unter anderem in den meisten Trainingsboostern enthalten.

Citrullin Malat unterstützt die Synthese von Stickstoffoxid, was zu einem verbesserten Blutfluss und somit zu einer verbesserten Nährstoffversorgung in der Muskulatur führt. Dadurch haben wir ebenso einen besseren „Pump" im Training, wie bei den meisten Trainingsboostern.

Es gibt auch andere Aminosäuren, die ebenfalls eine verbesserte Durchblutung der Muskulatur und somit einen verbesserten „Pump" im Training erzeugen, wie beispielsweise L-Arginin. Ich persönlich verwende aber immer Citrullin Malat, da ich die Wirkung etwas besser finde.

Maltodextrin

Maltodextrin ist ein Kohlenhydratgemisch, das aus Stärke hergestellt wird, meist aus Maisstärke. Es besteht übrigens nur aus Kohlenhydraten, nicht aus Protein oder anderen Komponenten, wie beispielsweise ein Weight Gainer. Maltodextrin ist deshalb beliebt, da es im Gegensatz zu anderen Kohlenhydratmischungen langsamer resobiert wird und der Blutzuckerspiegel somit langsamer steigt, als beispielsweise bei Dextrose.

Es ist relativ geschmacksneutral und nicht so süß, wie ein anderer Zucker. Es kann wie ein Weight Gainer helfen, genügend Kalorien zu sich zu nehmen, wenn man nicht genug essen kann.

Welche Supplemente helfen dir noch, deine Ziele zu erreichen?

Es gibt noch einige andere Supplemente, die ich dir empfehlen kann und die dir vielleicht helfen, ein paar Prozent mehr Erfolge zu erzielen.

Koffein

Koffein, wie es auch in Kaffee oder grünem Tee vorkommt, ist vor dem Training ein sehr guter „Booster", um richtig wach zu werden und motiviert ins Training zu starten.

Du musst kein Koffein zu dir nehmen, um gut trainieren zu können. Ich persönlich kann es aber definitiv empfehlen, um einen guten Fokus im Training zu haben. Ich trinke entweder 1-2 Tassen schwarzen Kaffee, oder supplementiere zum Beispiel 100-200 mg Koffein eine halbe Stunde vor dem Training, beispielsweise in Form eines Trainingsboosters. Falls du noch nie Koffein konsumiert hast, solltest du vorerst mit einer sehr geringen Dosis anfangen und die Einnahme dann eventuell noch steigern.

Trainingsbooster

Trainingsbooster gehören definitiv zu den meist diskutierten, geliebten, aber auch gehassten Themen im Fitnessbereich. Viele können ohne Booster gar nicht mehr ins Gym gehen, andere verabscheuen sie, da sie der Meinung sind, sie seien wirklich ungesund. Doch was stimmt nun?

Trainingsbooster sind eine Mischung aus bestimmten Stimulanzien, Aminosäuren und anderen Supplementen. Inhaltsstoffe sind meist Koffein, Kreatin, Beta Alanin, BCAA's, Citrullin, etc. Man kann dadurch einen besseren Fokus sowie einen besseren „Pump" im Training haben, sprich eine Verbesserung der Durchblutung der Muskulatur.

Es kommt bei diesem Thema sehr darauf an, welchen Booster man verwendet. In der Tat gibt es wirklich welche, die alles andere als gesund sind. Vor allem in den USA findet man Booster mit bestimmten Inhaltsstoffen, die in Europa sogar verboten sind und als „Droge" bzw. Dopingmittel gelten. Davon solltest du auf jeden Fall die Finger lassen.

Es gibt jedoch Booster, die eine sehr gute Zusammensetzung sowie Dosierung haben und dir helfen, im Training noch mehr Leistung zu bringen.

Ich persönlich verwende ebenfalls oft einen Booster, um im Training 110% zu geben und den perfekten Fokus zu haben. Vor allem nach einem anstrengenden Tag ist das oft wirklich super. Falls du einen Booster verwendest, empfehle ich dir, zunächst mit einer halben Portion zu beginnen und diese dann bei Bedarf zu erhöhen.

Sind Supplemente notwendig für den Erfolg?

Grundsätzlich ist zu bemerken, dass Supplemente keine Wundermittel sind. Erfolge entstehen durch Disziplin in Bezug auf Training und Ernährung. Zusätzlich können Supplemente dir jedoch helfen, ein wenig erfolgreicher zu sein.

Einerseits gibt es wie bereits beschrieben Produkte wie Kreatin, die deine Leistung etwas erhöhen können, andererseits sind Supplemente wie Whey Protein in meiner Ernährung kaum noch wegzudenken. Dadurch kann ich meine Ernährung noch besser optimieren, Fitness Rezepte kreieren und einen leckeren Shake trinken, der beispielsweise nach Schokolade schmeckt.

Zusätzlich hast du eben auch gelernt, dass viele Supplemente sehr gut für deine Gesundheit sowie deine Fitness sein können, wie beispielsweise Omega-3-Fettsäuren oder Vitamin D3. Und denk' daran: Gesundheit ist eines der wichtigsten Dinge im Leben, darauf sollten wir wirklich achten.

Es macht auch einfach Spaß, bestimmte Nahrungsergänzungsmittel zu sich zu nehmen und dadurch noch mehr Power und Spaß im Training zu haben. Auch Produkte wie Proteinriegel finde ich einfach gut, da man damit etwas Schokoladiges essen kann, was jedoch fast nur aus Protein besteht. Und du weißt: Spaß ist für mich einer der wichtigsten Faktoren.

Hiermit habe ich dir nun die wichtigsten Supplemente erklärt, die du definitiv auch bei LEAN&MASSIVE verwenden kannst. Es gibt natürlich noch weit viel mehr, die du zu dir nehmen kannst, wie beispielsweise auch Mineralien, welche ich aber nicht generell empfehlen möchte, da hier eine Supplementierung sehr von der Ernährung abhängt.

Wenn du Fragen zu Supplementen hast, poste diese einfach in die Teamgruppe. Hier helfen dir bestimmt viele Mitglieder mit ihrer Erfahrung weiter und können dir bestimmte Supplemente empfehlen.

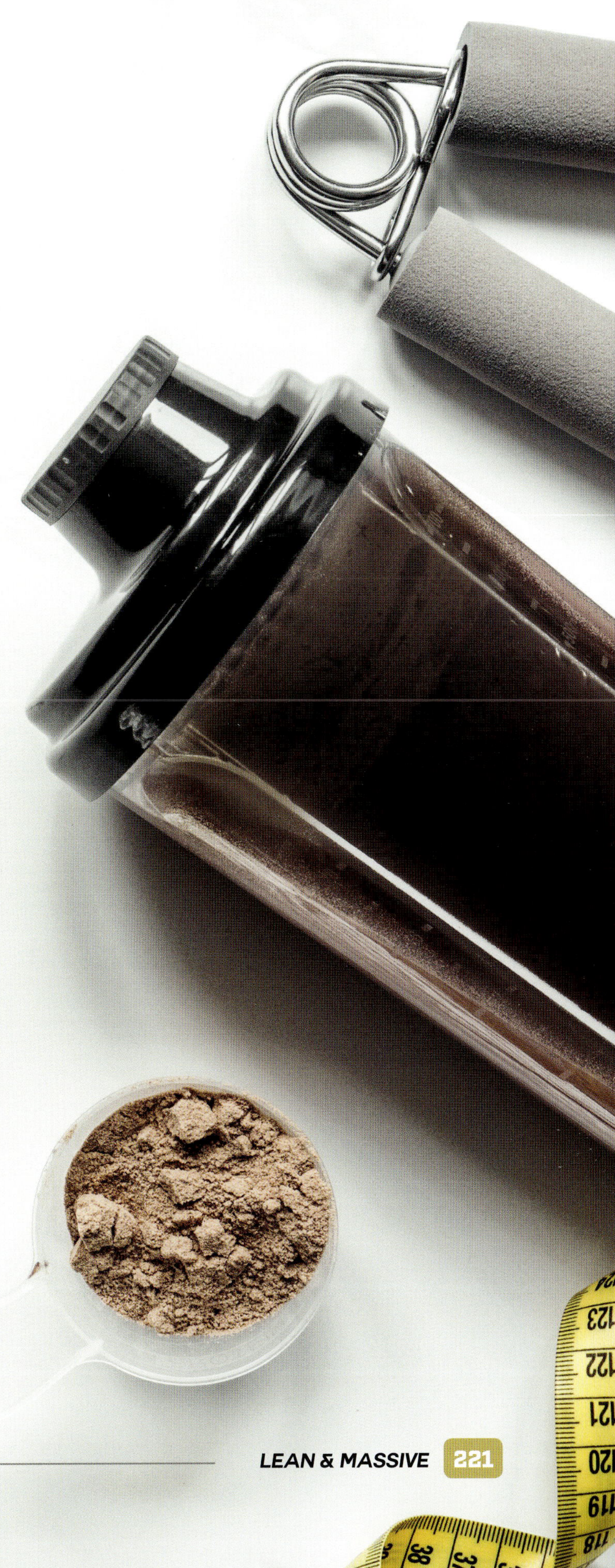

MOTIVATION

Wie kannst du dich selbst motivieren, immer 110% zu geben?

Mentale Einstellung

Du hast dich bereits für LEAN&MASSIVE entschieden, was bedeutet, dass du definitiv etwas ändern möchtest. Egal, ob du ein fortgeschrittener Athlet bist und einfach einen sauberen Muskelaufbau starten möchtest, oder ob du Anfänger bist und dein Leben komplett verändern willst.

Sollte es trotzdem eine Phase geben, in der dir die Motivation etwas fehlt, ist dies nicht schlimm. Das gibt es bei allen Menschen und in jedem Bereich unseres Lebens. Wichtig ist nur, dass du das so schnell wie möglich abhakst, wieder „aufstehst" und verdammt nochmal Vollgas gibst. Erinnere dich immer daran, wieso du mit LEAN&MASSIVE begonnen hast. Erinnere dich daran, dass du das Beste aus dir herausholen willst und hinter dir ein großes Team hast, das genauso wie du sein Ziel erreichen möchte.

Diese mentale Einstellung ist das Wichtigste und ohne sie wird man nicht erfolgreich werden. Dies gilt in allen Bereichen des Lebens. Körper und Psyche hängen sehr stark zusammen, mehr als viele Leute denken. Mir war es ein großes Anliegen, dies auch bei diesem Programm einzubauen, da es für mich - wie gesagt - ein großer Teil des Erfolges ist. Folgende Bereiche kann ich dir zusätzlich auch ans Herz legen, falls du einen neuen Motivationsschub brauchst:

Videos, die dich motivieren

Ein Hauptgrund, wieso ich meinen YouTube Channel habe ist, dass ich dadurch enorm viele Menschen motivieren kann. Das meiste Feedback, das ich bekomme, ist: „Durch deine Videos bekomme ich richtige Motivation. Danke dafür."

Schau dir Videos an, die dich motivieren und inspirieren. Egal, ob das Trainingsvideos sind, bei denen du einfach nur noch ins Gym fahren möchtest, oder ob es Motivationsvideos sind, bei denen ich meine Gedanken über Ziele, Visionen oder generell über das Leben teile.

Mein großes Anliegen ist es, neben perfekten Trainingsvideos und Videos über Ernährung, auch ganz andere Videos zu machen, die Menschen motivieren. Nämlich solche, wo es darum geht, im Leben alles zu geben, etwas zu erreichen, etwas Großartiges zu leisten, etwas durchzuziehen und nicht auf Neider zu hören. Diese Message nach außen zu tragen, ist mir enorm wichtig.

Verfolge meine YouTube Videos und ich bin mir sicher, ich werde dich noch einmal ein großes Stück mehr motivieren. Ich freue mich, dich auf YouTube zu sehen, über einen Kommentar von dir oder vielleicht einfach ein positives Feedback von dir zu bekommen.

Mein YouTube Channel: „David Lengauer"

Halte dir dein Ziel vor Augen!

Stelle dir bereits im Kopf vor, wie es wäre, wenn du 6-9 Monate erfolgreich mit LEAN&MASSIV gearbeitet hast, stärker als je zuvor bist und einiges an saubere Muskulatur aufgebaut hast. Stelle dir vor, wie du aussiehst und stolz auf dich selbst bist.

Diese Vorstellung ist sehr wichtig, denn alles beginnt im Kopf. Es muss für dich unvorstellbar werden, dieses Ziel nicht zu erreichen. Halte es dir somit vor Augen, fokussiere dich darauf und setze es um - mit 110% Leidenschaft und Energie.

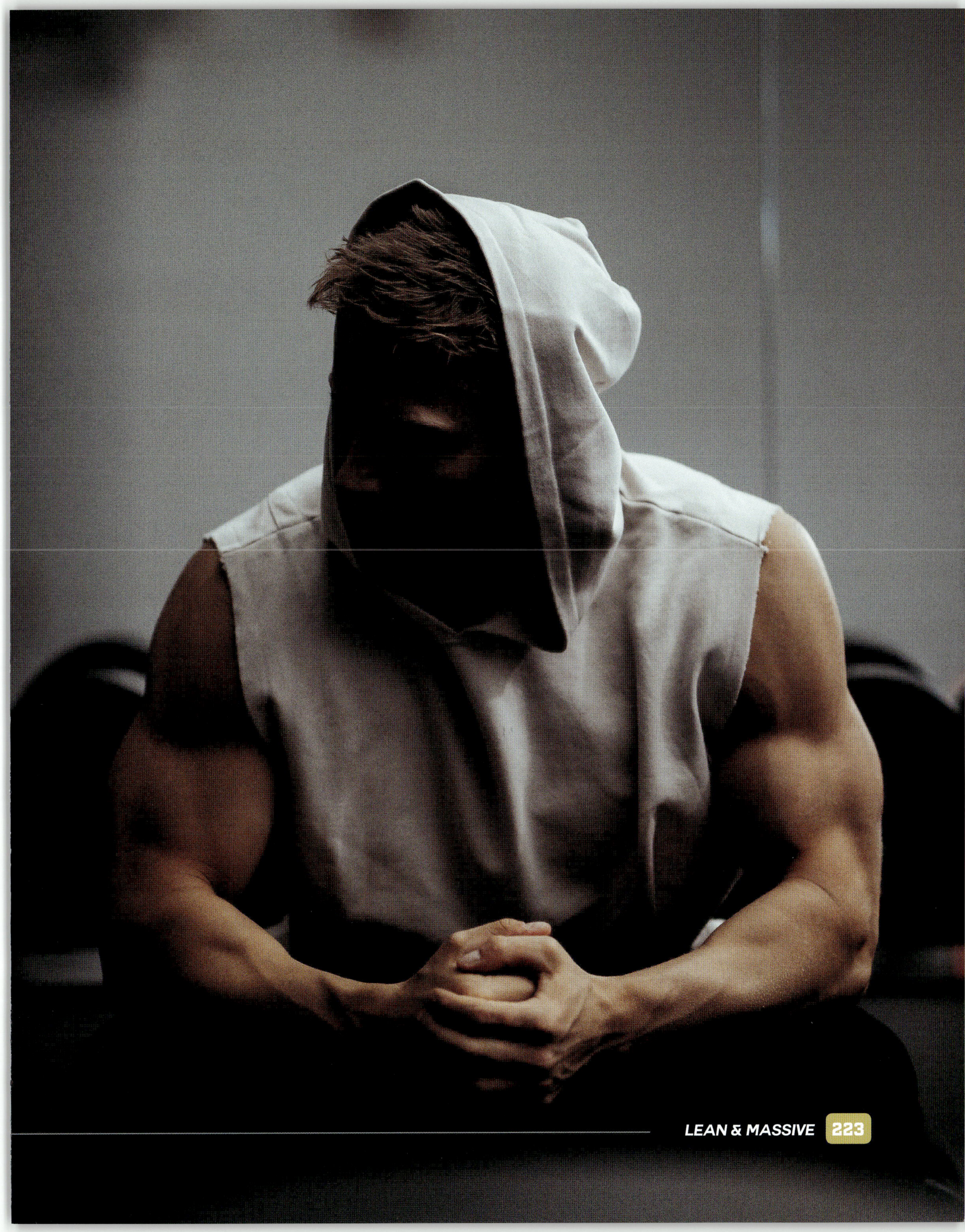

UNSERE **MISSION**

Viele Menschen denken immer nur daran, was sie selbst schaffen und erreichen möchten. Das ist auch wichtig und gut so, doch nur die wenigsten wissen, dass man dabei selbst einen sehr wichtigen Auftrag hat, den man meiner Meinung nach erfüllen muss:

„Wenn man im Leben etwas schafft, ist es unsere Aufgabe, auch anderen dabei zu helfen, etwas zu schaffen. Das ist unsere Mission."

Du hast den Schritt gewagt und bist Teil unseres Teams geworden. Spätestens mit diesem Programm hast du begonnen dich zu verändern, gesund zu leben, dich gut zu ernähren und einen positiven Lebensstil zu pflegen. Du weißt jetzt, wie wichtig das für dich ist, und dass es genauso für jeden anderen Menschen bedeutend wäre. Dies müssen wir nun nach außen tragen, gemeinsam diese Message verbreiten und andere motivieren, es auch zu tun.

Wir müssen beweisen, was möglich ist, wenn man sich gesund ernährt, Sport betreibt und konsequent etwas mit Hilfe eines Planes durchzieht. Wir wollen anderen zeigen, was man Großes erreichen kann, wenn man im Team gemeinsam an einem Ziel arbeitet, dass gesunde Ernährung richtig lecker sein kann und es unglaublichen Spaß macht, diesen Lebensstil zu pflegen.

Wichtig ist es, anderen zu vermitteln, wie toll es sich anfühlt, wenn man sich positiv verändert, Selbstbewusstsein aufbaut, gut aussieht und etwas erreicht. Ihnen klar zu machen, dass sie genau dieselbe Chance haben wie du. Sie zu motivieren und zu inspirieren, ist unsere Aufgabe, unsere Mission. Bitte merk' dir das!

Vielleicht wurdest du selbst auch inspiriert, mit LEAN&MASSIVE oder FIT&SHREDDED zu starten, weil du andere Ergebnisse aus dem Team gesehen hast und diese dir gezeigt haben, was möglich ist. Aber was wäre, wenn diese Personen keine Fotos gemacht und dich nicht animiert hätten, selbst zu starten? Oder dir niemand von dem jeweiligen Programm erzählt hätte? Vielleicht hättest du dann nicht diesen Schritt gewagt, der extrem viel für dich in der Zukunft bedeuten wird.

Dazu kommt: Wenn du andere motivierst und ihnen zeigst, was möglich ist, wirst DU SELBST auch noch erfolgreicher und besser. Das stärkt enorm dein eigenes Selbstbewusstsein, weil du anderen Menschen hilfst, ihre Ziele zu erreichen.

Ich persönlich mache in meinem Leben genau das. Meine Aufgabe ist es seit Jahren, andere zu motivieren und für mich gibt es nichts Schöneres. Das ist meine Mission und meine Aufgabe geworden, die ich mein ganzes Leben verfolgen werde. Und glaube mir: Es ist das Beste, was es gibt.

Starte auch du damit! Motiviere andere, etwas zu ändern und wie du diesen Schritt zu machen. Motiviere sie, in unser Team zu kommen. Zeige, was wir hier schaffen, wie wir zusammenhalten und welche Erfolgsgeschichten wir vorweisen können. Egal, ob durch Social Media, oder persönlich. Gemeinsam sind wir noch stärker und können sehr viel erreichen. Verbreite diese Message und trage dazu bei, dass wir das größte und beste Fitness Team werden. Zeigen wir gemeinsam den Menschen, wer wir sind!

#ONETEAM

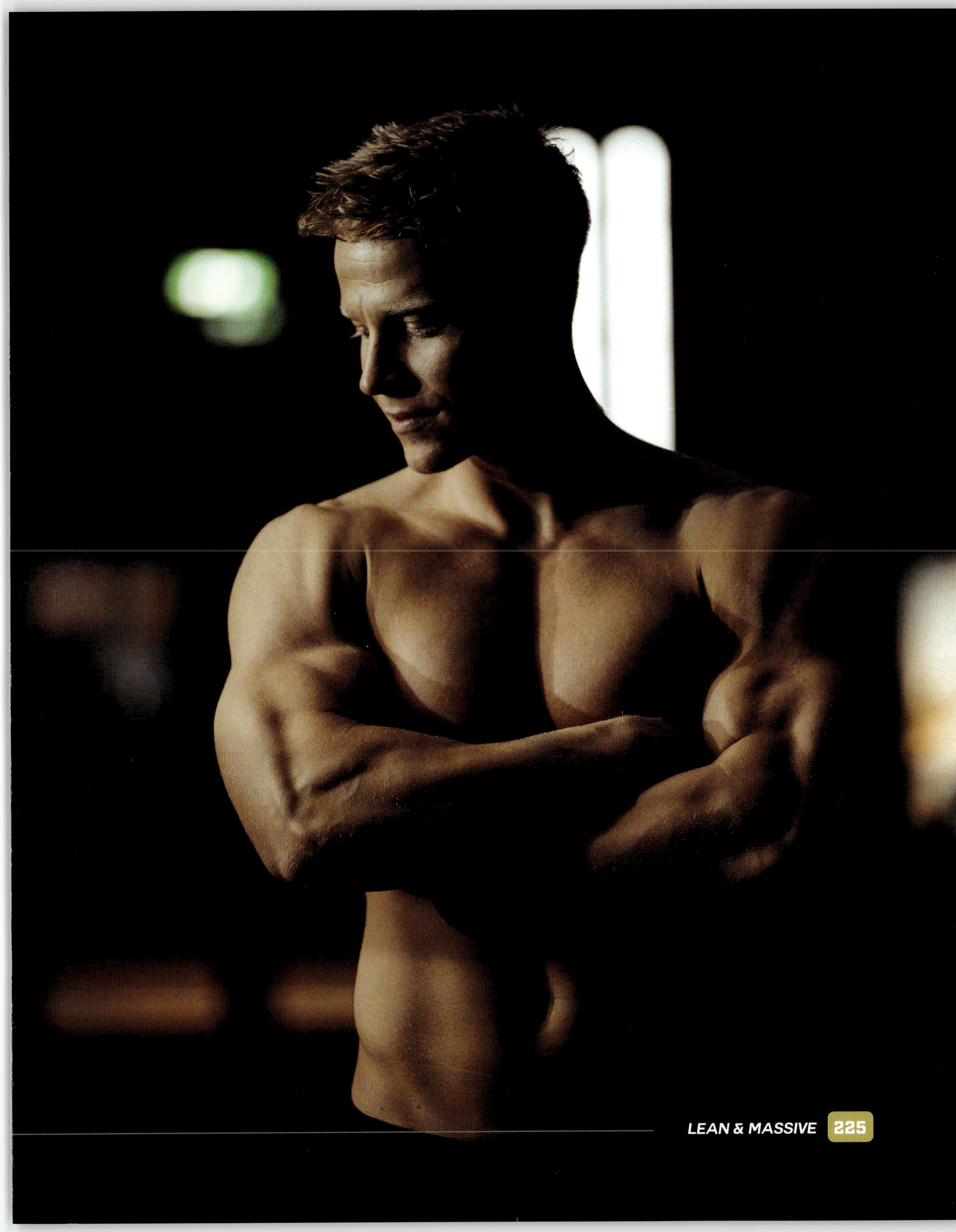

ZUSATZ: HOME-TRAININGSPLAN

Gym oder Home

Wenn man mit seiner Fitness weiterkommen möchte, muss ganz klar gesagt werden, dass die Trainingsreize zu Hause definitiv geringer sind und es nach einer gewissen Zeit wichtig ist, ins Fitnessstudio zu gehen, um den nächsten Schritt zu machen, außer man hat zu Hause fast schon ein kleines Fitnessstudio eingerichtet.

Das Potential im Fitnessstudio ist einfach viel größer. Man kann weitaus mehr Muskelreize setzen, viel mehr Übungen absolvieren und wesentlich mehr Gewicht bewegen, als wenn man zu Hause mit zwei Kurzhanteln trainiert. Um es auf den Punkt zu bringen: Möchte man diesen Sport auf einem gewissen Level ausführen und nicht nur fit werden, ist meiner Meinung nach das Training im Fitnessstudio zumindest nach einer gewissen Anfangszeit absolut notwendig. Dies empfehle ich dir auch ganz klar, falls du mit dem HOME-Trainingsplan startest und nach einer gewissen Zeit den nächsten Schritt machen möchtest.

Außerdem muss ich ganz deutlich sagen: Mir persönlich und auch vielen anderen Teammitgliedern, macht das Training im Fitnessstudio viel mehr Spaß. Und Spaß ist definitiv einer der wichtigsten Punkte. Man kann viel mehr Übungen absolvieren, hat oft eine andere Motivation und lernt neue Leute kennen.

HOME-Training bei LEAN&MASSIVE

LEAN&MASSIVE ist nicht dafür gedacht, zu Hause zu trainieren. Der Grund dafür ist, dass dies ein Programm für den maximalen Muskelaufbau ist und die Trainingsreize zu Hause sehr schnell zu gering werden. Wenn du ein totaler Anfänger bist und wirklich noch nie Krafttraining gemacht hast, könntest du zu Beginn den HOME-Trainingsplan zu Hause absolvieren, das ist völlig in Ordnung.

Jedoch sollte dies nicht lange der Fall sein. Spätestens nach 1-2 Monaten würde ich dir unbedingt raten, das Training genau nach unserem Trainingssystem zu absolvieren - und zwar im Fitnessstudio. Nur damit wirst du maximale Muskelreize setzen und somit so viel Muskulatur wie möglich aufbauen können.

Der Trainingssplit beim HOME-Trainingsplan ist ein Ganzkörperplan, kurz genannt: GK.

Bei jedem Training wird der komplette Körper trainiert. Dies hat den Sinn, dass wir eine sehr hohe Trainingsfrequenz haben, sprich, dass wir jeden Muskel 3-6 Mal pro Woche trainieren. Das wiederum bringt viel mehr Erfolge, als den Muskel nur beispielsweise einmal pro Woche zu Hause zu trainieren.

Um diesen Trainingsplan zuhause ausführen zu können, benötigst du kein Equipment, außer 2 Kurzhanteln mit ein paar Gewichtsscheiben, sprich ein Kurzhantelset. Darauf haben wir beim HOME-Trainingsplan geachtet, damit dies wirklich jeder durchführen kann.

Ein Kurzhantelset gibt es mittlerweile in jedem Sportgeschäft und auch online zu kaufen. Wenn du hier genauere Fragen hast, poste einfach in die Teamgruppe.

Beim HOME-Trainingsplan gibt es 3-6 Einheiten in der Woche. In der Praxis sieht dies z. B. so aus:

Montag: Training

Dienstag: Training

Mittwoch: Pause

Donnerstag: Training

Freitag: Training

Samstag: Pause

Sonntag: Training

Ob du nun drei oder sechs Mal trainierst, bleibt dir überlassen. Beim Home-Training wird sich dein Körper nach einer gewissen Zeit sicher schnell an die Belastung gewöhnen, sodass du auch an mehreren Tagen direkt hintereinander trainieren kannst.

Ich persönlich empfehle dir, das Training so oft wie möglich zu absolvieren, hier gibt es keine optimale Anzahl an Einheiten.

Trainiere jedoch mindestens 3 Mal pro Woche, falls du aus beruflichen oder privaten Umständen nicht öfter kannst.

Home

	Übung	Sätze	Wiederholungen
1	**Kniebeugen**	3	12
2	**Ausfallschritte**	3	12
3	**Liegestütze**	3	15
4	**Kurzhantel Rudern**	3 pro Seite	12
5	**Kurzhantel Schulterdrücken**	2	12
6	**Seitheben**	2	12
7	**Nackenheben**	2	12
8	**Bizepscurls**	3	12
9	**Trizepsstrecken einarmig**	3 pro Arm	12
10	**Crunches**	3	15-20

Kniebeugen

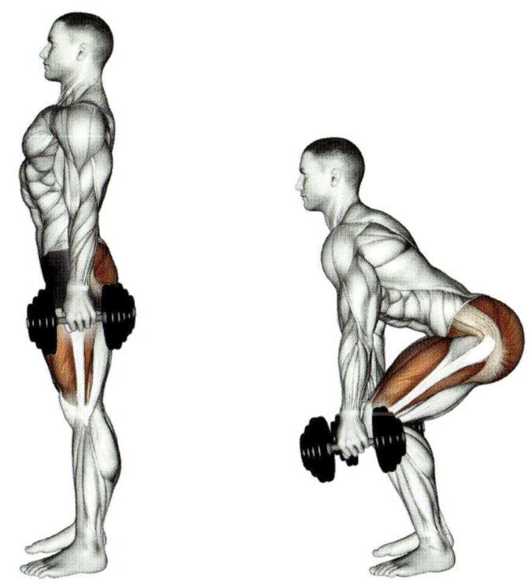

- Schulterbreiter Stand, Zehenspitzen leicht nach außen gedreht
- Knie zeigen immer in Richtung der Zehenspitzen
- Gerader Rücken
- Vor der Wiederholung einatmen, Wiederholung durchführen und erst danach ausatmen
- Gehe mindestens so weit hinunter, dass deine Beine einen 90 Grad Winkel erreichen

Ausfallschritte

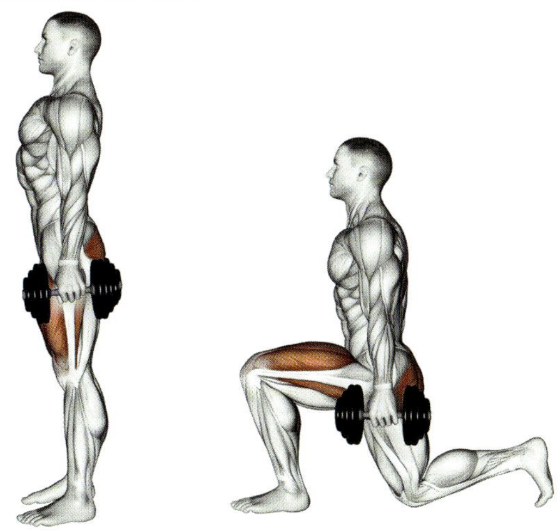

- Gerader Rücken
- Hals in Verlängerung zur Wirbelsäule
- Großer Schritt, Ferse tritt zuerst auf
- Hinteres Knie berührt fast den Boden
- Darauf achten, dich über den Mittelfuß hochzudrücken (nicht nur mit der Ferse)

Liegestütze

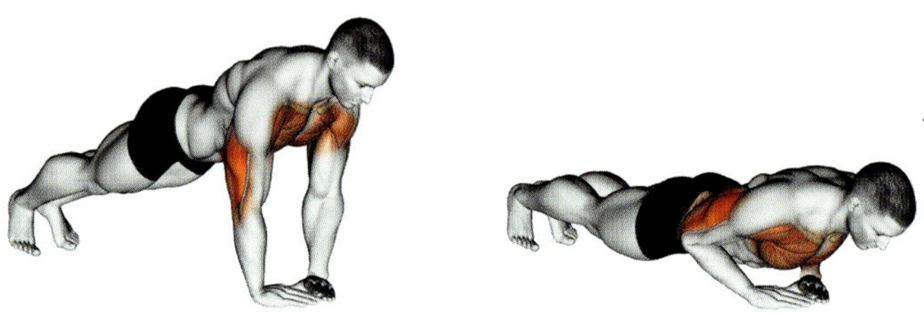

- Position der Hände eng bis schulterbreit, hier kannst du selbst etwas variieren
- Schulterblätter während der kompletten Übung hinten zusammenpressen. Somit arbeitet nur die Brust und du verhinderst eine mögliche Schulterverletzung
- Fester Stand am Boden

Kurzhantel Rudern

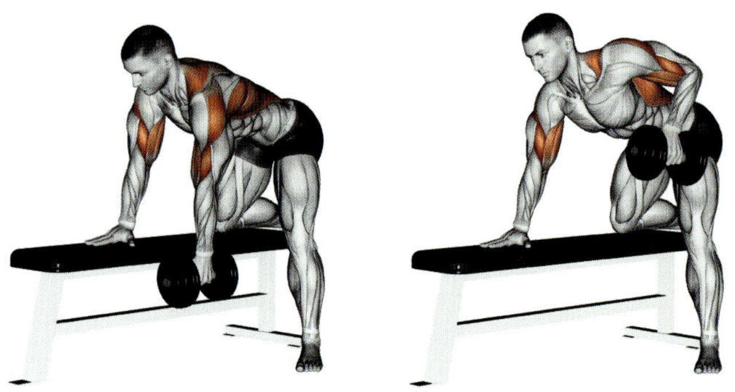

- Gerader Rücken
- Fester Stand am Boden
- Arbeite ohne Schwung
- Ziehe das Gewicht in einem leichten Bogen in die Höhe deines Bauchnabels. Somit trainierst du perfekt den Latissimus
- Konzentriere dich darauf, mit deinem Ellbogen zu ziehen. Somit arbeitest du mit dem Rücken und nicht mit dem Bizeps

Kurzhantel Schulterdrücken

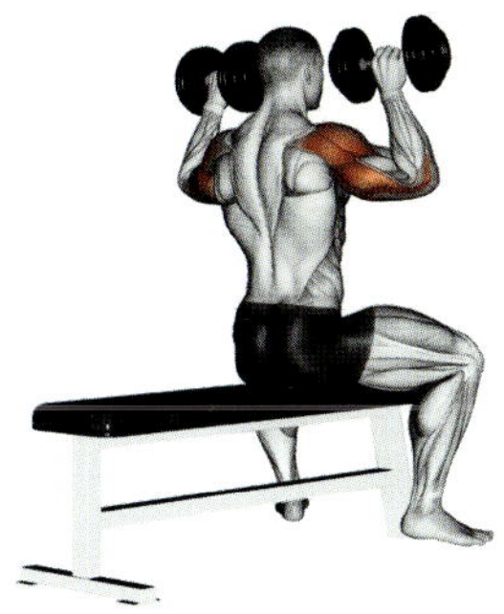

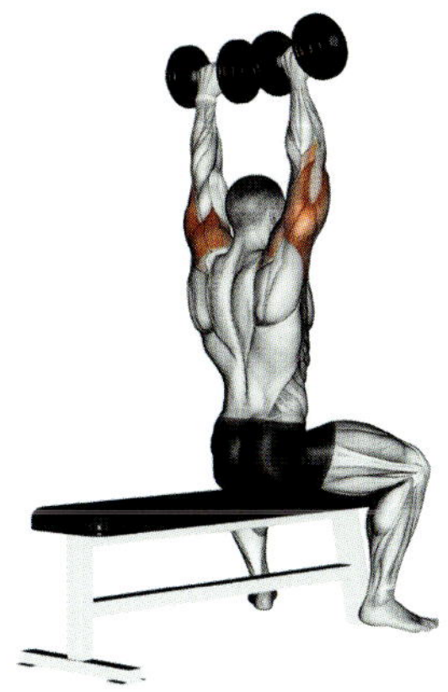

- Fester Stand am Boden
- Etwas mehr als schulterbreiter Griff
- Gerader Rücken
- Ellbogen leicht nach innen rotiert
- Übung kann auch stehend ausgeführt werden

Seitheben

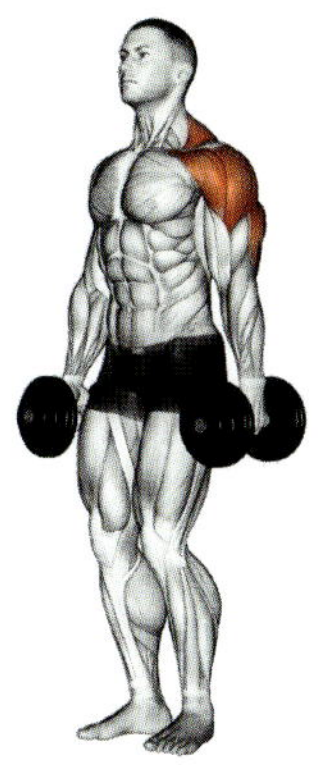

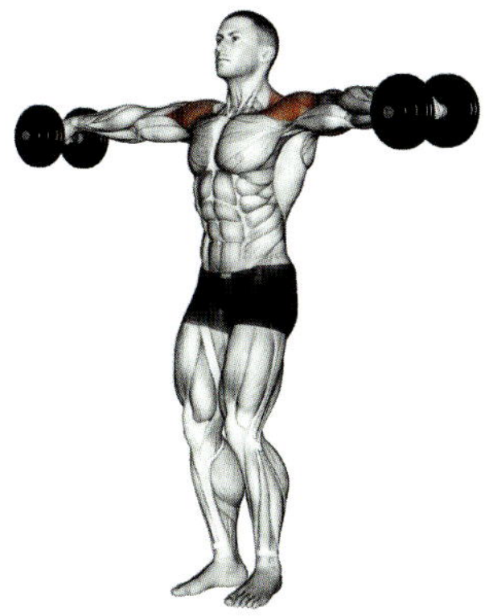

- Nicht zu viel Gewicht verwenden
- Versuche die Übung so auszuführen, dass du am obersten Punkt das Handgelenk leicht nach vorne eindrehst
- Am obersten Punkt sollte der Ellbogen höher sein als dein Handgelenk
- Senke das Gewicht nicht komplett ab, sonst geht die Spannung in der Schulter verloren

Nackenheben

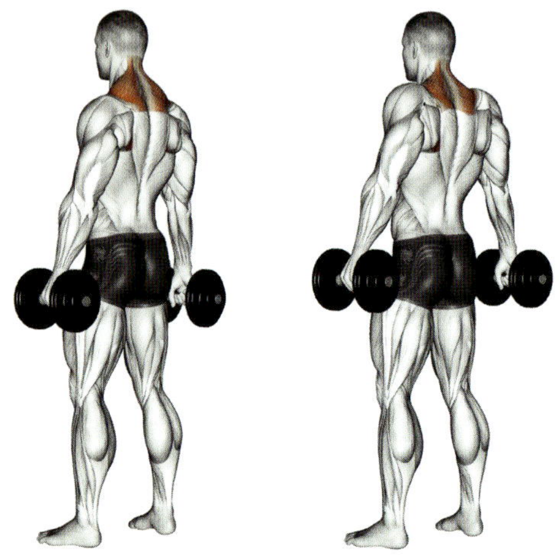

- Schulter so weit wie möglich Richtung Ohren ziehen
- Das Gewicht am obersten Punkt 1 Sekunde halten und anspannen
- Ellbogen sind fast gestreckt
- Arbeite ohne Schwung

Bizepscurls

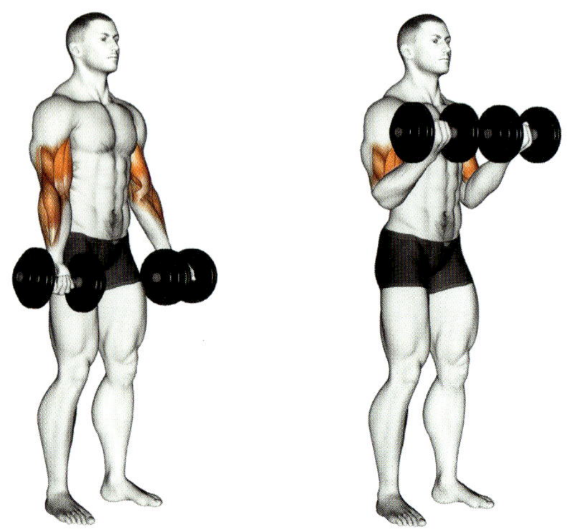

- Schultern hinten halten
- Oberarme bewegen sich nicht, somit arbeitet nur der Bizeps
- Langsame, negative Wiederholung
- Am obersten Punkt kurz anspannen

Trizepsstrecken einarmig

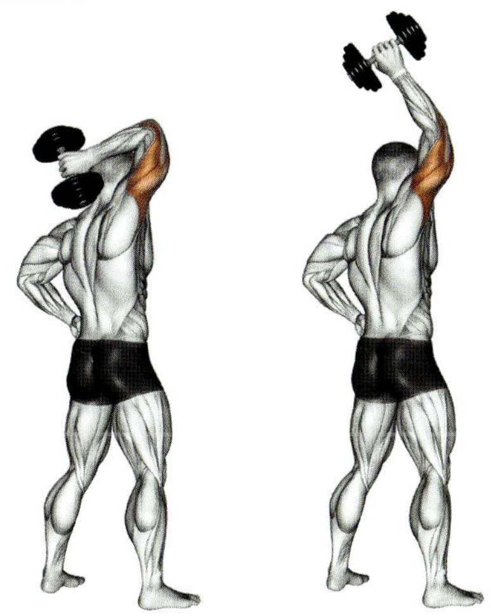

- Oberarm bewegt sich nicht, somit arbeitet nur der Trizeps
- Arm nicht komplett durchdrücken, somit bleibt die Spannung im Muskel bestehen
- Kontrolliert arbeiten, bei unkontrolliertem Arbeiten kann es zu Verletzungen kommen
- Gerader Rücken

Crunches

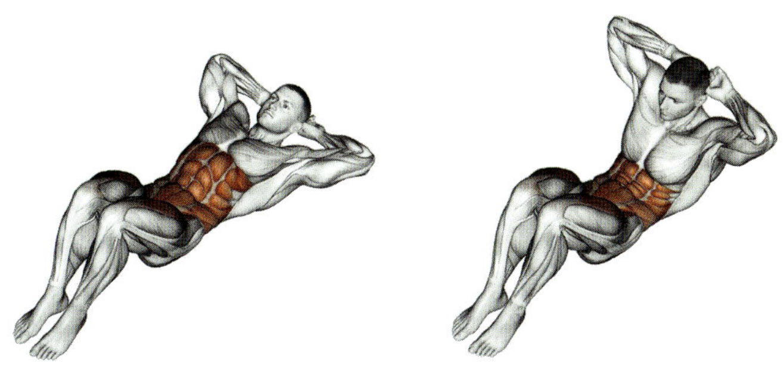

- Oberkörper rollt sich zusammen, sodass sich die Ellbogen in Richtung Knie bewegen
- Am Ende der positiven Wiederholung komplett ausatmen und den Bauch anspannen

NACHWORT

Liebes Teammitglied,

Ich freue mich sehr, dass du nun Teil des Teams bist und dich für dieses Programm entschieden hast.

LEAN&MASSIVE ist mittlerweile mein zweites Trainings- und Ernährungsprogramm, worauf ich besonders stolz bin, da es ein unglaublich gutes Produkt ist. Es ist nicht nur ein sehr ausführliches und professionelles Programm, dieses Buch beinhaltet vor allem auch das komplette Wissen, das du benötigst, um auf oberstem Niveau zu trainieren und deine Ziele in Bezug auf den Muskelaufbau zu erreichen.

Ich habe dafür mit mehreren Experten sehr lange daran gearbeitet und kann definitiv behaupten, es ist das beste Trainings- und Ernährungsprogramm für den maximalen Muskelaufbau, das wir entwickeln konnten. Ich wünsche mir, dass du LEAN&MASSIVE Schritt für Schritt umsetzt und damit größtmögliche Erfolge erzielst.

Vergiss nicht, deine Fortschritte zu dokumentieren und Bilder davon zu machen, die wir anschließend auf Social Media posten sowie auf unsere Webseite stellen können. Denk' daran: Wir haben eine gemeinsame Mission und ein gemeinsames Ziel. Wir wollen dieses Team weiter aufbauen und Menschen dazu bringen, zu uns zu kommen, um gemeinsam noch mehr zu erreichen. Das ist unsere Aufgabe.

Empfiehl LEAN&MASSIVE weiter, zeige es deinen Freunden, Kollegen, Familienmitgliedern und verbreite diese Message, egal, ob im Internet, oder persönlich. Lass uns gemeinsam unser Team groß machen - denn du bist nun ein Teil davon.

Ich würde mich sehr freuen, wenn du dir - falls du das nicht bereits schon hast - ebenso unsere Kochbücher MUSCLE KITCHEN und SHREDDED KITCHEN zulegst, und vor allem nach einer gewissen Zeit FIT&SHREDDED absolvierst und dir damit die Form deines Lebens holst. Lass uns miteinander leckere Rezepte kochen, unsere Ziele punkto Fitness erreichen, als Team Spaß haben und gemeinsam etwas Großartiges erreichen. Jedes Buch, das du dir von mir kaufst, bedeutet für mich eine Unterstützung, meinen Followern immer mehr bieten zu können. Danke für deinen Support, er bedeutet mir sehr viel!

Poste bitte in unsere Teamgruppe und sende mir auch gerne eine private Nachricht mit deinem Feedback zu LEAN&MASSIVE. Ich kann es kaum erwarten, deine Fortschritte zu sehen, um damit weitere Menschen zu motivieren.

Denn dies wurde mittlerweile zu meiner Aufgabe und zu meiner Mission und ist absolut eine Erfüllung für mich. Es gibt für mich nichts Schöneres, andere zu motivieren und ihnen zu helfen, ihre Ziele zu erreichen. Ich bin unglaublich dankbar dafür, das hier alles tun zu können.

David

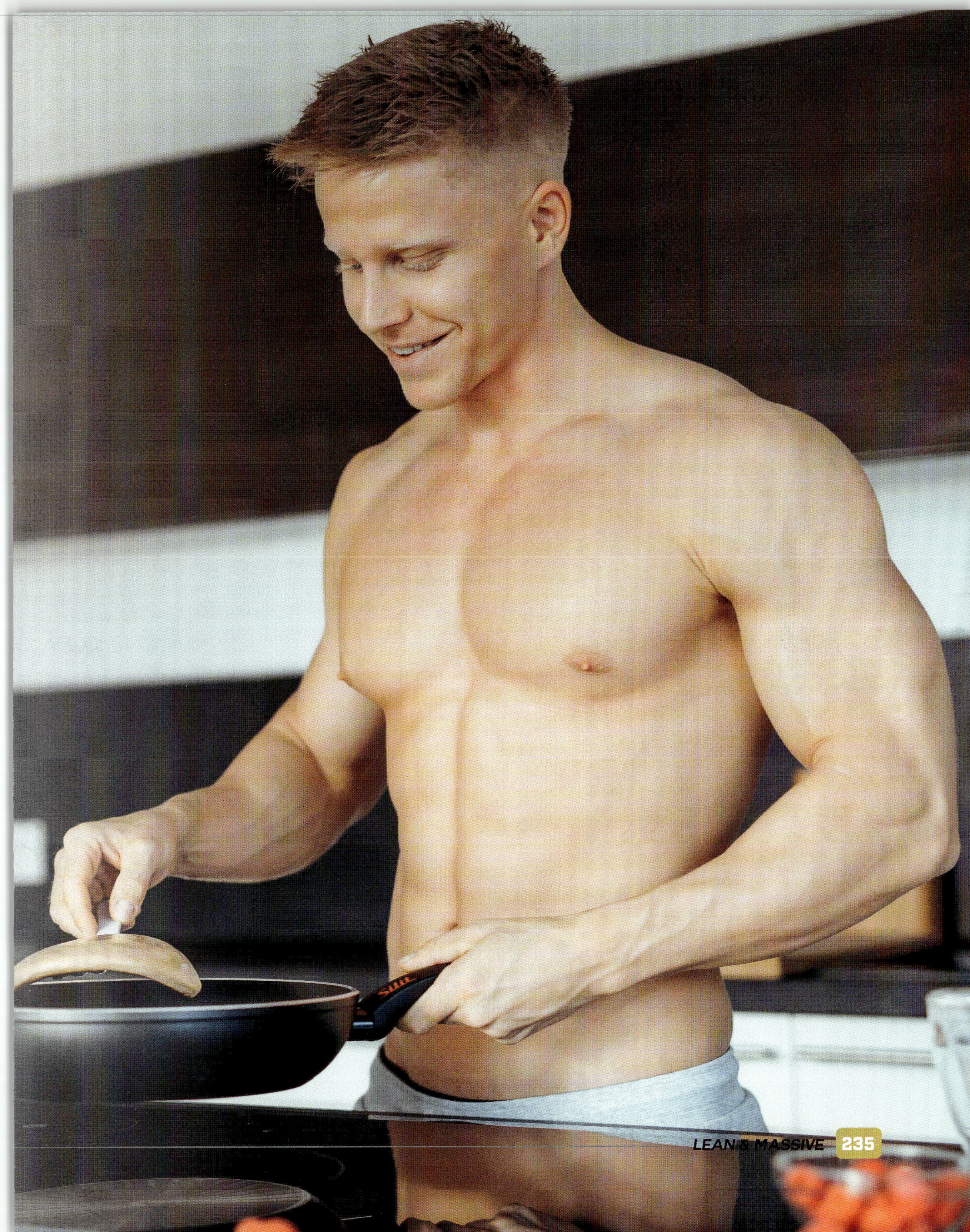

Haftungsausschluss

Sämtliche Ratschläge und Tipps in diesem Buch sind unverbindlich. Die Empfehlungen dieses Buches sind allgemein gehalten und nicht auf bestimmte Personen individuell zugeschnitten.

Das Programm ist nur für Normalgewichtige geeignet. Personen, die an Diabetes erkrankt oder schwanger sind, wird die Teilnahme am Programm ohne vorherige Rücksprache mit ihrem Arzt nicht empfohen. Ebenso wird das Programm bei krankhaftem Untergewicht, krankhaftem Übergewicht und weiteren Krankheiten ohne Rücksprache mit ihrem Arzt nicht empfohlen.

Vor Änderung der Ernährungs- und/oder Trainingsgewohnheiten entsprechend den Ratschlägen dieses Buches ist ein Arzt, Ernährungsberater oder Sportwissenschaftler aufzusuchen, um mit ihm die geplanten Änderungen der Ernährungs- und/oder Trainingsgewohnheiten zu besprechen. Sollte es bei den Änderungen zu Problemen kommen, sind diese unverzüglich zu beenden und umgehend ein Arzt aufzusuchen.

Zur Vermeidung von Verletzungen ist vor Beginn des Trainings entsprechendes Aufwärmen erforderlich und dabei insbesondere auf die Körperpartien Rücksicht zu nehmen, die trainiert werden sollen. Das Training hat nur im Rahmen der eigenen körperlichen Grenzen zu erfolgen.

Eine Gewährleistung auf den Erfolg ist ausgeschlossen.

Alle in diesem Buch dargestellten Inhalte (z.B. Ernährungspläne, Trainingspläne, Übungserklärungen, Rezepte, Informationen, Produktempfehlungen,...) unterliegen keinerlei ärztlichen oder fachlichen Überprüfung und basieren alleine auf den persönlichen Erfahrungen des Autors. Weder der Autor noch der Herausgeber übernehmen ausdrücklich oder implizit, Gewähr für den Inhalt des Werkes, etwaige Fehler oder Äußerungen.

Für den Inhalt wird keinerlei Haftung übernommen. Sollten beispielsweise bei der Umsetzung des Trainings, bei der empfohlenen Ernährung oder beim Kochen gesundheitliche Schäden oder Einschränkungen entstehen, übernehmen der Autor sowie der Herausgeber keine Haftung. Trotz größter Sorgfalt wird keine Gewähr für Richtigkeit und Vollständigkeit des Inhalts sowie der Informationen übernommen.

Autor:
David Lengauer

Unterstützung beim Inhalt:
Lukas Lengauer, BSc
Niklas Heintz

Projektmanagement:
David Lengauer
Pascal Sabatnig, BA

Grafik Design:
Pascal Sabatnig, BA

Fotografie:
Sergiu Andrés (@s4andres)
Christopher Tarkus (@tarkus_photography)

davidlengauer.com

facebook.com/**davidlengauer**

instagram.com/**davidlengauer**

youtube.com/**davidlengauer**

Impressum

Druck und Bindung: GRASPO CZ, a.s., Zlín
ISBN: 978-3-9504483-7-5

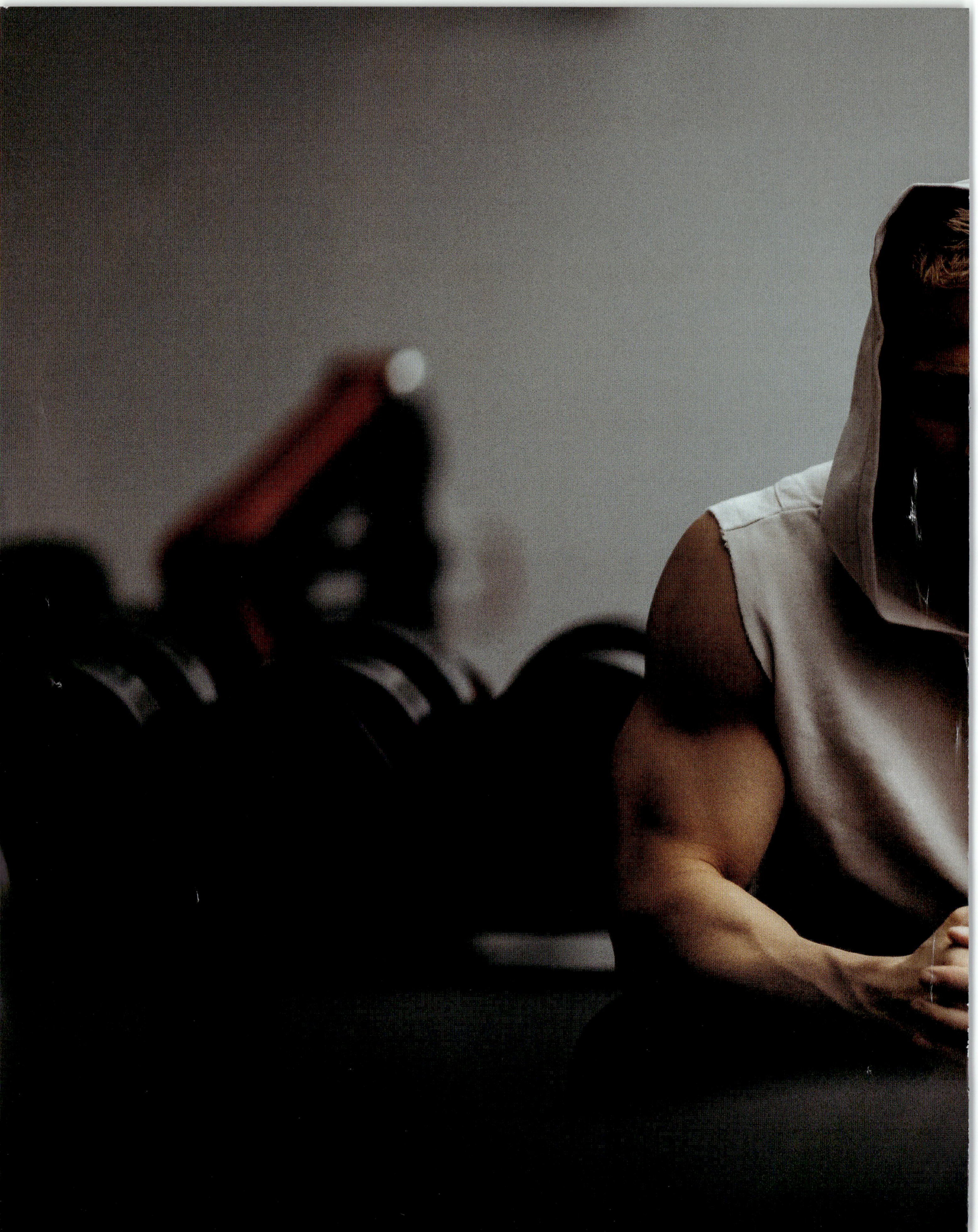

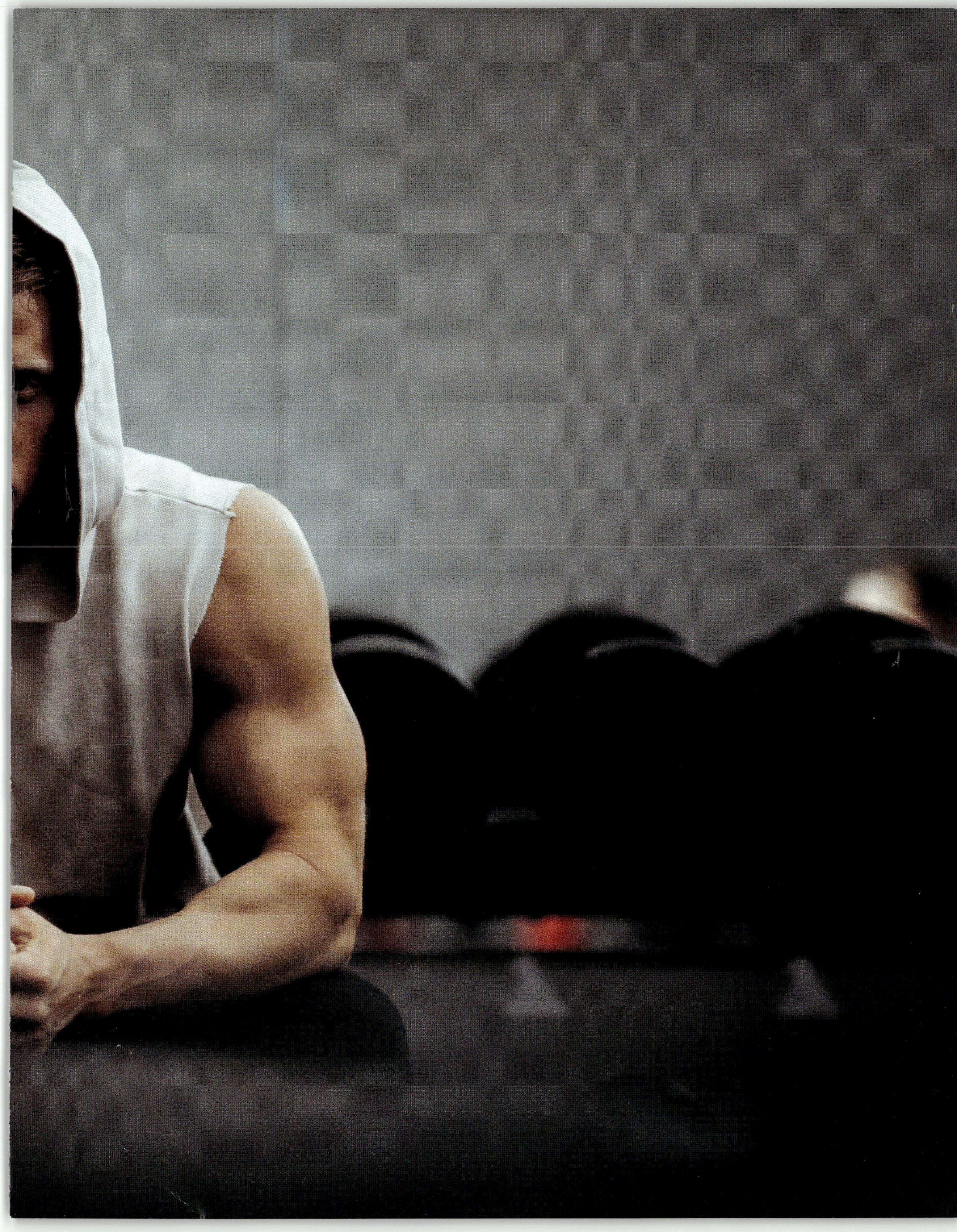